采药东海上

——海洋本草文化

步瑞兰 辛晓伟 王聪聪 著

山东科学技术出版社

·济南·

图书在版编目（CIP）数据

采药东海上：海洋本草文化 / 步瑞兰，辛晓伟，
王聪聪著 . -- 济南：山东科学技术出版社，2022.10
ISBN 978-7-5723-1377-6

Ⅰ . ①采… Ⅱ . ①步… ②辛… ③王… Ⅲ .
①海洋药物 – 本草 Ⅳ . ① R282.77

中国版本图书馆 CIP 数据核字 (2022) 第 145893 号

采药东海上——海洋本草文化

CAIYAO DONGHAISHANG—HAIYANG BENCAO WENHUA

责任编辑：马　祥
装帧设计：孙小杰

主管单位：山东出版传媒股份有限公司
出　版　者：山东科学技术出版社
　　　　　地址：济南市市中区舜耕路 517 号
　　　　　邮编：250003　电话：（0531）82098088
　　　　　网址：www.lkj.com.cn
　　　　　电子邮件：sdkj@sdcbcm.com
发　行　者：山东科学技术出版社
　　　　　地址：济南市市中区舜耕路 517 号
　　　　　邮编：250003　电话：（0531）82098067
印　刷　者：济南新先锋彩印有限公司
　　　　　地址：济南市工业北路 188-6 号
　　　　　邮编：250101　电话：（0531）88615699

规格：16 开（170 mm×240 mm）
印张：16.25　　字数：226 千　　印数：1~2000
版次：2022 年 10 月第 1 版　印次：2022 年 10 月第 1 次印刷
定价：88.00 元

序

　　神农尝百草是美丽的神话、久远的故事，只能遥想。但药物理论的起源和形成，就藏在本草文献中。自汉魏以后，有《吴普本草》《李当之药录》，至梁《七录》载《神农本草》三卷，药三百六十五味，陶弘景引《名医别录》三百六十五种，集合注释成《本草经集注》。唐宋时期本草数量不断增益，至唐慎微《证类本草》，已经逾千。对本草的注释，已经有专门的《本草图经》，图以载其形色，经以释其异同。李时珍以《证类本草》为蓝本，著《本草纲目》，除增补之药味，引人注目之处为集解、发明，对药物产地、形色气味的训诂，对功效由来的发明，使人明了在药物理论的指导下万物皆药。如李时珍释"朴消"之名："此物见水即消，又能消化诸物，故谓之消。"中医是理论医学，自然本草也有理论，中医基础理论和本草理论在相同的思维方式下产生，这种思维方式即基于中国传统文化的取象比类。古人浸润在传统文化的氛围中，亲近自然，熟悉身边的植物、动物，自然而然洞彻本草治病的所以然，故少有对本草理论的阐释。清代随着朴学的兴起，本草诠释著作纷纷问世，如《本草从新》《本草便读》《本草崇原》《本草新编》等佳作。更有专注《神农本草经》者，如《神农本草经读》《本经逢原》《神农本草经百种录》等。在注释本草的著作中，以徐大椿的《神农本草经百种录》最佳，在传统文化背景下，徐大椿对《神农本草经》中的一百味药，以本草的思维方法做了精彩的阐释，其中最著名的一段话是："凡药之用，或取其气，或取其味，或取其色，或取其形，或取其质，或取其性情，或取其所生之时，或取其所成之地，各以其所偏胜而即资之疗疾，故能补偏救弊，调和脏腑。深求其理，自可得之。"在认药识药的过程中，医者以古人的想法为指导，很容易理解古籍中对本草形态、气味的描述，洞察其功效主治的由来。本草根植于传统文化，博及万物，而思维方法是灵魂。

笔者野外认药、识药十几年，虽跑遍了齐鲁各地，去过东西南北不少省份，但仍对野外寻药十分期盼。前期出野外，因不认识的植物动物多，故见到每种植物动物都满是兴奋。现在出野外，遇到没见过的植物动物，更多的是意外和惊喜。起初笔者对于邂逅的本草，最先望形色，触质地，嗅其味而尝百草，仿佛已经走进了本草文献对本草的生境、形态、生活习性的描述。而今则已经习惯了运用本草思维方法，从形、色、气、味等，探索其所主所治的由来。本书采用文献研究和海洋滩涂、海岛资源调查、民间采风调查结合，寻找齐地海洋本草文化的文献源头和现实存在。图文结合，重点就山东地区的海洋药物，以传统思维方式，站在本草学的角度，结合东夷文化、齐文化及历代相传的渔业文化、民风民俗，进行博物学诠释。

山东有三千多公里的海岸线，三百多座岛屿，浩渺的大海，神秘莫测。传说海上有三壶，海上有神仙，海上有仙药。秦皇汉武因此临东海，徐市因此浮槎不归。本书将带你踏上沿海滩涂，登上海中仙山，寻海上仙草灵药，捉洋中鱼鳖虾蟹，进入海洋本草的世界，探索海洋本草文化。

步瑞兰

2022 年 5 月

山东省高校中医药文化协同创新中心赞助
中医药经典理论传承与创新应用研究团队赞助
本研究为山东省社会科学规划项目海洋强省建设研究专项研究成果
项目号：19CHYJ20

采药
东海上——
海洋本草文化

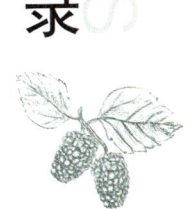

采药
东海上——

海洋本草文化

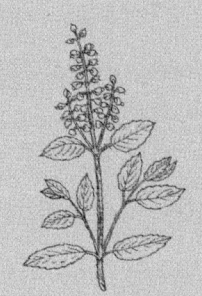

一　东夷遗风

天苍苍，野茫茫。山东半岛，有漫长的海岸线，海天一际，岛屿缥缈。海中丰富的生物，滩涂广袤的植被，一方水土，养育出浩荡齐风。泰山以东的海岱之地，古为东夷。"夷"字，《说文解字》："大，天大地大人亦大，故大象人形。""夷，平也，从大从弓，东方之人也。"身材高大，背挎弓箭，是东夷人的写照，《山海经》中的夸父、后羿是东夷人的领袖，夸父逐日，后羿射日，东夷领袖的壮举，是文明的曙光，把东方照亮。陆机《齐讴行》："营丘负海曲，沃野爽且平。"早在部族、方国时期，海岱齐地已经产生了天主、地主、兵主、阴主、阳主、月主、日主、四时主。《史记·封禅书》："八神：一曰天主，祠天齐。天齐渊水，居临菑南郊山下者。二曰地主，祠泰山梁父。盖天好阴，祠之必于高山之下，小山之上，命曰'畤'；地贵阳，祭之必于泽中圜丘云。三曰兵主，祠蚩尤。蚩尤在东平陆监乡，齐之西境也。四曰阴主，祠三山。五曰阳主，祠之罘。六曰月主，祠之莱山。皆在齐北，并勃海。七曰日主，祠成山。成山头入海，最居齐东北隅，以迎日出云。八曰四时主，祠琅邪。琅邪在齐东方，盖岁之所始。"这八处是东夷人重要的祭祀之地，八主神祭祀地，在今天的行政属地分别是，天主祠在临淄古城南郊；地主祠在山东新泰梁父山；兵主祠有两处，在山东东平和巨野，即蚩尤墓；阴主祠在山东莱州三山岛；阳主祠在山东烟台芝罘岛；月主祠在山东龙口莱山；日主祠在山东荣成成山头；四时祠在山东黄岛（原胶南）。青气含春雨，知从东海来。齐地文化是中华文化的渊薮。天地日月阴阳四时，是中医天人相应的理论框架。海右的鸟崇拜、水崇拜、桑文化、桃文化等，无不蕴含中医药文化。

1. 日出东海上扶桑

《山海经·海外东经》："汤谷上有扶桑，十日所浴，在黑齿北。居水中，有大木，九日居下枝，一日居上枝。"东方神树名扶桑，上面住着十个太阳。经后羿射日，剩一轮红日，清晨从东海中升起，傍晚在西海中沉没。日中有金乌，三足而立。东夷人崇拜太阳，更崇拜鸟。鸟居日中，性阳属火，由此产生阳雀文化。凤凰涅槃，如金乌入日，补火重生。

东方神鸟与神医。《山海经·大荒东经》："东海之外大壑，少昊之国。少昊孺帝颛顼于此。"少昊是东夷领袖，因崇拜日中之乌，而以鸟名官。《左传·昭公十七年》："我高祖少昊挚之立也，凤鸟适至，故纪于鸟，为鸟师而鸟名。凤鸟氏，历正也；玄鸟氏，司分者也；伯赵氏，司至者也；青鸟氏，司启者也；丹鸟氏，司闭者也；祝鸠氏，司徒也；鴡鸠氏，司马也；鸤鸠氏，司空也；爽鸠氏，司寇也；鹘鸠氏，司事也；五鸠，鸠民者也。五雉，为五工正，利器用，正度量，夷民者也。"崇拜的原始内涵不外两个方面，生存和繁衍。东夷人对鸟的生殖崇拜，使它长出了第三条腿。龙山文化的代表，是山东章丘龙山城子崖考古，发现了以蛋壳黑陶为代表的龙山文化遗址，出土了大量黑陶制品。其中的三足鬶，出水口是鸟喙，出水口两侧的两个圆点是鸟的眼睛，鸟尾巴变成绳状，成为把手，最底下是三条膨大的腿。第三条腿是生殖器，这就是第三者插足的"足"，古之"足"字，即今之"腿"，它是谁和谁有一腿的"腿"。因此，鸟又是生殖器的代称。

《山海经》："汤谷上有扶木，一日方至，一日方出，皆载于乌，有神，人面犬耳兽身，珥两青蛇，名曰奢比尸。有五采之鸟，相乡弃沙。惟帝俊下友。帝下两坛，采鸟是司。"日出东海上扶桑，乌乌载之。东海汤谷有五彩鸟，

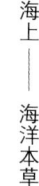

大概是凤凰吧。百鸟朝凤，凤凰为百鸟之首。日乌一体，故禽类性阳属火。雀性属阳，故称阳雀，后因与南方赤色相配，又称朱雀，或用指称凤凰。南方属火，朱代表南方、太阳，凤凰为阳鸟，凤凰生命到尽头时，浴火可以补火，使生命力得到补充，从而重生。浴火重生，我们称作涅槃。

落地凤凰雀与鸡。日中之乌，汤谷凤凰，都遥不可及，雀与鸡却相伴左右，鸣叫声不绝于耳。雀与鸡的本草理论，体现了禽类的阳性特征。雀鸟为阳，性淫，其卵用以兴阳事，兴阳方多丸以雀卵。马王堆《养生方》中治阴痿及壮阳、补益之方，可见到用卵之处。如"卵，有恒以旦毁鸡卵入酒中，前饮。明饮二，明饮三；有（又）更饮一，明饮二，明饮三，如此尽四十二卵，令人强益色美"。第一天的饭前饮一个鸡卵，第二天两个，第三天三个，从第四天起，如此重复一遍，共吃了四十二个鸡蛋，即吃了二十一天，则身体更强壮，容颜更美丽。马王堆《杂疗方》增强男女性功能也用春鸟卵，"内加：取春鸟卵，卵入桑枝中，烝（蒸）之，伏黍中食之"。《千金方》杂补方，治阴痿方也用雀卵，"治阴痿方：雄鸡肝一具，鲤鱼胆四枚，上二味，阴干百日，末之，雀卵和，吞小豆大一丸。又方：菟丝子一升，雄鸡肝二具，阴干百日，上二味，末之，雀卵和丸，服如小豆一丸，日三"。关于雀的药用，李时珍："雀肉，甘，温，无毒"。冬三月食之，起阳道，令人有子（藏器）。壮阳益气，暖腰膝，缩小便，治血崩带下。雀卵，酸，温，无毒。下气，男子阴痿不起，强之令热，多精有子（《别录》）。""脑气味平，绵裹塞耳，治聋，又涂冻疮。"日中之乌，为日精，也为阳鸟，故禽类为阳，头为诸阳之会，用麻雀脑涂冻疮，即以阳抑阴。

凤凰落山，在林为雄。《诗经·雄雉》："雄雉于飞，泄泄其羽。我之怀矣，自诒伊阻。雄雉于飞，下上其音。展矣君子，实劳我心。"野鸡飞翔在森林，缓来慢往飞不停。我怀念欣赏之人，千山万水难接近。野鸡飞翔在森林，上下鸣叫好声音。野鸡长尾彩翼，更像凤凰。鸡在卦属巽，在星应卯，无外肾而亏小肠。古人认为，大肠生屎，小肠产尿，人见鸡有屎无尿，故言无外肾而亏小肠。杀鸡看看，鸡的肠子在鸡胘下部有二寸增粗，肛门上部之直肠有寸许增粗，其余部分粗细均匀，不像兽类有大小肠之分，鸡肠就是大肠。鸡叫阳气升，鸡鸣三遍天地光明。鸡为阳精，能辟阴邪。李时珍：

"丹雄鸡头：主杀鬼，东门上者尤良（《本经》）。治蛊，禳恶，辟瘟。"时珍曰："古者正旦，磔（zhé）雄鸡，祭门户，以辟邪鬼。盖鸡乃阳精，雄者阳之体，头者阳之会，东门者阳之方，以纯阳胜纯阴之义也。"丹雄鸡肉：主治女人崩中漏下，赤白沃。通神，杀恶毒，辟不祥，辟禳瘟疫，补虚温中止血。鸡冠血：涂颊，治口㖞不正；涂面，治中恶；卒饮之，治缢死欲绝，及小儿卒惊客忤。涂诸疮癣，蜈蚣、蜘蛛毒，马啮疮，百虫入耳。因鸡食百虫，故以所畏制之。鸡肠：主治遗尿小便数不禁，治遗精白浊消渴，是因为有大肠无小肠，有屎无尿。鸡内金作为肠胃的一部分，也用于止遗缩小便。《素问·腹中论》用鸡屎白治水肿臌胀。《神农本草经》用鸡屎白破石淋及转筋，利小便，止遗尿，灭瘢痕。

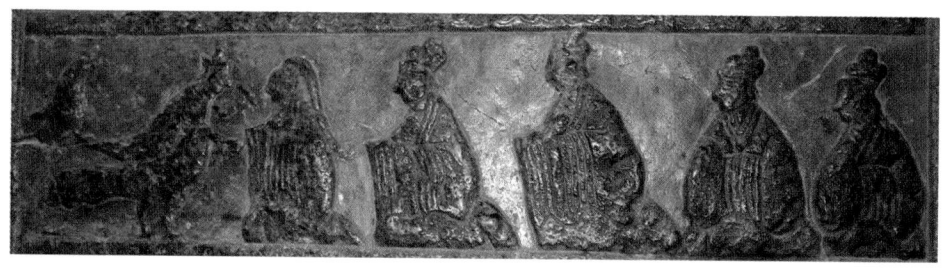

◎ 扁鹊行针画像石

　　由于东夷对鸟的崇拜，古人也将神医称为鸟医，神医之名扁鹊也由此而生。《禽经》有"灵鹊兆喜"，张华注："鹊噪则喜生。"鹊噪为喜兆，对于病家来说，则为病愈之兆，故以小鹊名医。山东出土的汉画像石中，扁鹊为人首鸟身，就是鸟崇拜的文化遗存。卢医扁鹊，故国卢在今济南长清。《史记·扁鹊仓公列传》："扁鹊者，勃海郡郑人也，姓秦氏，名越人。少时为人舍长。舍客长桑君过，扁鹊独奇之，常谨遇之。长桑君亦知扁鹊非常人也。出入十余年，乃呼扁鹊私坐。"长桑君出其怀中药予扁鹊，取其禁方书尽与扁鹊。扁鹊以其言饮药三十日，视见垣一方人。以此视病，尽见五脏癥结，特以诊脉为名。神医扁鹊，创立脉学，至今天下言脉者，皆宗扁鹊。

　　原始先民对太阳与鸟的崇拜，渗透到政事、民俗、文化、医疗及生活的诸多方面，鸟类属火的阳雀思想对中医理论、禽类药物的应用产生了深

采药
东海上——海洋本草文化

刻的影响。中医药理论有着久远的思想文化背景和深厚的农耕生活基础。返璞归真，以自古以来的生存观与方法论解读中医，以古人的想法诠释古人留下的知识，会省去许多麻烦，而使中医药理论回归真实简单、鲜活生动。

日出东海，年从春始。在四时成岁、时空合一的数术框架中，东方与春天、青色、风、句（gōu）芒、麦、膻气、酸味等相应。《礼记·月令》："孟春之月，日在营室，昏参中，旦尾中。其日甲乙。其帝太皞，其神句芒。其虫鳞。其音角，律中太蔟（cù）。其数八，其味酸，其臭膻。其祀户，祭先脾。"青气生，东风解冻，蛰虫始振，鱼上冰，獭祭鱼，鸿雁来。此月立春。先立春三日，太史谒之天子，曰："某日立春，盛德在木"。立春之日，天子亲率三公九卿、诸侯、大夫以迎春于东郊。春来野绿，浮云载山山欲行，东海雨后春水生。春无脚，风把山海吹绿。春神即风神，风神名句芒。寒风如芒刺，飘风如旋句，故风神有此名。本草中那些生句芒者，为风药治风病。

鸡食百虫，蜂虿在内。蝎子八足长尾，有节色青。其尾卷曲，长刺上扬。《开宝本草》："味甘、辛，有毒。疗诸风瘾疹，及中风半身不遂，口眼㖞斜，语涩，手足抽掣。形紧小者良。"李时珍："蝎产于东方，色青属木，足厥阴经药也，故治厥阴诸病。"中风半身不遂，口眼㖞斜，语言謇涩，手足抽掣，自属风病。诸风瘾疹，时隐时现，瘙痒不堪，亦属风病。蝎子治风，取象身生环纹尾卷曲，状如旋风之句象，而其毒针为长芒，故句芒兼具，以应风神。其色青黑，与肝相应，诸风掉眩，又皆属于肝。

2. 十亩之间采桑忙

　　海之阳，山峦起伏，翠峰叠嶂。有磐石山，茂林修竹，溪流淙淙，最是人间仙境。望见山顶古老的禅院，山腰整洁的蚕场，愈发觉得误入桃源。春来桑枝新发，嫩叶如扇。百亩桑田里，采桑人欢声笑语，把采桑歌儿唱。正如《诗经·十亩之间》："十亩之间兮，桑者闲闲兮。行与子还兮。十亩之外兮，桑者泄泄兮。行与子逝兮。"十亩桑田里，采桑人从容不迫。走吧，和你一起回家。十亩桑田外，采桑的人真多。走吧，和你一起回去。曾经的齐地，家家植桑，户户养蚕，为丝绸之路的起点。桑树在传统生活中占有重要地位，被奉为神树，由此产生了桑文化，桑枝、桑叶、桑根白皮、桑中白汁、桑柴火、桑柴灰、桑寄生、桑螵蛸等的药用理论，均与桑文化密切相关。在桑文化中，桑为箕星之精，桑具生生之气。

　　桑为箕星之精：扶桑在东海之中，太阳夜晚没入海中，早晨从东海汤谷出来，拂其树杪而上。《海内十洲记·带州》："扶桑碧海之中……地多林木，叶皆如桑，又有

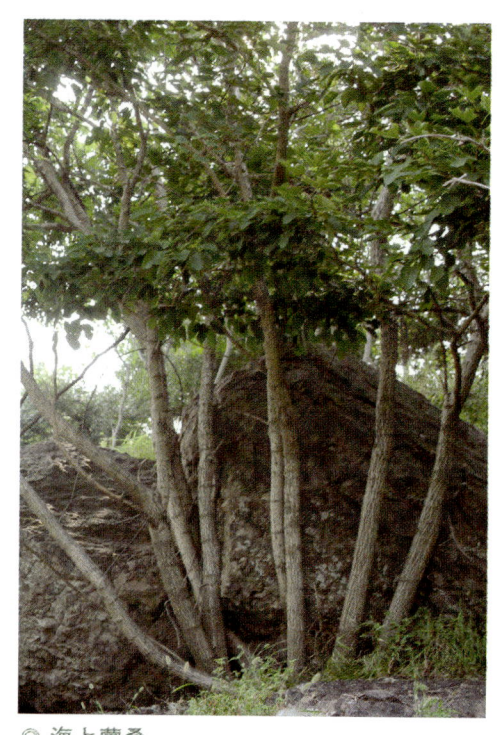
◎ 海上蒙桑

采药东海上——海洋本草文化

椹。树长者数千丈，大二千余围，树两两同根偶生，更相依倚，是以名为扶桑。"
桑为神树，古代神话中，东方的桑树，叶大果大，饲蚕大茧长丝。《神异经》：
"东方有桑树焉，高八十丈，敷张自辅，其叶长一丈，广六七尺，其上有蚕，
作茧长三尺，缲一茧，得丝一斤，有椹焉，长三尺五寸，围如长。"又桑
树主风，上应箕星。《尚书·洪范》："庶民惟星，星有好风，星有好雨。"
古谚有"月入箕则风，入毕则雨"。最早的风神被称为箕星或箕伯，《风俗通》
中称"风师者箕星也。箕主簸扬，能致风气，故称箕伯"。天地间的大风
由天上的大簸箕簸扬而生，所以古人云"好风者箕星"。因箕星属东北木
宿，风乃土之冲气，以木克土，则飞腾上浮之象，自应之而多风。扶桑之象，
飞腾浮扬，状如风起，而又处东方，故上应东方风宿箕星，"桑乃箕星之精"。

桑具生生之气：桑为东方神树，禀东方生生之气。且桑叶频摘频发，
其枝频剪频生，虽去枝存干，干尤生枝，桑的生生之气视而可见。古人崇拜水，
认为水生万物，又因桑具生生之气，因而祈雨于桑林中举行，故七年大旱，
一代君主商汤，亲自行桑林之祈。桑树丛生易活，根系深入，生命力极强，
因此在古代神话中被视为生命之树，是生命、生殖力的象征，历史上很多人
物的出生都与桑树有关，如伊尹生于空桑中。伊尹是夏末商初重要的政治家、
军事家、商灭夏的主要策划者，其母身怀有孕，在洪水来临之际，变成了
一棵空心的老桑树。事实上，桑林是恋爱交合之处。《诗经》中《鄘风·桑
中》"期我乎桑中，要我乎上宫"，《隰（xí）桑》"隰桑有阿，其叶有难。

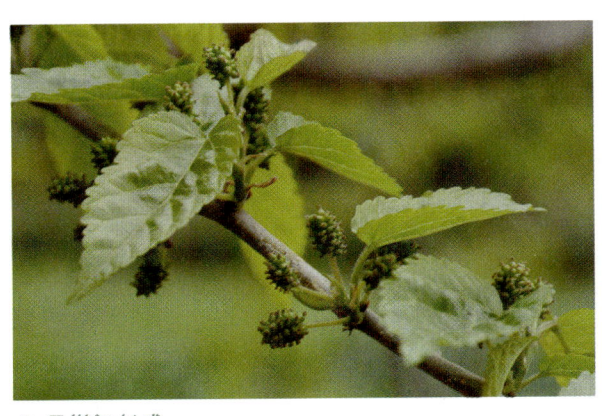

◎ 桑椹初长成

桑为神树，浑身是宝，
皆可治病，连桑上寄生
和桑中白汁也入药。桑
的功效是祛风和补益。

既见君子，其乐如何？"都是桑林幽会的场景。神话中大禹与涂山女在桑台私通；后稷是其母在一个叫扶桑的地方，脚踩了一个大脚印所生。

桑树一身是宝，药用桑叶、桑枝、桑椹、桑白皮、桑寄生等。桑的药用理论，主要源自桑文化的两个方面，一是桑与风有关，所以用桑祛风息风而治风病；二是桑有生生之气，用以补虚愈疮，安胎益子。

桑叶：箕星之精，散而为桑，桑具风的通利之性，故能利五脏、通关节、下气，能发散出汗，除寒热；嫩叶，酒煎服，治一切风。桑具生生之气，可生肌愈疮，桑叶用治金疮及小儿吻疮。桑叶又名神仙叶，可常服。神仙服食方：以四月桑茂盛时采叶，又十月霜后三分，二分已落时，一分在者，名神仙叶，即采取，同前叶阴干捣末，丸散任服。霜后叶煮汤，淋洗手足，去风痹殊胜。

桑枝：功同桑叶，能祛风通利，久服益人。《近效方》："疗遍体风痒干燥，脚气风气，四肢拘挛，上气眼晕，肺气咳嗽，消食利小便。久服轻身，聪明耳目，令人光泽。"树枝像人之四肢，多用治四肢关节不利。李时珍："煎药用桑者，取其能利关节，除风寒湿痹诸痛也。观《灵枢经》治寒痹内热，用桂酒法，以桑炭灸布巾，熨痹处；治口僻用马膏法，以桑钩钩其口，及坐桑灰上，皆取此意也。"口僻即因中风而嘴歪，可用桑枝以祛风。《圣惠方》用桑枝治大风，头面髭发脱落，《外台秘要》治偏风及一切风。煎服终身可预防风，不患偏风。桑枝亦可服食，杂病服桑枝法：桑枝，一小升，细切炒香，以水三大升，煎取二升，一日服尽，无时。《图经》云："桑枝性平，不冷不热，可以常服。"

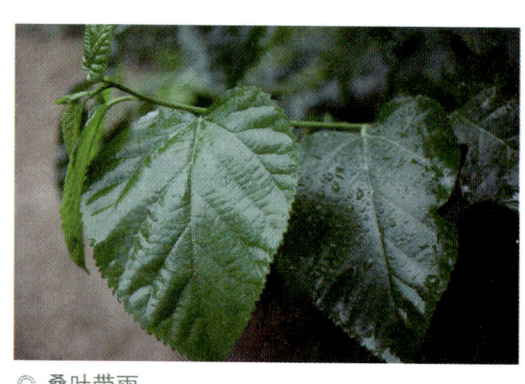
◎ 桑叶带雨

桑叶露水：《本草纲目拾遗》："治目疾红筋，去风清热。"露于夜间而生，禀阴气。李时珍："露者，阴气之液也，夜气著物而润泽于道旁也。"药用亦秋露繁时，以盘收之。虞抟《医学正传》曰："露禀肃杀之气,宜煎润肺杀祟之药。"

露为阴液，含萧瑟之气，性凉清热，又着桑而生，可祛风，故治风热目疾红筋。

桑柴火：桑为神树，故仙药用桑柴火煎，以助仙气。抱朴子言：仙经云，一切仙药，不得桑煎不服。桑具升发之性，可温阳补气，故《本草纲目》："痈疽发背不起，瘀肉不腐，及阴疮瘰疬流注，臁疮顽疮，然火吹灭，日灸二次，未溃拔毒止痛，已溃补接阳气，去腐生肌。凡一切补药诸膏，宜此火煎之。"

桑柴灰：桑燃火为灰，仍不失风之精气，故治破伤风，肿入腹即杀人者，以桑柴灰淋汁，顿热浸之。外洗伤口，又防治破伤风。

桑根白皮与桑中白汁：因桑主生发之气，故能补虚。《神农本草经》："桑根白皮，味甘寒。主伤中，五劳六极，羸瘦，崩中脉绝，补虚益气。"桑中白汁，雷敩："其皮中涎勿去之，药力俱在其上也。"桑叶、枝皮、根皮均含乳汁，色白涎滑，入肺，通利，故《名医别录》："桑根白皮，去肺中水气，唾血热渴，水肿腹满胪胀，利水道，去寸白，可以缝金疮。"白汁具生生之气，有黏

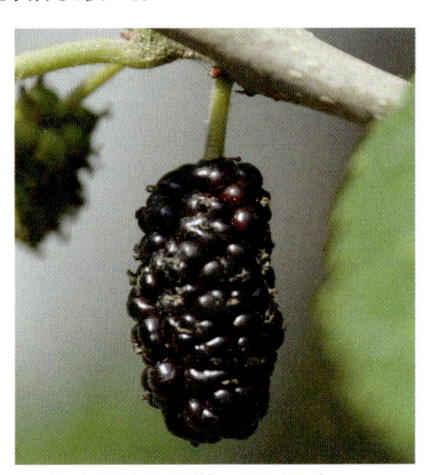

◎ 饱含紫汁的桑椹，可以染色

性，涂于皮肤上，可粘接，故以此缝金疮。位于下部之根皮，有下趋之性，故治水肿腹满胪胀，利水道，去寸白。家桑东行根，研汁治小儿天吊惊痫，客忤，及敷鹅口疮，大验。《本草图经》："皮中白汁，主小儿口疮，敷之便愈。又以涂金刀所伤燥痛，须臾血止，更剥白皮裹之，令汁得入疮中，良。冬月用根皮皆验。白皮作线，以缝金创肠出者。"

桑寄生：为桑寄生科常绿小灌木，俗呼寄生草。《神农本草经》："充肌肤，坚发齿，长须眉，安胎。"《日华子》："主怀妊漏血不止，令胎牢固。"胎儿在母体如同寄生之物，同气相求，故取寄生以安胎。寄生不独寄生于桑树，而独取桑树上者，正如寇宗奭所言："古人惟取桑上者，是假其气尔。"

桑螵蛸：螳螂之子房曰螵蛸，因其状轻飘如绡而得名，一枚螵蛸出小螳螂数百个。子能补肾益子，故治伤中疝瘕阴痿，益精生子，疗男子虚损，五脏气微，久服益气养神。螵蛸之象涩，故能收敛，治梦寐失精遗尿。螳

蝗并非仅于桑上产子，而桑具生生之气，故陶弘景："螳螂俗呼石螂，逢树便产，以桑上者为好，是兼得桑皮之津气也。"且东方主生，故雷敩曰："须觅桑树东畔枝上者。"

桑蠹虫：又名桑蝎。《名医别录》："甘，温，无毒。主心暴痛，金疮肉生不足。"陈藏器："去气，补不足，治小儿乳霍。"亦具祛风气和补不足两方面作用。

僵蚕：蚕畏风，蚕室透风则蚕病。古代有蚕室之名，即室之严密不透风者。李时珍："僵蚕，蚕之病风者也。治风化痰，散结行经，所谓因其气相感，而以意使之者也。"蚕感风而僵，可治风病。《日华子》："僵蚕，治中风失音，并一切风疾，小儿客忤，男子阴痒痛，女子带下。"僵蚕治中风失音，并一切风疾。僵蚕治风，还与其所食之桑为箕星之精有关。许叔微："凡用蚕，并须食桑蚕，不用食柘者。"蚕感风，可出现五彩僵，即黑僵、白僵、绿僵、红僵、褐僵等，入药用白僵蚕。

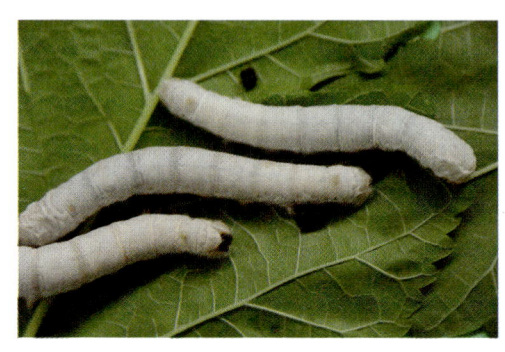

◎ 蚕宝宝卧于桑叶，排出蚕沙

桑之功最神，在人资用尤多，而其药用理论的基础是自古以来形成的桑文化。风神箕星之精，散而为桑，桑具风之性，为风药，治风邪为病之大风偏风一切风。桑为东方神树，具生生之气，桑可服食，补虚羸，治五劳六极，伤中，生肌愈疮，缝合愈创；桑上之物可安胎、益精生子。食桑之虫，亦感桑气，蚕、蚕屎、蚕蜕、蚕连、蚕茧、蚕蛾、缫丝汤的药用理论，亦与桑文化有关。本草理论的形成源于中国传统的农耕生活与农耕文化，本草理论背后隐藏着先民对自然的朴素情怀，隐藏着传统文化孕育的中医思维方式。

3. 不厌青春桃花雨

  春日载阳，有鸣仓庚。青帝出游，山谷含风。草甸始绿，芳林摇华，早开妖艳者，莫过桃花。《礼记·月令》："仲春之月，始雨水，桃始华。"桃花在农历二月开放，二月别称桃月。桃三李四，梅子十二，桃生三岁便开花结果，早于梅李。李时珍："桃性早花，易植而子繁，故字从木、兆。十亿曰兆，言其多也。或云从兆谐声也。"

  桃林染春气，是恋爱之所。青春艳丽的少女，红色满面，有似桃花。《诗经·桃夭》："桃之夭夭，灼灼其华。之子于归，宜其室家。桃之夭夭，有蕡其实。之子于归，宜其家室。"桃树含苞，红霞灿烂。姑娘出嫁，欢喜成家。桃树含苞，结果真大。姑娘出嫁，喜成一家。男女婚姻以时，室家之好。

  李贺《将进酒·琉璃钟》："况是青春日将暮，桃花乱落如红雨。"桃花落尽随流水，青春一去不复来。长满白毛的幼果，纷纷蹲上桃枝，在时光里慢慢长大，失去稚气。李时珍："桃品甚多，易于栽种，且早结实。五年宜以刀劙（lí）其皮，出其脂液，则多延数年。其花有红、紫、白、千叶、二色之殊，其实有红桃、绯桃、碧桃、缃桃、白桃、乌桃、金桃、胭脂桃，皆以色名者也。并可食用。惟山中毛桃，即《尔雅》所谓褫（chǐ）桃者，小而多毛，核粘味恶。

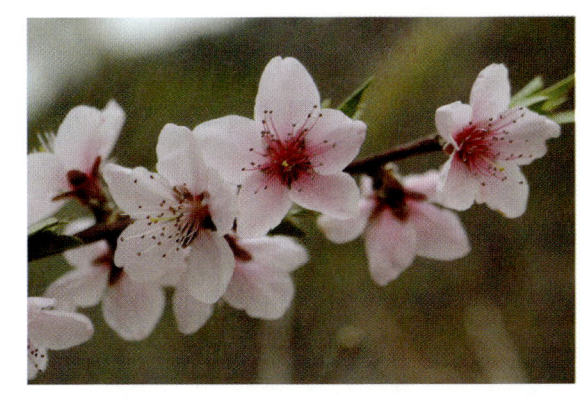
◎ 人面桃花

11

其仁充满多脂，可入药用，盖外不足者内有余也。"

　　桃树全身入药，其本草理论与古老的传说和习俗有关。《论衡·订鬼篇》："《山海经》又曰沧海之中，有度朔之山，上有大桃木，其屈蟠三千里，其枝间东北曰鬼门，万鬼所出入也。上有二神人，一曰神荼（shū），一曰郁垒（lǜ），主阅领万鬼。恶害之鬼，执以苇索，而以食虎。于是黄帝乃作礼，以时驱之。立大桃人，门户画神荼、郁垒与虎，悬苇索以御。"今本《山海经》无此文。传说东海里那座风景秀美的海岛，开满桃花，而名桃都山，又名度朔山。山上最大的那棵桃树，蟠曲三千里，日出时金乌站上树顶。桃树的枝，弯曲垂曳，拖到地面，像一扇大门。鬼出来要经过东北枝间，两个神将在此把守，一个名神荼，一个叫郁垒。有鬼怪作恶，就用苇绳捆起喂老虎。后世每逢过年，便用两块桃木刻上神荼、郁垒的像或写上名字，挂在门的两边，叫作桃符。南朝《荆楚岁时记》："于是县官以腊除夕饰桃人，垂苇索虎画于门。"五代时在桃木板上书写联语，其后书写于纸上，称春联。

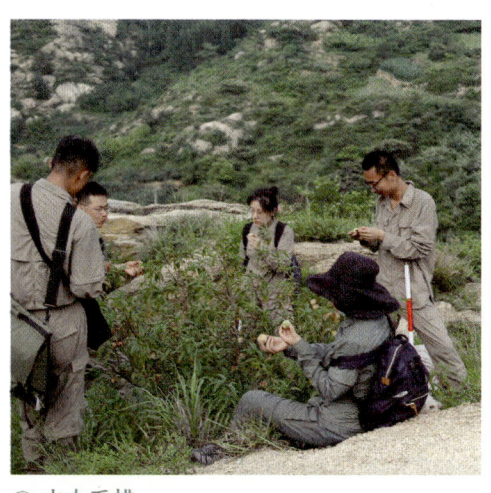
◎ 山中毛桃

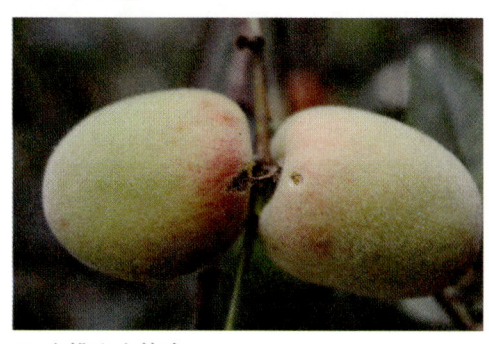
◎ 山桃肉少核大

　　门上桃符，可将邪气拒之于外，煮汁服则驱邪外出。孟诜：桃符，治"中恶，精魅邪气，水煮汁服之"。不仅桃木上门为符，在地上钉个桃木桩，亦可镇宅，煮汁服治邪恶之疾。《本草拾遗》：桃橛，"治卒心腹痛，鬼疰，破血，辟邪恶气胀满，煮汁服之，与桃符同功"。李时珍："即杙（yì，小木桩）也。人多钉于地上，以镇家宅，三载者良。"桃木为戈、为戟、为箭，可以辟邪。《后汉书·礼仪志》："苇戟桃杖以赐公、卿、将军、特侯、诸侯云。"桃竹制弓,荻苇做箭,称桃弓苇矢。晋代崔豹:"桃弓苇矢,所以被除不祥也。"桃木煮成汁液,名桃汤,挥洒以驱邪。后俗于春节饮桃木汁以辟邪。桃浆,即桃汁,用以祭祀蚕神,辟百邪。唐代王建《簇蚕辞》:"新妇拜簇愿茧稠,女洒桃浆男打鼓。"以此思路,将美味的桃子吃到肚里,自然百邪难侵。

连依附扎根于桃树的寄生,也禀桃气,祛邪补益,利小儿。李时珍:"桃寄生,苦、辛,无毒。治小儿中蛊毒,腹内坚痛,面目青黄,淋露骨立。"

桃树生长旺盛,新枝旺条多则影响结果。贾思勰:"桃性皮急,四年以上,宜以刀竖劙其皮,不劙者,皮急而死。"李时珍:"桃茂盛时,以刀割树皮,久则胶溢出。"我们的经验是,若不割树皮,桃蒂上会长满胶且生虫,胶从树干流出,则桃子洁净无虫。桃胶初溢出,色洁清稀,久则色如琥珀,黏如胶漆。桃胶为桃之脂膏,能补人脂膏。《抱朴子》:"桃胶以桑灰汁渍,服之百病愈。"

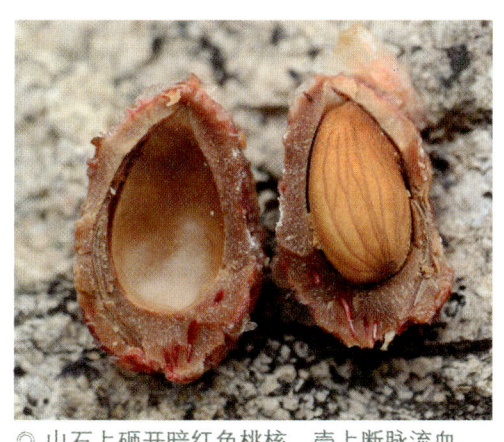

◎ 山石上砸开暗红色桃核,壳上断脉流血

桃树辟邪,全身都可作护身符,杀邪恶、百鬼精物、蛊毒。常用桃仁活血化瘀,治瘀血癥瘕疼痛。桃胶为桃之脂膏,能补人脂膏,服之百病愈。

入药最常用者,莫过桃核仁。《神农本草经》:"桃核仁,味苦,平。主瘀血,血闭,癥瘕,邪气,杀小虫。桃花,杀疰恶鬼,令人好颜色。桃枭,微温。主杀百鬼精物。桃毛,主下血瘕,寒热,积聚,无子。桃蠹,杀鬼邪恶不祥。"《名医别录》:桃核,"主咳逆上气,消心下坚,除卒暴击血,破癥瘕,通月水,止痛"。桃枭,"主中恶腹痛,杀精魅,五毒不祥"。"其茎白皮,味苦、辛,无毒。除邪鬼,中恶,腹痛,去胃中热。其叶,味苦,平，无毒。主除尸虫，出疮中虫。胶，炼之，主保中不饥，忍风寒。其实，味酸，多食令人有热"。

桃树花红核赤，入血活血，主瘀血，血闭，癥瘕邪气，消心下坚，除卒暴击血，破癥瘕，通月水，止痛。《肘后方》："服三树桃花尽，则面色红润，悦泽如桃花也。"各色花朵，或因其色艳，或因其洁白，又因其芳香，而入面药，美容驻颜。有桃实经冬不落者，俗谓之桃奴，又名桃枭。它执着坚守，凌冬立枝头，最有桃气。桃蠹虫，《名医别录》："食桃树虫也。"陈藏器："桑蠹去气，桃蠹辟鬼，皆随所出而各有功也。"桃树一身正气，大至枝干，小到桃毛，无不杀鬼辟邪。《齐民要术》："《术》曰，东方种桃九根，宜子孙，除凶祸。"已睹朱离款款至，未厌青春桃花雨；东风招展满庭芳，钉橛莫如种桃树。

东海岛屿万千，仙境有三壶，蓬莱芝罘瀛洲。《史记·秦始皇本纪》："齐人徐市等上书，言海中有三神山，名曰蓬莱、方丈、瀛洲，仙人居之。"多少人登仙山成神仙，引得始皇帝东巡；吃海上仙药得长生，使徐市浮槎（chá）不归。齐之东野，茫茫东海，是秦汉时期仙文化的落脚处。海客谈瀛洲，烟涛微茫信难求。今东海近咫尺，仿佛见蓬丘。一行人，将采药于海上。

二　海上仙山

1. 水灵山岛

　　水灵山岛的下庵村，古朴整洁，废弃的老院子里，放置着未做成的小木船。在犬吠声中，穿过石头铺成的街巷，渔村外也有田园风光。

　　海岛上缺水，菜园中却有一口老井，井壁用石头砌成，井水清澈如镜。井壁上长着蕨类和地黄？不过这地黄有些特别，叶柄紫红色。队长："是金疮小草。"摘片叶子尝尝，堪比龙胆啊！《本草拾遗》：金疮小草，"主金疮，止血，长肌，断鼻中衄血。"紫赤为血色，金疮小草主血病。

◎ 海岛鸟瞰

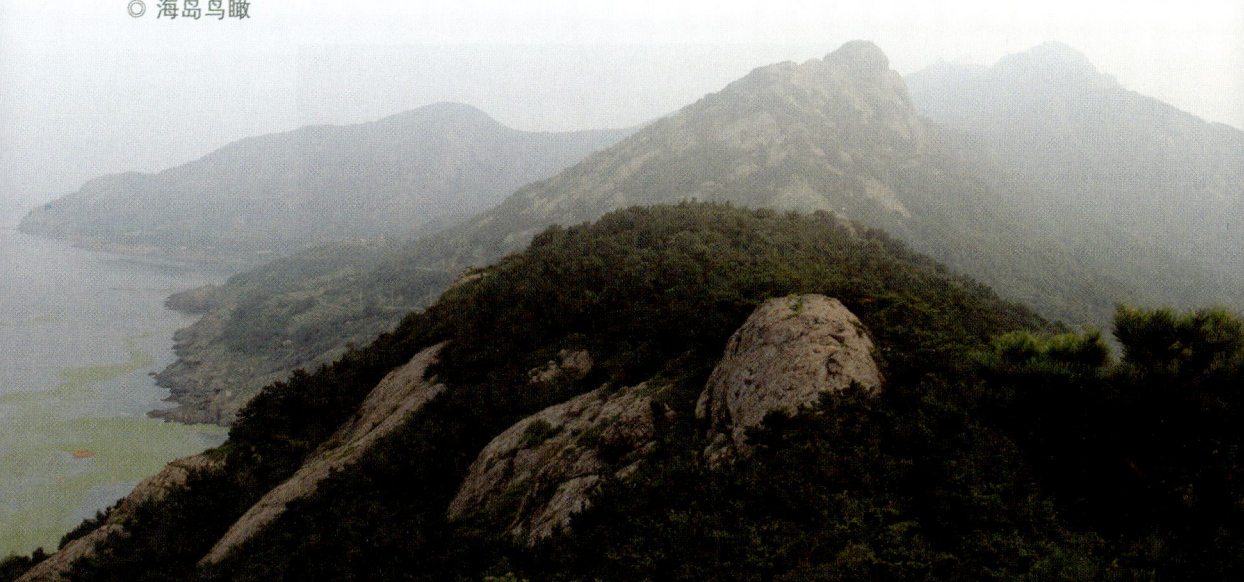

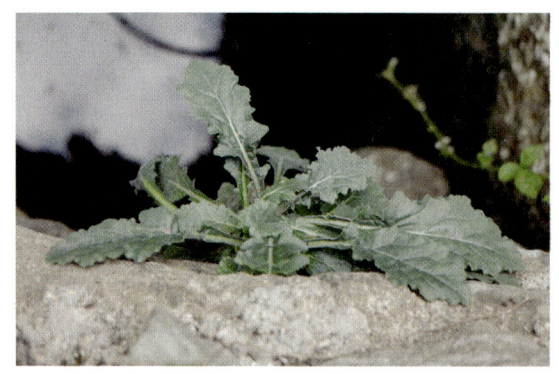

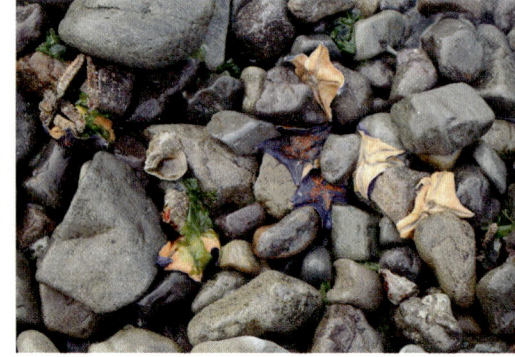

◎ 井壁上，金疮小草　　　　　　　　　　　◎ 海燕随浪上滩

　　临海一片水湾，远望天水茫茫。海潮涨落，把水边的石块冲刷搓洗成了鹅卵模样。石块上，螃蟹静悄悄地趴着，成群的海星粘在石堆上。碧海染成的青蓝色，间有猩红斑点，已经死掉的，朝天露着黄白色的肚皮。"海星怎么这样胖呢？"队长："是海燕。"听名字应是风浪中翱翔的海鸟啊。

　　李时珍："海燕出东海。大一寸，状扁面圆，背上青黑，腹下白脆，似海螵蛸，有文如筅茑。口在腹下，食细沙。口旁有五路正勾，即其足也。"吴人称其为阳遂足，《临海水土物志》："阳遂足，生海中。背青黑，腹白，有五足，长短大小皆等，不知头尾所在。生时体软，死即干脆。即此物也。"此描述更翔实。《本草纲目》："气味咸，温。无毒。治阴雨发损痛，煮汁服，取汗即解。亦入滋阳药。"海燕"阴雨则飞起丈余"（《临海异物志》），其治阴雨发损痛，或与此有关。

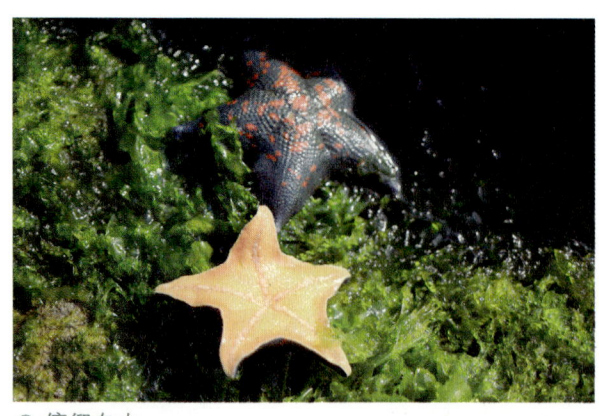

◎ 俯仰自由

采药
东海上——
海洋本草文化

攀上临海石崖，是广阔的裸露砾岩，于低洼处有成丛的绿色。走近看，是芦苇丛、香蒲丛，芦苇丛边还长有莎草科的无刺鳞水蜈蚣。想不到，仅靠雨水，也能形成湿地生境，这是大自然的神奇之处。香蒲的蒻芽和雄花花粉入药，《神农本草经》："香蒲，味甘，平。主五脏心下邪气，口中烂臭，坚齿，明目，聪耳。久服轻身耐老。""蒲黄，味甘，平。主心腹膀胱寒热，利小便，止血，消瘀血。久服，轻身益气力，延年神仙。"香蒲气芬芳，可辟邪恶秽气，主五脏心下邪气，猝然心腹疼痛。生于水中而利湿，故轻身益气力耐老。气香辟秽，香口齿，治口中臭烂，坚齿。清芬之气，醒神利窍，则明目聪耳。花粉金黄，名蒲黄，手捻滑腻，炒后变涩。因其滑利，利小便，治心腹膀胱寒热，消瘀血，炒后性涩，又可止血。

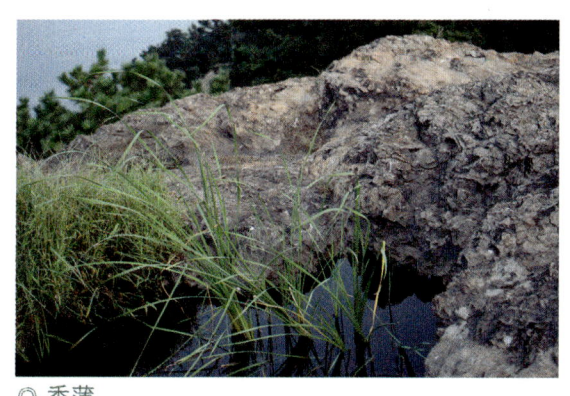

◎ 香蒲

香蒲生水中，蒻芽和雄花花粉（蒲黄）入药。蒻芽芳香辟邪，蒲黄利水活血。

渐渐往高处行走，大片野韭在风中摇摆。有的已经结子，有的正在开花。吃个叶子，辛味胜过家韭，吃把韭子，辣得舌头疼、眼睛流泪，辛味开窍啊！韭菜一种久生，故名。俗云韭叶是草钟乳，言其宜人。《日华子》："韭，热。下气，补虚，和腑脏，益阳，止泄精尿血，暖腰

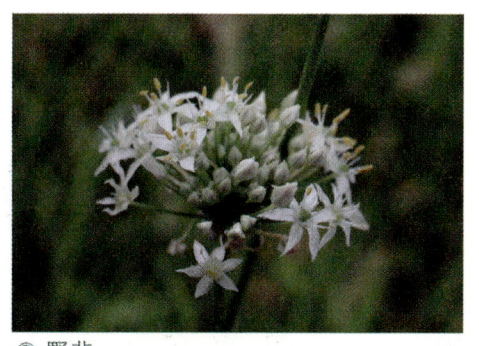

◎ 野韭

膝，除心腹痼冷、胸中痹冷、疿癖气及腹痛等食之。"韭菜为春天第一菜，早得天地生发之气，故补虚，和脏腑。其性热，故益阳，除心腹痼冷、胸

中痹冷、疝癖气。其子黑，入肾温阳，止泄精尿血。

毛葡萄、莔叶蛇葡萄匍匐在灌木上，草丛里有片耀眼的红色，急急奔过去。"是红色的豆子啊！"队长："渐尖叶鹿藿。"成嘟噜的豆子，长着两个豆粒。藿，豆叶之谓。《广雅·释草》："豆角谓之荚，其叶谓之藿。"

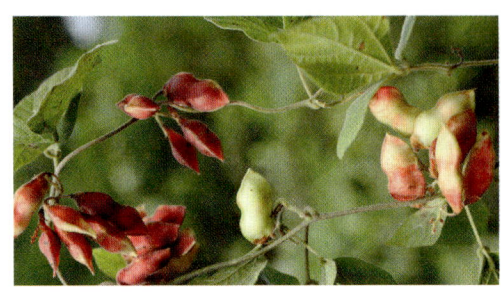
◎ 渐尖叶鹿藿

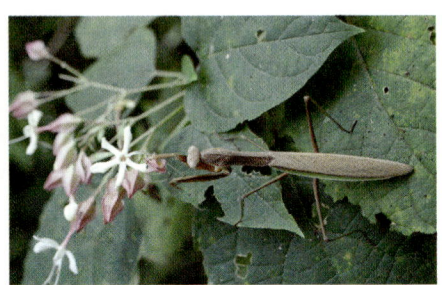
◎ 螳螂戏于海州常山上

浓浓的香气弥漫过来，好熟悉的气味，应该是臭梧桐（海州常山）。果然，梧桐样的翠叶间，妖冶的红花正招蜂引蝶。好笑的是，一只大螳螂也趴在花穗旁，用刀轻触花苞。就在拍照、采标本、压标本的空儿，再转身看那螳螂，已经抓住一只大蝴蝶，正在大快朵颐。

一片粉色的石竹花，花瓣被海风剪成流苏，刻缺凿裂，像剪春罗剪秋罗般。队长："瞿麦。"《本草图经》："苗高一尺以来，叶尖小，青色，根紫黑色，形如细蔓菁。花红紫赤色，亦似映山红，二月至五月开，七月结实作穗，子颇似麦，故以名之。"此处所言"子"，指果子非种子。《本草图经》所述，包括今之石竹。《日华子》："瞿麦，催生。又名杜母草、燕麦、蘥（yuè）麦，又云石竹。"今之石竹，亦作瞿麦入药。《神农本草经》："瞿麦，

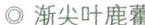
瞿麦现全草入药，嫩叶可作茶。活血利小便。植物石竹也作瞿麦入药。

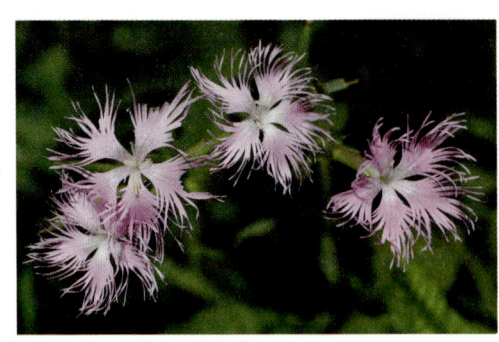
◎ 瞿麦，轻飘罗纱谁裁成

采药
东海上——
海洋本草文化

味苦，寒。主关格诸癃结，小便不通，出刺，决痈肿，明目去翳，破胎堕子，下闭血。一名巨句麦。"

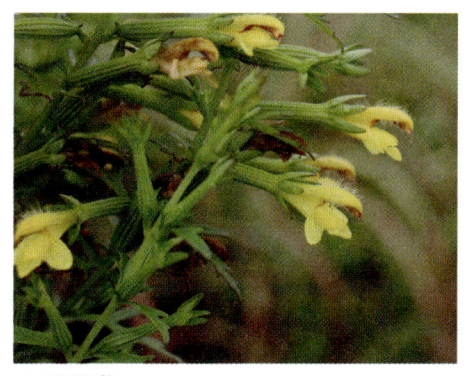

一蓬绿草串着黄花，那花像张大的嘴，上下两瓣似口唇。队长："阴行草，中药北刘寄奴。"别看它现在张着大嘴，结果后竖立，紧紧贴在茎干上，干燥后整株变成黑色。

◎ 阴行草

阴行草能止金疮血，下血止痛，产后余疾，心腹痛，水肿胀气，通妇人经脉癥结。刘寄奴即南北朝宋高祖刘裕，小名寄奴。

碧草里，最惹人注目的莫过于那丛粉嫩的百合，近看花瓣裂开长蕊外伸。队长："鹿葱。"挖开土石，是一窝大蒜头。鹿葱，粉色的彼岸花，是山东唯一石蒜科植物。

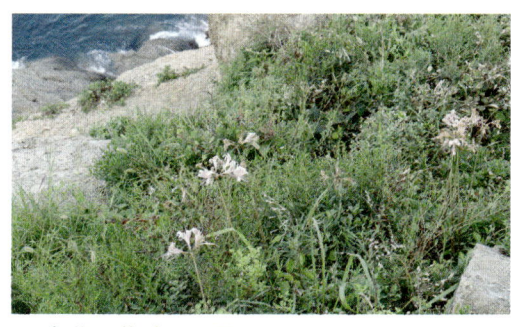
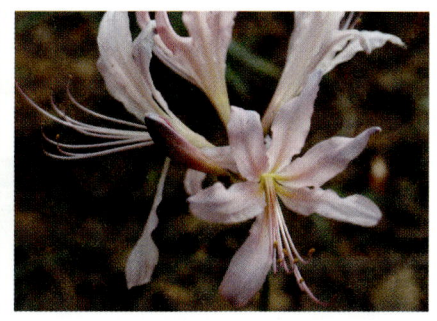

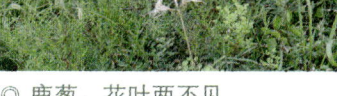
◎ 鹿葱，花叶两不见

一穗黄花垂曳，是仙鹤草。它赤茎赤根，根上生芽拳曲，白里泛红，宛如龙牙，故又名龙牙草。石打穿，又名龙牙草、石见穿。《本草纲目拾遗》："龙牙草生山土，立夏时发苗布地，叶有微毛，起茎高一二尺，寒露时开花成穗，色黄而细小，根有白芽，尖圆似龙牙，顶开黄花，故名金顶龙芽。"

大树下的小苗，是不是像泡桐呢？疑似之间，仰头望去，高高的树梢挂着梓树果实，原来是梓树的小苗。梓树又名木王，《埤雅》："梓为百木长，故呼梓为木王。盖木莫良于梓，故《书》以梓材名篇，《礼》以梓人名匠。"书成付梓，即以梓为版，梓人刻之。梓树叶、白皮入药。《神农本草经》："梓

19

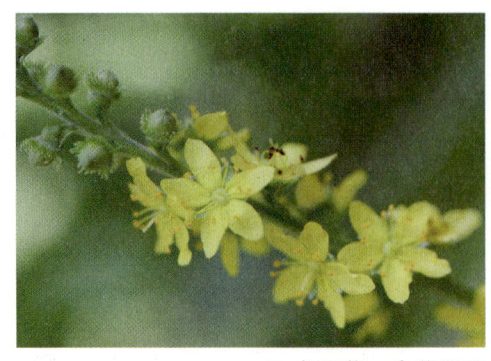
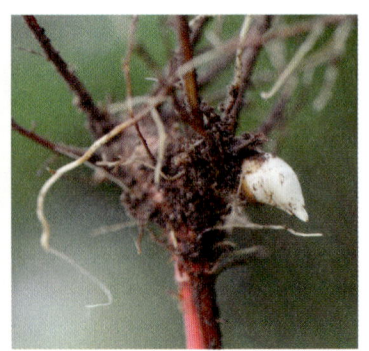

◎ 龙牙草，金花聚顶，根生白芽

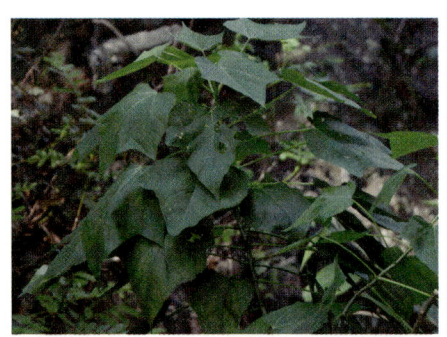

◎ 梓，木中之王

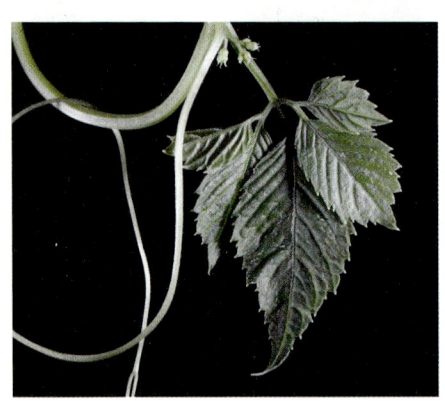

◎ 绞股蓝，原生于江南

绞股蓝为葫芦科植物，生长于江南陕南。可代茶饮，清肺化痰、养心安神。

白皮，味苦，寒。主热，去三虫。叶，捣敷猪疮。饲猪，肥大三倍。"《名医别录》：梓白皮，"疗目中疾，主吐逆胃反，小儿热疮，头身热烦，蚀疮，煎汤浴之，并捣敷。"

高高的疏花雀麦成熟了。翠绿柔弱的蔓子爬了一地，叶子像葡萄科的乌蔹莓，明明开着葫芦样的白绿小花？队长惊喜："绞股蓝！"生长于江南陕南的植物，啥时候在此扎根的呢？或有候鸟北迁，或因西风漫卷。

行至大梨树下，裤子上沾满了窃衣的种子。似梨非梨，果实怎么这样小啊？队长："豆梨。"指肚大梨子上，长满沙点，咬一颗，满口生涩。

树叶上那个胖虫子，碧绿如玉，感觉体内的汁液也是绿色的。队长："柞蚕。"柞蚕的蛹，也是胖大可爱，比起一般的蚕蛹，大出几倍，水煮油煠（zhá），均是美味。

采药
东海上——
海洋本草文化

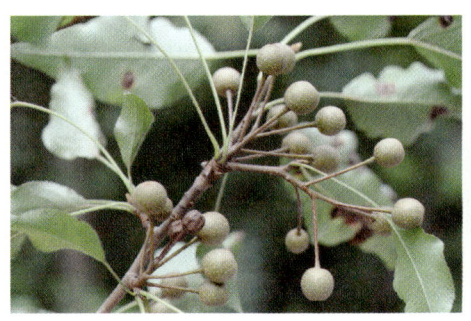
◎ 豆梨，豆言其小

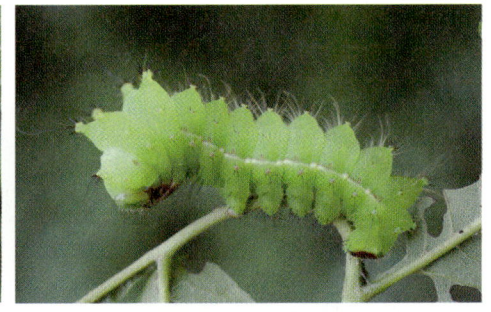
◎ 柞蚕，分明是毛毛虫

岛上最茂盛的树，莫过于臭檀吴萸和朴树。朴树的小圆果已经变红，臭檀吴萸花椒样的果子也变红了。摸一把臭椿样的叶子，把人呛得没法喘气。

将近渔村，路上有车前当道，细看却生满毛刺？队长："平车前。""采采芣苢（fú yǐ），薄言采之。采采芣苢，薄言有之。采采芣苢，薄言掇之。采采芣苢，薄言捋之。"（《诗经》）车前苗叶鲜嫩甘滑，可以作菹，可以煮粥。原上车前真是多，快来采呀快来采。芣苢多子，妇人爱之，采之捋之，袺（jié）之襭（xié）之。清人方玉润说："三三五五，于平原绣野风和日丽中，群歌互答，余音袅袅，若远若近，忽断忽续。"《本草图经》："春初生苗，叶布地如匙面，累年者，长及尺余如鼠尾。花甚细，青色微赤，结实如葶苈，赤黑色。"入夏，芣苢窜出鼠尾样的花葶，开小白花，结黑赤细子。"幽州人

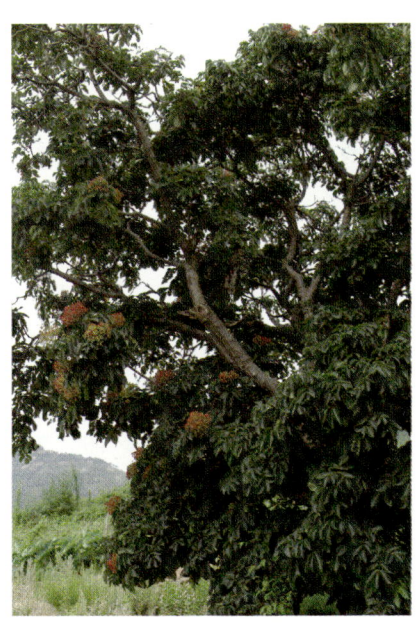
◎ 臭檀吴茱萸，重阳登高，插茱萸辟邪气

谓之牛舌草，可鬻作茹，大滑。"（《证类本草》）

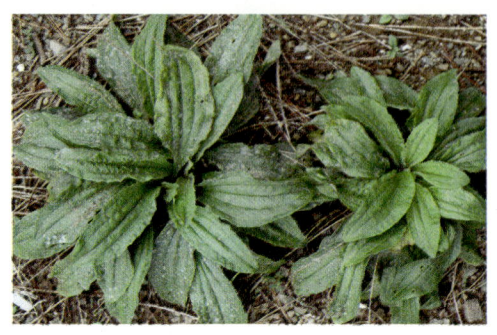
◎ 平车前

车前全草或种子入药，均涎滑通利。利水除湿通痹，治小便不通，肢体痹痛。

《神农本草经》："车前子，味甘，寒。主气癃，止痛，利水道小便，除湿痹。久服，轻身耐老。"车前子滑过其叶，以水煮之，涎滑无比。《周礼》："凡药以酸养骨，以辛养筋，以咸养脉，以苦养气，以甘养肉，以滑养窍。"车前子性滑，为滑利之药。滑能

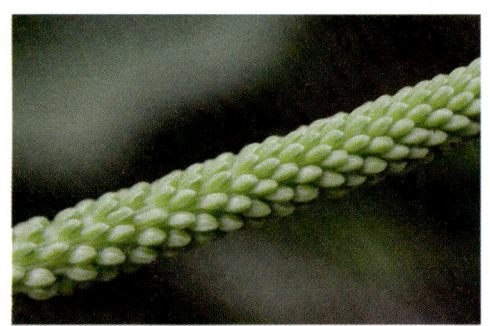
◎ 车前花穗含苞

养窍，滑能通利，故利小便水道，治气癃止淋沥疼痛。滑能通经脉，治四肢痿痹作痛，筋脉不舒。湿性重浊，利湿除痹，水湿去则身轻有力，故言轻身耐老。

绕回村舍，见石头上一棵大树虬枝伸展。"是黄杨！"黄杨长成乔木，这粗大的树干，需要多少年啊？六米的身高，近一米的胸径，黄杨要长八百年。李时珍："黄杨生诸山野中，人家多栽种之。枝叶攒簇上耸，叶似初生槐芽而青厚，不花不实，四时不凋。其性难长，俗说岁长一寸，遇闰则退。今试之，但闰年不长耳。其木坚腻，作梳剜印最良。"黄杨叶，苦，平，无毒，治妇人难产。暑月生疖，可捣烂涂之。

夜幕降临，出海钓鱼的人回来了。收获真不少，除了海鲫鱼、红绣鞋、鲅鱼外，刀鱼格外耀眼。从没见过如此银光闪闪的刀鱼，灯火下，更相信

它是白银铸成的了。

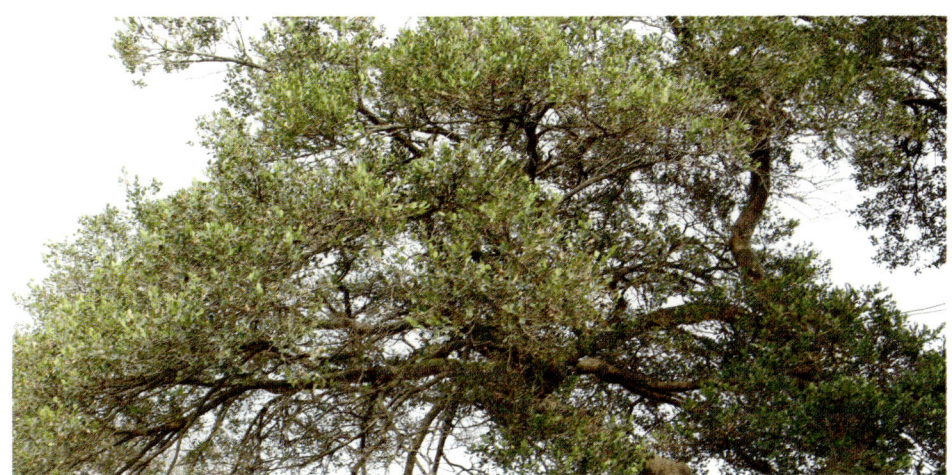

◎ 黄杨八百岁

2. 陆家岛

　　由乳山口港乘船，过大乳山，宛若穿过屏障，豁然望见大小岛屿四散海中。海面上风平浪静，一片寂寥，小船如在镜面上滑行。海空一色中，停靠码头。

　　挂满水滴的高粱把渔村和山野隔开，堤堰上的蓼正开着白色小花。红杆子绿叶开白花，是哪种蓼？"哈哈，荞麦。"荞麦又名荍麦、乌麦、花荞。李时珍："荞麦之茎弱而翘然，易长易收，磨面如麦，故曰荞曰荍，而与麦同名也。"荞麦同其他蓼科植物一样，生有黑色三角形种子，

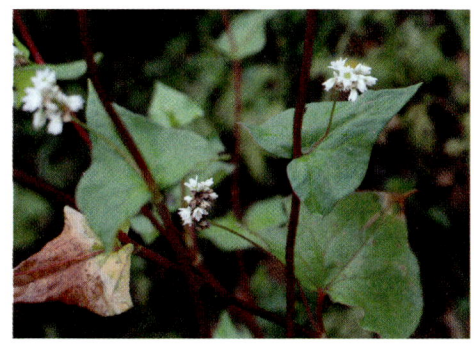

◎ 荞麦，红秆子绿叶开白花

与麦并非同类。磨面白色，蒸熟又变成黑色。《本草纲目》："苗高一二尺，赤茎绿叶，如乌桕树叶。开小白花，繁密粲粲然。结实累累如羊蹄，实有三棱，老则乌黑色。"荞麦面虽滑细如粉，但亚于麦面。其性甘平，寒，无毒。

孟诜言其"实肠胃，益气力，续精神，能炼五脏滓秽。"其性寒凉，可压丹石毒，涂小儿丹毒赤肿热疮。

海上来的落花生，最喜欢胶东丘陵沙质土壤，在海岛的潮云湿雾里，分外茁壮。落花生又名番豆、土露子、长生果。《汇书》："近时有一种名落花生者，茎叶俱类豆，其花亦似豆花而色黄，枝上不结实，其花落地即结实于泥土中，亦奇物也。实亦似豆荚而稍坚硬。"落花生虽为外来之品，但以取象比类的思维方法，同样能赋予它功用。方以智："番豆花透空入土结豆，当通润脏腑。"《脉药联珠·食物考》："生研下痰，炒熟味可。开胃醒脾，滑肠积陊（duò，破）。干

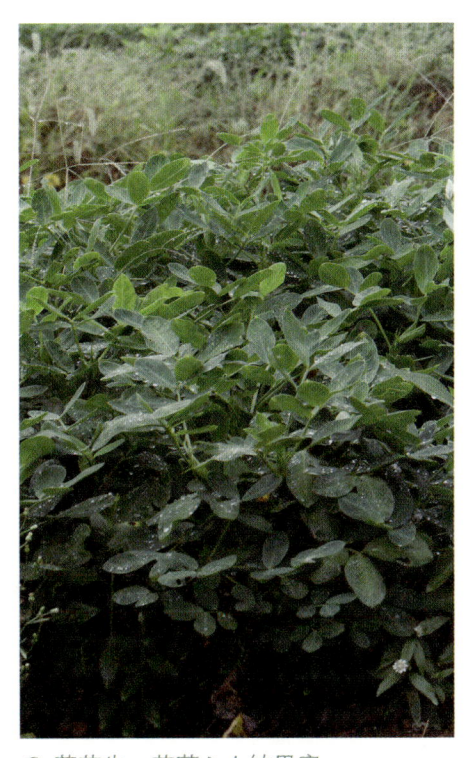

◎ 落花生，花落入土结果实

嗽者宜餐，滋燥润火。"脾胃在五行属土，花生落土成实，故赵学敏曰："落花生，乃花谢落土，感土气而成实，故有入脾和胃之功。"

转至海岛南侧，海浪冲击礁石，轰轰作响。崖上草甸，百花齐放，绚丽多彩。败酱黄色的小花绽开在枝梢，趴上一闻，好臭！搓一下叶子，汁液滑滑的，挖出根来，比花还臭呢。李时珍曰："春初生苗，深冬始凋。初

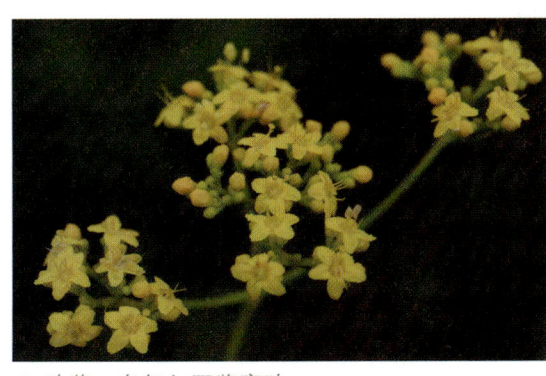

◎ 败酱，臭气如豆酱腐败

败酱，气臭，质涎滑，治臭秽之疾，如暴热火疮赤气，疥癣疽痔，马鞍热气之类。因其滑利，又利水通痹。

时叶布地生，似菘菜叶而狭长，有锯齿，绿色，面深背浅。夏秋茎高二三尺而柔弱，数寸一节，节间生叶，四散如伞。颠顶开白花成簇，如芹花、蛇床子花状。结小实成簇。其根白紫，颇似柴胡。"这句描述的是白花败酱。《神农本草经》："主暴热火疮赤气，疗痈疽痔，马鞍热气。"《名医别录》："除痈肿，浮肿，结热，风痹不足，产后腹痛。"败酱的药用，与其臭气和涎滑有关。败酱气臭如大便，疮疡之脓液，气腥臭，尤其肛门周围脓肿更臭，故治疗疮肿，排脓，以及湿臭气味大者，如恶血、赤白带下、疮痍等。

> 地榆叶似榆，果似桑椹，根色赤，可活血化瘀，治产后瘀血疼痛、刀剑外伤。

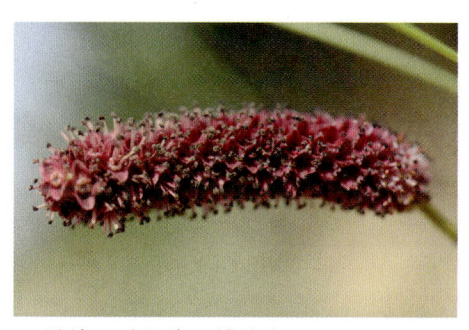

◎ 地榆，叶如榆，铺地生

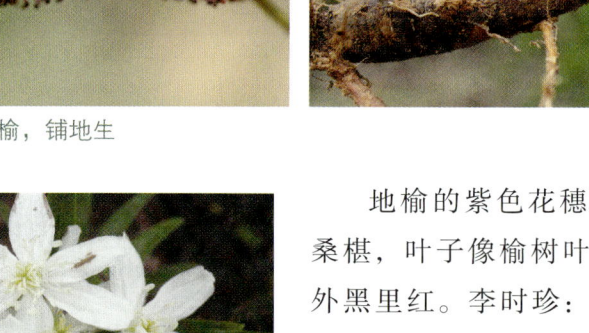

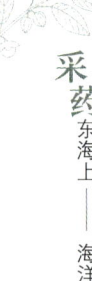

◎ 长冬草，烟台铁线莲

地榆的紫色花穗，如同熟透的桑椹，叶子像榆树叶。地榆的根，外黑里红。李时珍："地榆，一名酸赭，其味酸，其色赭故也。""生昌阳山"，即胶东沿海一带。《神农本草经》："地榆，味苦，微寒。主妇人乳痓（zhì）痛，七伤，带下病，止痛，除恶肉，止汗，疗金疮。"道士将地榆烧灰，入煮石方，煮石服石，以期如石般长生。陶弘景曰其"根亦入酿酒。道方烧作灰，能烂石也。乏茗时用叶作饮亦好。"

长冬草白色花朵，在绿草中显得洁雅，尝尝花叶，辛辣麻舌。与棉团铁线莲（中药威灵仙）相似，植株干后，变成黑色，又名铁扫帚、黑老婆秧、黑狗筋。

纤细的徐长卿在风中摇摆，虽然也在花期，但黄绿色的星星小花淹没在草色里。挖出根一看，多条细须，色白，气臊。尝尝，辛辣麻舌。苏敬曰其"叶似柳，两叶相当，有光泽，根如细辛，微粗长，而有臊气。"徐长卿，又名石下长卿、一支箭、鬼督邮、别仙踪、白细辛、对节莲、对月莲、钓鱼竿、黑薇、尖刀儿苗、寮刁竹、柳叶细辛、土细辛、竹叶细辛、一枝香。别名与其形色气味有关，但为何以人名之。李时珍曰："徐长卿，人名也，常以此药治邪病，人遂以名之。"生石间者良，故名石下长卿。徐长卿根如细辛，嚼之味辛，而嗅之气臊，其色白，名白细辛。《神农本草经》："徐长卿，味辛，温。主鬼物百精，蛊毒疫疾，邪恶气，温疟。久服强悍轻身。一名鬼督邮。"辛臊雄烈之气，主鬼物百精蛊毒，疫疾邪恶气，包括疟疾鬼。驱邪劾鬼，即扶正气，强悍轻身、益气延年之义。

一片高大的草，已经吐穗，看上去像高粱。队长："光高粱。"果然是野生高粱。光高粱下，有草

徐长卿为人名，常以此药治邪病，人遂以名之。能扶正祛邪、强悍轻身、益气延年。

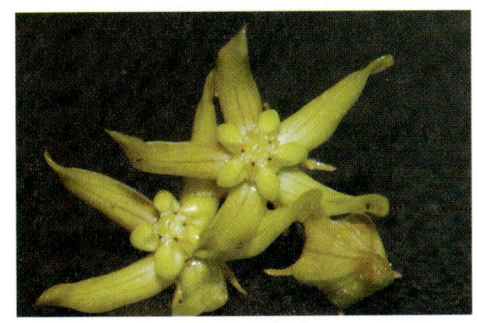

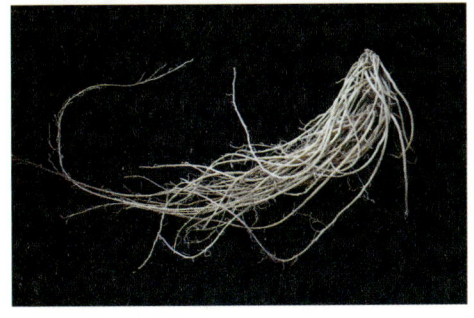

◎ 徐长卿，根如细辛而色白

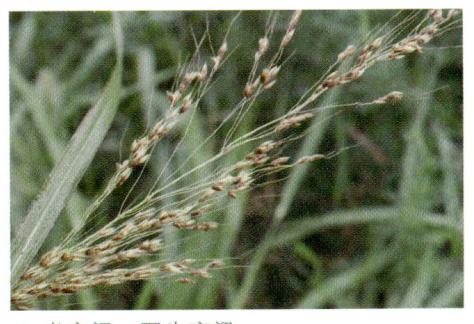

◎ 光高粱，野生高粱

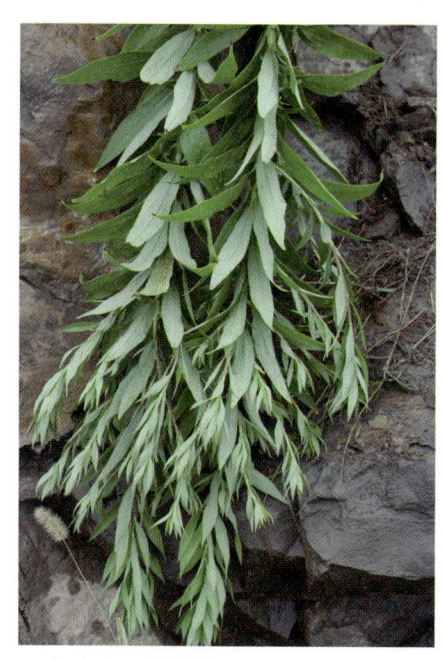

◎ 加拿大一枝黄花，入侵植物

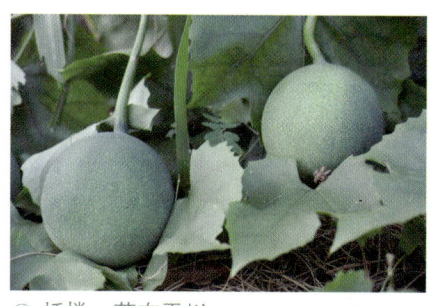

◎ 栝楼，落在平川

栝楼为攀援植物，果实和块根入药。果瓤涎滑，主胸痹，悦泽人面。块根多汁，解热止渴。

穗结子也特别大。队长："野黍。"饱满的种子，可以磨面充饥吧。

两棵蒿草，比人都高。队长："加拿大一枝黄花。"外来之物，如何飘到这与世隔绝的仙岛呢？"还没开花，给个酷刑。"说话间，队长将它拔出，挂在光秃秃的岩石上，只等天晴，烈日炙烤。

草甸的小路上，有两个圆圆的瓜！是栝楼啊。无处攀援，只能将就躺在地上。《本草图经》："栝楼，生洪农山谷及山阴地，今所在有之。实名黄瓜，《诗》所谓果裸之实是也。根亦名白药，皮黄肉白。三四月内生苗，引藤蔓。叶如甜瓜叶，作叉，有细毛。七月开花，似葫芦花，浅黄色。实在花下，大如拳，生青，至九月熟，赤黄色。"栝楼果实和根入药。李时珍："其根直下生，年久者长数尺。秋后掘者结实有粉，夏月掘者有筋无粉。"栝楼根又名天花粉。《神农本草经》："栝楼根，味苦，寒。主消渴，身热烦满，大热，补虚安中，续绝伤。"栝楼根，色白多津液，味苦，能生津液，可清热去火，止消渴，身热烦满，大热。其根坚韧多筋，能补五脏六腑之虚弱松散，因其多筋，断之不绝，又可续绝伤。《名医别录》："栝楼实，主胸痹，悦泽人面。"栝楼实成熟后色黄轻虚中空，果瓤涎滑多脂。空能去实，故能除满，其瓤涎滑，故能去浊，治痰浊壅盛之证。因其脂滑，故悦泽人面。

林荫下有早开的菊花，而叶子似柳有尖刻。队长："林荫千里光。"《本草图经》："千里光，生浅山及路旁，叶似菊而长，背有毛，枝干圆而青，春生苗，秋有黄花，不结实，采茎叶入眼药。"听这名字，就知其有明目作用。治目不清，去红丝白障，迎风流泪。千里光为外科圣药，故俗谚有"有人识得千里光，全家一世不长疮。"千里光煎汤，可洗疮疡、狗咬及蛇伤。

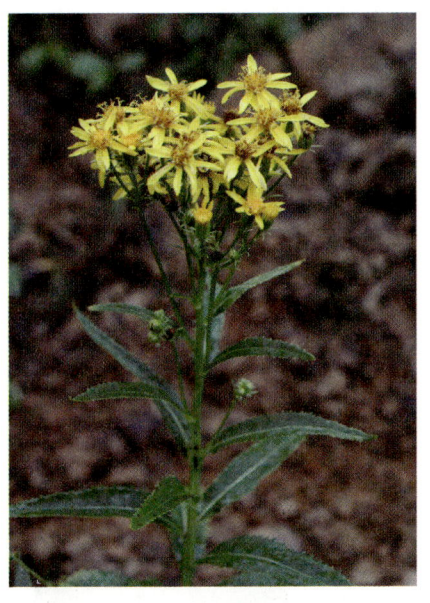

◎ 林荫千里光，自带光亮

草丛里，有紫色的花朵，白色长蕊外伸，如钟铃样挂着水滴。队长："石沙参。"石沙参是中药沙参的一种，挖出黄白色的粗根，手捏就觉得松软空疏。掰开一看，像白色的海绵。李时珍："沙参处处山原有之。二月生苗，叶如初生小葵叶，而团扁不光。八九月抽茎，高一二尺，茎上之叶，则尖长如枸杞叶，而小有细齿。秋月叶间开小紫花，长二三分，状如铃铎，五出，白蕊，亦有白花者。并结实，大如冬青实，中有细子。霜后苗枯。其根生沙地者，长尺余，大一虎口；黄土地者则短而小。根茎皆有白汁。"石沙参是桔梗科植物，浑身含有乳汁。《神

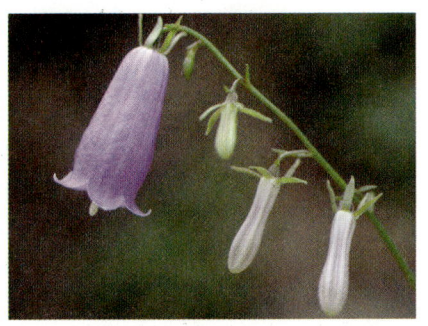

◎ 石沙参，花如铃铎

农本草经》："沙参，味苦，微寒。主血积，惊气，除寒热，补中，益肺气。久服利人。"

另有与石沙参极相似者，植株高大粗壮，叶大而圆，犹如杏叶，钟形的花儿或紫或白。队长："荠苨。"荠苨又名杏参、杏叶沙参、甜桔梗。挖出荠苨根，果然与桔梗根相似，尝尝，甜的。《名医别录》曰其："味甘，寒。主解百药毒。"荠苨根似桔梗，而无硬心。荠苨根甜，桔梗根苦。

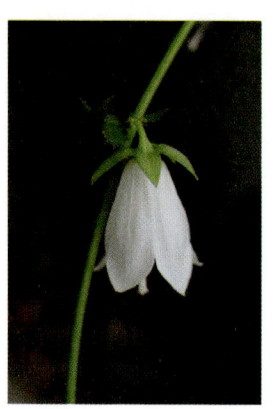
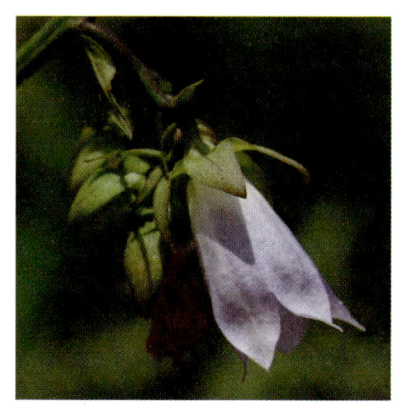

◎ 荠苨，花有紫白二色

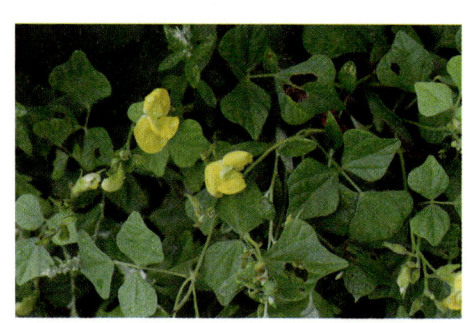
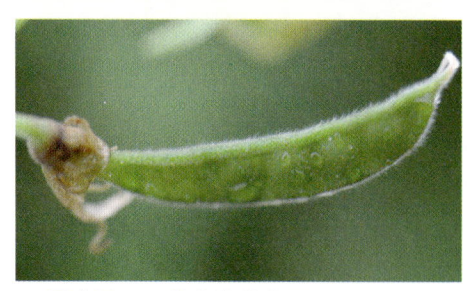

◎ 野扁豆，一种永逸的扁豆

大野豌豆、确山野豌豆开着紫色的花儿，正要爬上灌木，早有藤蔓占得先机。一眼望去，大片藤蔓开着黄色的豆花。拽起一棵细看，叶似扁豆而中部横扁，花色金黄，已经结了嫩扁豆，它外生绒毛，散在黄色小点。队长："野扁豆。"挖出根一看，好粗壮啊。野扁豆为多年生植物，如若扁豆一种永生就好了。

海涛拍击的礁石上，长着滨蛇床，因为海边沐风，它的叶子硬韧厚实，充满水分而光滑润泽。搓破

采药
东海上——
海洋本草文化

叶子，喷出蛇床的辛香气味。

岩石上和土壤里，都有大叶子的菜，好像萝卜缨子。拔出一看，这根白白的，也有萝卜的样子，尝尝，也是萝卜辣辣的味道。是野生的萝卜吗？队长："蓝花子。"

立于礁石南望，广阔的海面上，就是地理标志乳山牡蛎的养殖区域。

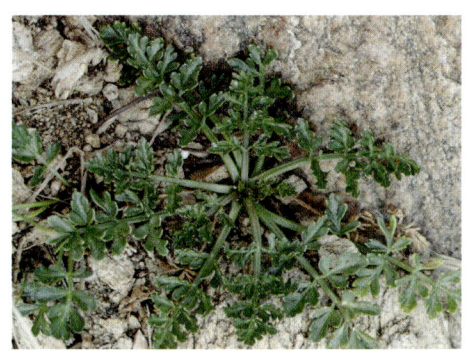 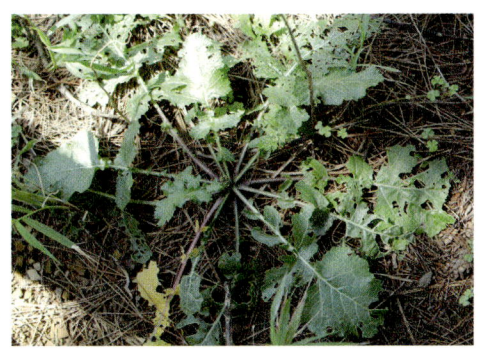

◎ 滨蛇床，似蛇床而肥胖　　◎ 蓝花子，野生萝卜

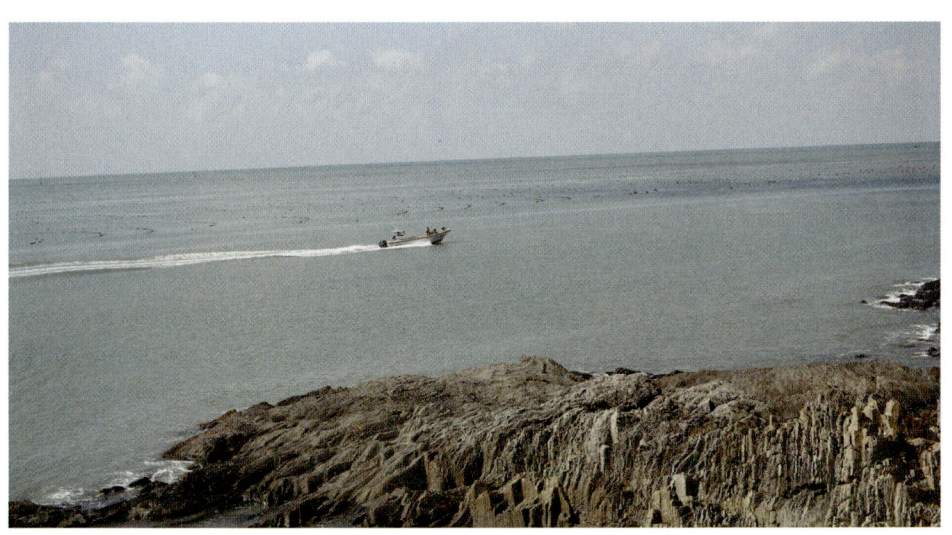

◎ 海洋牧场

3. 青山湾

马达声声，唤醒了枕着波涛的渔村。太阳还没从海中越出，苍雾浮于海面。经港口，穿隧道，山峰那边就是青山头，青山探入海中最远的地方。

一条河流从青山头泻下，水冲刷着河里的石头，卷成堆堆白雪。沿河而上，古木参天，雾气缭绕，恍若仙境。

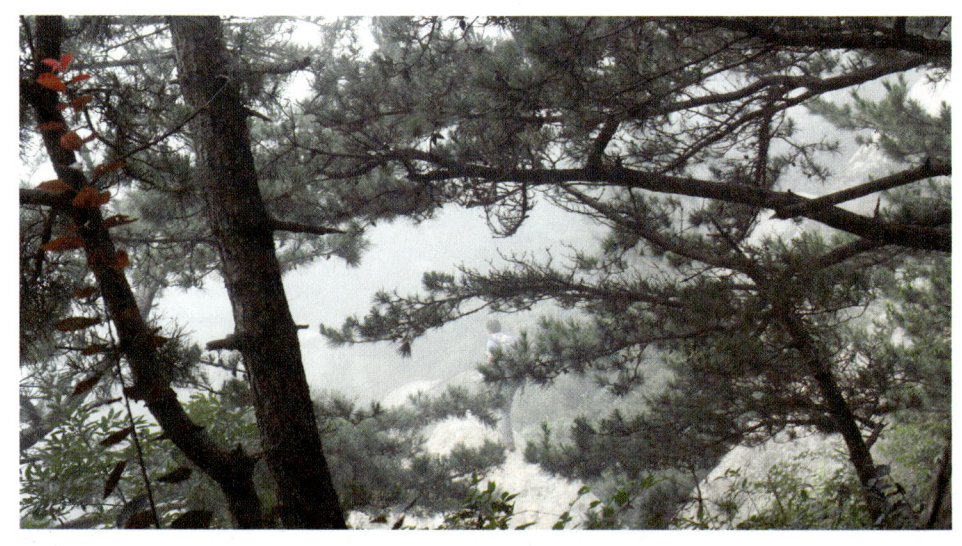
◎ 山雾弥漫

山雾弥漫，不能远望，俯视身边，见百草茂盛，沾水带露。最引人注目的是，朵朵黄花如飞翔的小鸟。队长："水金凤。"它与凤仙花近亲，但色黄，喜生水边而得名。果子也像凤仙样，是个急性子，一碰就炸裂。凤仙花在烟火人间，又名指甲桃、小桃红，花汁可用来染指甲。

采药
东海上——
海洋本草文化

一丛蒿草绿叶敷地，细杆高挺，怎么感觉像菊花呢？队长："菴（yān）蕳。"《本草图经》："春生苗，叶如艾蒿，高三二尺。七月开花，八月结实，十月采，阴干。"菴蕳子入药，《神农本草经》："菴蕳子，主五脏瘀血，腹中水气，胪胀留热，风寒湿痹，身体诸痛。久服，轻身不老，延年。"久服成不老神仙，欲成仙者，可服之。亦可辟蛇。陶弘景："仙经亦时用之，人家种此辟蛇也。"

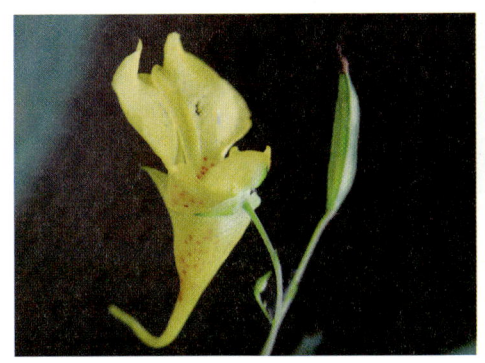

◎ 水金凤，水边的金色凤仙花

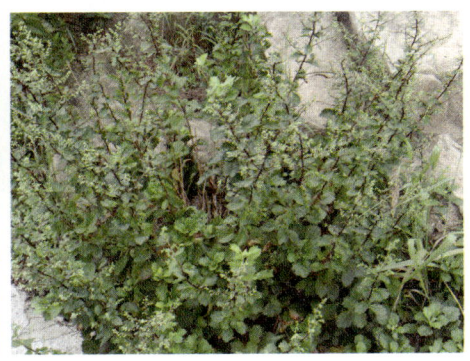

◎ 菴蕳，似蒿似菊

一丛灌木，青叶如竹，叶面叶底还生有绿刺，是两面针吧？队长："竹叶花椒。"撕开这带刺的叶子，果然有花椒气散出，只是香气不如花椒浓烈。竹叶花椒自然结有花椒样的果实，其馨香之气，亦可佐料菜肴。

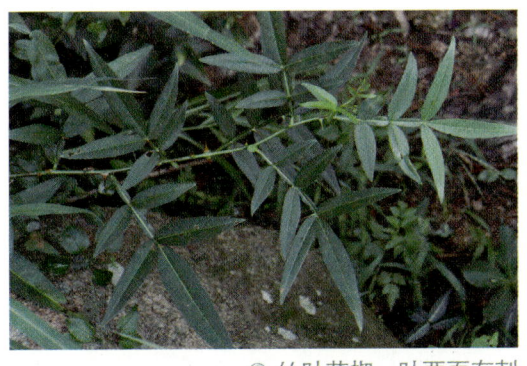

◎ 竹叶花椒，叶两面有刺

万物各有生境，水湿处生长的灌丛，小李子翡红翠绿，尝尝，酸甜带涩。队长："郁李。"它又名奥（yù）李、车下李、爵李、雀梅、棠棣。《本草图经》："木高五六尺，枝条花叶皆若李，惟子小若樱桃，赤色而味甘酸。"砸开郁李核，搓掉种皮，是白白的郁李仁。尝尝，味苦，有杏仁气。《神农本草经》："郁李仁，味酸，平。主大腹水肿，面目四肢浮肿，利小便水道。"《药性论》："味苦，辛。能治肠中结气，关格不通。"郁李生山涧而浴水，故却水，主大腹水肿，面目四肢浮肿，利小便水道。果仁滑腻，故下行通利，能治肠中结气，关格不通。正如李时珍言："郁李仁甘苦而润，其性降，故能下气利水。"

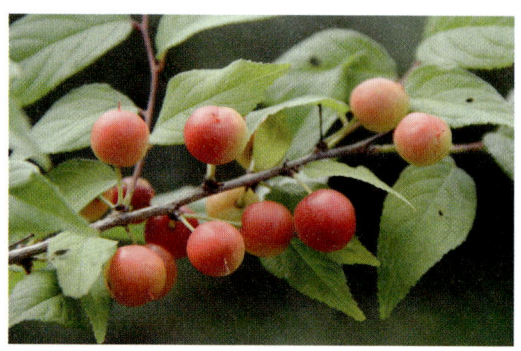

◎ 郁李，樱桃样的小李子

挺立的古树，望不见高耸的枝丫，黝黑皴裂的树皮有些柔软。队长："黄檗。"用力抠开厚厚的表皮，海绵样疏松，是它的栓皮层。隐约看到内皮层，金黄耀眼，芳烈之气喷薄而出。无怪叫黄檗呢。黄檗内皮多汁涩滑，味苦。《本草图经》："木

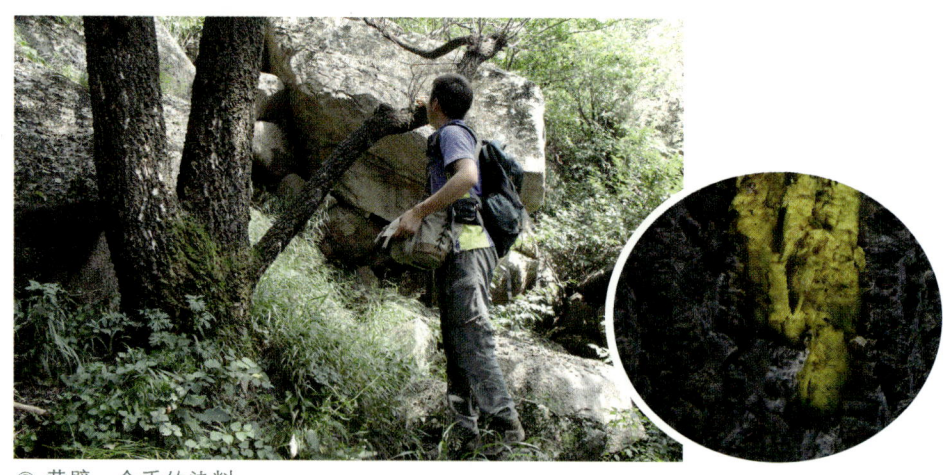

◎ 黄檗，含香的染料

采药 东海上——海洋本草文化

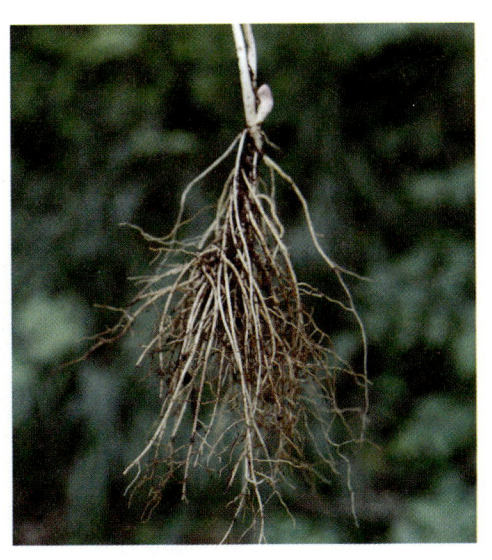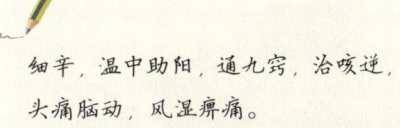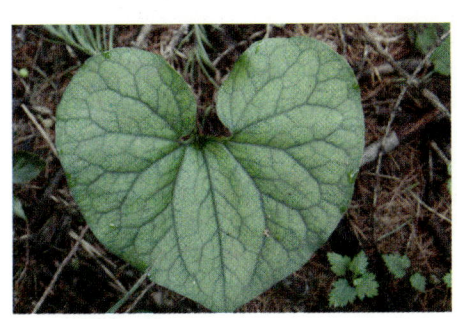

高数丈，叶类茱萸及椿、楸叶，经冬不凋。皮外白里深黄色……根如松下茯苓作结块。"成穗的圆球样小果实，饱含馨香，那香气凝聚成表皮油点，就要透皮而出。青色的果实，慢慢变黑，果实熟透时，干缩有棱，胶黏如漆，种子亦是黑色。果实和树皮泡到水里，转眼水就黄了。黄檗是著名的染色材料，染纸著书，还防虫蛀。《神农本草经》："檗木，味苦，寒。主五脏肠胃中结热，黄疸，肠痔，止泄痢，女子漏下赤白，阴阳伤蚀疮。根，一名檀桓。"黄檗气芳雄烈，能杀虫，可燥湿。染纸防虫蛀，外用治疗癣、痔疮、肠痔、阴伤蚀疮等。其味苦，其质滑，其性寒，故清热滑通，解五脏肠胃中结热。以黄治黄，散结热、疗黄疸。肠痔泄痢，漏下赤白，均为湿秽下行浊阴之窍，黄檗辟秽燥湿，故治之。

乔木之下，绿草作毯，有大叶如马蹄者，好似杜衡。队长："是细辛。"提着叶柄基部轻轻用力，一棵细辛就从松软的黑土中被拔出。它的根又细又白，像胡须样。粉红带纹的芽子，已经在地下生出。细辛又名小辛、细草。细指形言，辛指味言。尝尝细根，气辛臭，有圆葱味，味极辛，嚼之习习如花椒，麻舌，辛辣之气上冲脑额。《神农本草经》："味辛，温。主咳逆，头痛脑动，百节拘挛，风湿痹痛，死肌。久服明目，利九窍，轻身长年。一名小辛。"寒风外袭，则致咳逆，头痛脑动，百节拘挛，风湿痹痛，死肌。

细辛，温中助阳，通九窍，治咳逆，头痛脑动，风湿痹痛。

◎ 细辛，根细味辛

大辛大热，能散内外之寒，又能温中助阳，化寒痰，故治咳逆、头痛脑动、百节拘挛、风湿痹痛、死肌。辛能通窍，故利九窍。寒邪收引，疼痛沉重，痞塞凝结。外散寒邪可轻身，内通痞塞，可使五脏安宁，精气流通，而轻身长年、明目。

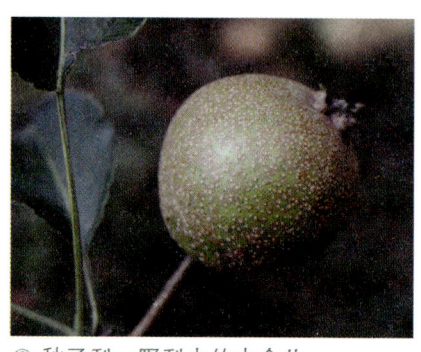
◎ 秋子梨，野梨中的大个儿

日出云开，薄雾在山峦间漂荡，漫上林梢。一棵棵老梨树，皴皮虬枝，梨子虽在夏季，却像春天的幼果大小。队长："秋子梨。"摘一个秋子梨，想象它丰水多汁，口津直流，咬一口，虽有津汁，但还是酸酸的。梨有多种，味甘微酸，性寒。苏敬曰其"治热嗽，止渴。切片贴汤火伤，止痛不烂。"《开宝本草》曰其"治客热，中风不语。治伤寒热发，解丹石热气，惊邪，利大小便。"梨子多水，性寒凉，水可灭火，故治热邪为病、汤火伤，解丹石热气。水润之性，可利大小便。

因为大风，溪边亭亭玉立的大树，枝子劈裂在地。看它一穗穗的果子，弯弯曲曲，顶上还有个小圆球。队长："是北枳椇。圆球是果实，弯曲的是

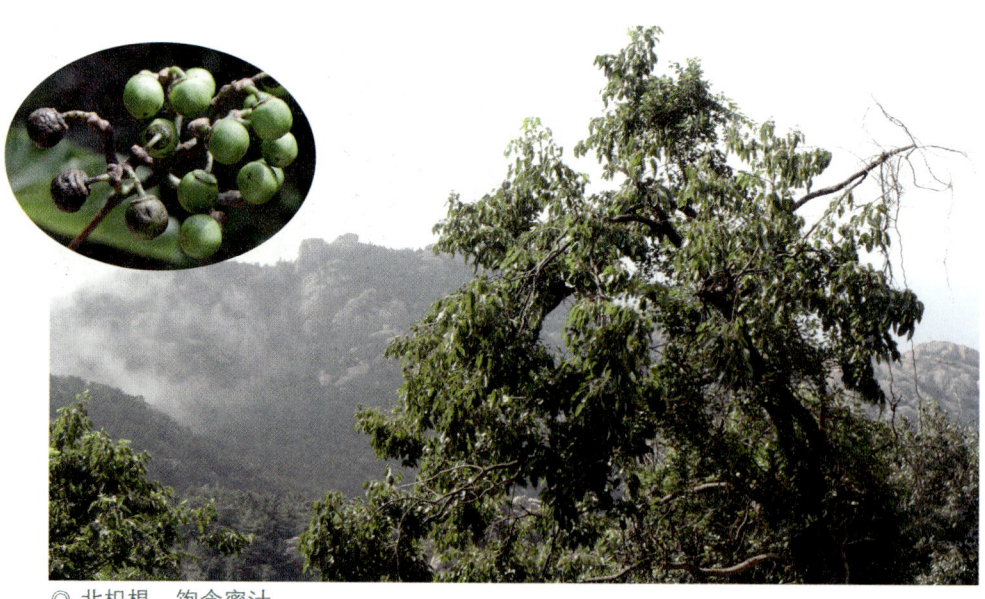
◎ 北枳椇，饱含蜜汁

膨大的果柄。"世界之大无奇不有。尝尝膨大的果柄，饱含汁液，甘甜如蜜。枳椇又名蜜枳椇、木蜜、木饧、木珊瑚、鸡距子、鸡爪子等。李时珍："枳椇，又作枳枸，皆屈曲不伸之意。此树多枝而曲，其子亦卷曲，故以名之。曰蜜曰饧，因其味也。曰珊瑚、曰鸡距、曰鸡爪，象其形也。"枳椇果柄甘甜，枝叶煎煮成膏，亦如饧似蜜。果实味甘多汁，除热润燥。《本草拾遗》："止渴除烦，去膈上热，润五脏，利大小便，功用同蜂蜜。枝叶煎膏亦同。"

嗯？好生奇怪，远离尘嚣的山林，清新的空气中，怎么有越来越大的**汽车尾气**味呢？队长神秘地笑了："山茱萸。"密林中仔细寻找，果然在**不远处**，看到了它。绿色的果子三五个一簇，状如鸡足。怎么就近闻闻叶子和果实，反而没那么臭了呢？尝尝果子，很酸涩。《本草图经》："木高丈余，叶似榆，花白。子初熟未干，赤色，似胡颓子，有核，亦可啖。既干，皮甚薄。"秋天，随着果实变红涩味稍减，早冬季节果实完全成熟后，涩少甘多。山茱萸去核以后，肉很少，看上去只有一层红皮，故又名枣皮。《神农本草经》："味酸，平。主心下邪气，寒热，温中，逐寒湿痹，去三虫。久服轻身。一名蜀枣。"《名医别录》："微温，无毒。主肠胃风邪，寒热疝瘕，头风，风气去来，鼻塞，目黄，耳聋，面疱，温中下气，出汗，强阴益精，安五脏，通九窍，止小便利。明目，强力长年。一名鸡足，一名魁实。"山茱萸树散发强烈的臭味，可祛除邪祟，用于突然发作

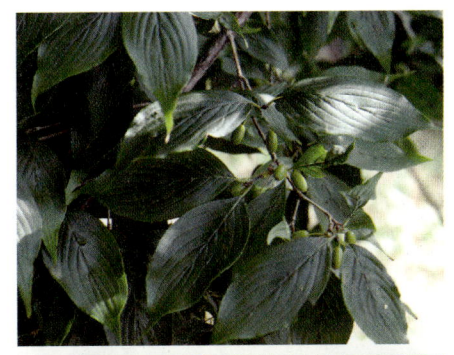

山茱萸，味酸甜，收敛补益，止汗止尿，强阴益精，安五脏，强力长年。

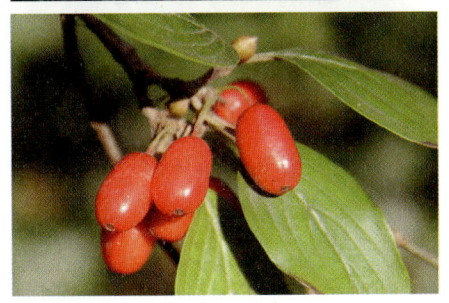

◎ 山茱萸果实，先绿后赤

的心下疼痛、畏寒高热等来势急骤、原因未明的疾病，祛邪气，安五脏，并治肠胃风邪，寒热疝瘕，头风，风气去来，来去快速之疾病。其味甘酸，生津收敛，止小便多遗尿。

　　一株株槐树，挂着扭曲的大扁豆呢？队长："山皂荚。"《玉篇·白部》："皂，色黑也。"青绿的果实，在秋天会变成黑色。山皂荚薄而少肉，皂荚则长直而厚，高悬如刀，黄白色的果肉，入水涎滑，可以去垢，故今沿称去垢物为皂，如肥皂、香皂之类。皂荚树枝干生有长刺，名皂刺。《神农本草经》："皂荚，味辛，咸，温。主风痹死肌，邪气，风头泪出，利九窍，杀精物。"《名医别录》曰其"有小毒。疗腹胀满，消谷，除咳嗽，囊结，妇人胞不落，明目，益精。可为沐药，不入汤。"皂刺为风芒之象，故能治头风泪出，风痹日久，肌肉僵硬。皂荚涎滑，故利九窍。皂刺如矛，皂荚如刀，故可辟邪气，杀精物。皂荚涎滑，其性通利，故可疗腹胀满，消谷，除咳嗽。滑利之性又可通结去着（zhuó）滞，滑可去着，故治囊结，妇人胞不落，又可去翳着明目。滑可通利，利九窍，导肠胃壅滞，洗垢腻，豁痰涎。皂刺功用与荚同，治痈肿妒乳，风疠恶疮，胎衣不下，杀虫。

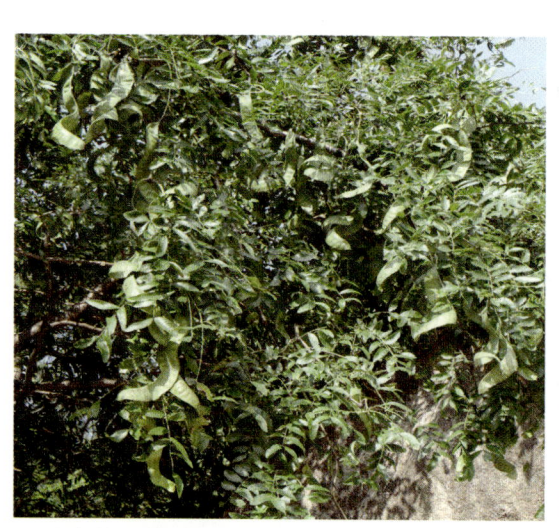

◎ 山皂荚，薄而卷曲

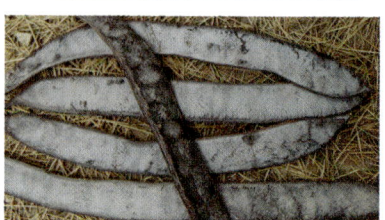

皂荚树高悬皂荚，树干生大刺。皂荚涎滑去污，治腹胀满，除咳嗽，堕胎。皂荚刺锐利，托毒透脓。

◎ 皂荚，状若悬刀

海风习习吹来，林下更加凉爽。青藤缠缠绵绵，缘树干而上。队长："何首乌。"何首乌又名交藤、夜合。《本草图经》："春生苗，蔓延竹木墙壁间，茎紫色。叶叶相对如薯蓣，而不光泽。夏秋开黄白花，如葛勒花。结子有棱，似荞麦而细小，才如粟大。秋冬取根，大者如拳，各有五棱瓣，似小甜瓜。有赤白二种，赤者雄，白者雌。"生何首乌味苦涩，清热解毒，治痈肿疮疡。《开宝本草》："治瘰疬，消痈肿，疗头面风疮，治五痔，止心痛。益血气，黑髭发，悦颜色。久服长筋骨，益精髓，延年不老。"何首乌加黑豆，九蒸九晒，颜色变黑，苦涩尽失，而能补益。黑色入肾，故黑髭发，悦颜色，长筋骨，益精髓，延年不老。

小溪边，栎树下，几团褐红色的大蘑菇，矮杆大伞，敦厚可爱。队长："牛肝菌。"近看时，上面还有两只褐黄色的大虫子。蘑菇涎滑黏手，虫子也满身涎滑，难道是虫子身上滚上了蘑菇的汁液？队长："是蛞蝓，又名鼻涕虫。东海人称黏蛾客。"蛞蝓就像没壳的蜗牛，一身涎滑。寇宗奭："蛞蝓、蜗牛二物矣。蛞蝓其身肉止一段。蜗牛，背上别有肉，以负壳行……蛞蝓有二角，蜗牛有四角。"蛞蝓涎滑甚过蜗牛，所过之处遗留涎液。《神农本草经》："味

何首乌，藤纠缠，名夜交藤，治失眠。块根九蒸九晒，色黑甜腻，补肾益精，延年益寿。

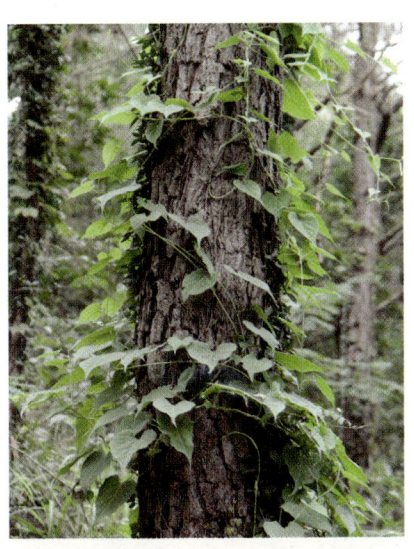

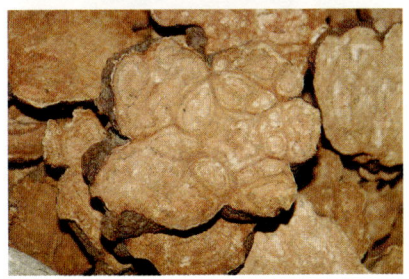

◎ 何首乌，可以乌发

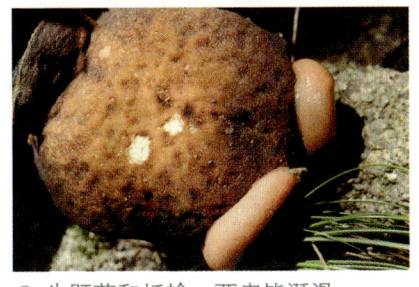

◎ 牛肝菌和蛞蝓，两者皆涎滑

咸，寒。主贼风喁僻，轶筋及脱肛，惊痫挛缩。一名陵蠡。"蛞蝓与蜗牛习性相似而功用相同。其行如筋弛长复又挛短，受惊则挛缩成团。口歪则筋有挛短弛长，转筋则筋硬而短。蛞蝓如筋，而伸缩自如，挛短弛长。脱肛、惊痫挛缩亦与蛞蝓同象，故治之。

栎林下慢行，忽见蘑菇比牛肝菌更鲜艳耀眼。急急跑上去，"哈哈！灵芝！"它半圆形伞盖，赤黄光亮，云纹层叠，伞盖下面淡黄色，有细小孔。伞柄紫赤而有光泽，原来生于枯树根上。《神农本草经》："赤芝，味苦，平。主胸中结，益心气，补中，增智慧，不忘。久食，轻身不老，延年神仙。一名丹芝。""黄芝，味甘，平。主心腹五邪，益脾气，安神，忠信和乐。久食，轻身不老，延年神仙。一名金芝。"灵芝为阴阳昼夜之精生成，禀山川云雨、四时五行之灵气，而为仙草神芝。芝有青赤黄白黑紫之色，久服均轻身不老，延年神仙。又各以五色入五脏，益五脏之气。

收好大灵芝，回身要走，不经意间瞥见一团灰土，大惊失色。"啊！"所幸没踩到。"蝮蛇！"吓出一身冷汗。东海的庙岛蝮蛇比较懒，一般不会主动攻击人，但当它感到威胁时，定会口吐信子，发起攻击。蛇口大张，

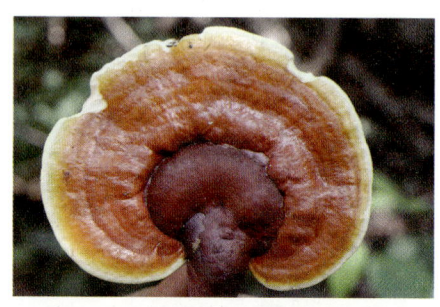

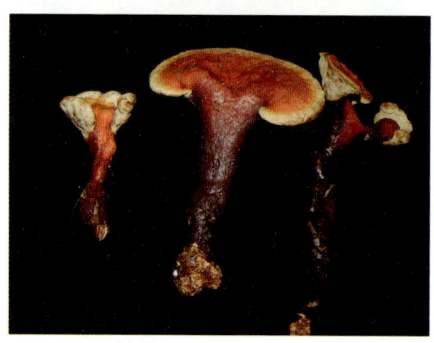

◎ 灵芝，仙境仙草

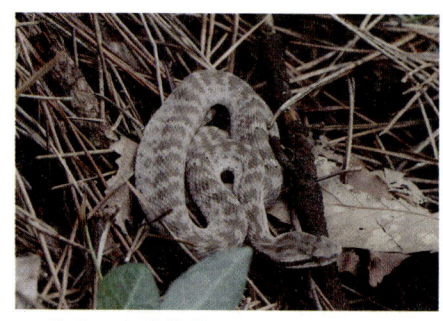

◎ 蝮蛇，守护仙草

两颗弯曲的牙齿，就像针管，毒液从中空的牙齿流到牙尖。张文仲："蝮蛇形乃不长，头扁口尖，头斑，身赤文斑，亦有青黑色者。"陶弘景："蝮蛇，黄黑色，黄颔尖口，毒最烈。虺，形短而扁，毒不异于蚖（wán），中人不即疗，多死。"进山采药者务必学习蛇伤急救知识，进山时携带蛇药，行进及采集标本时，定要看清周围。蛇虽毒，但可治病。《名医别录》："蝮蛇胆，味苦，微寒，有毒。主𧏮疮。肉，酿作酒，疗癞疾，诸瘘，心腹痛。下结气，除蛊毒。其腹中吞鼠，有小毒，疗鼠瘘。"下湿之处生虫，而蛇食蛙虫。𧏮疮、癞疾、诸瘘、蛊毒均为诸虫所致疾病，因其食虫，故治之。蛇性窜，故辟邪气，下结气，疗心腹痛。《神农本草经》："蛇蜕，味咸，平。主小儿百二十种惊痫，瘈疭癫疾，寒热，肠痔，虫毒，蛇痫。火熬之良。一名龙子衣，一名蛇符，一名龙子单衣，一名弓皮。"蛇有变化之灵性，可疗邪魅之疾，治小儿惊痫，瘈疭癫疾，寒热；疗蛇痫。

越往高处，林下越发多彩，高大的糙苏缀满紫色花儿，蹄叶橐吾肥大的叶子间盛开着金色菊花，青岛百合花期已过，轮生的叶子层层起楼。翠绿的山茴香，匍匐在岩石上。

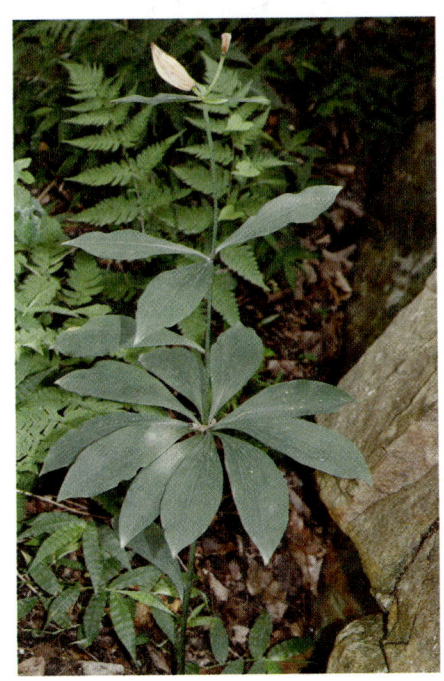

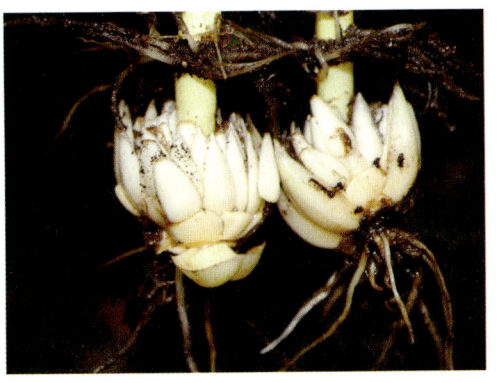

◎ 青岛百合，近海而生

转过石峰，豁然开朗。山顶云端，还有种植。丛生的野草下，好像是冬青。队长："是茶。"高山深处藏绿云，细雨足时茶展旗。《茶经》："茶者，南方之嘉木也，一尺二尺乃至数十尺。其巴山峡川，有两人合抱者，伐而掇之。其树如瓜芦，叶如栀子，花如白蔷薇，实如栟榈，蒂如丁香，根如胡桃。"凡采茶，在二月三月四月之间，春季已过，茶田已无人打理。但郭璞曰"早采为茶，晚采为茗。"山间朝云暮雨，和风柔雾，茶叶胜过园中种植者。望着茶树上那嫩枪绿旗，忍不住采摘几片，慢慢咀嚼。《神农食经》："茶茗久服，令人有力，悦志。"苏敬："茶，味甘苦，微寒，无毒。主瘘疮，利小便，去痰热渴，令人少睡。"但久食令人瘦，去人脂，使不睡。茶有偏性，并非人人皆宜。消释一日之壅滞尚可，饮之日久则瘠气侵精，而成终身之累。

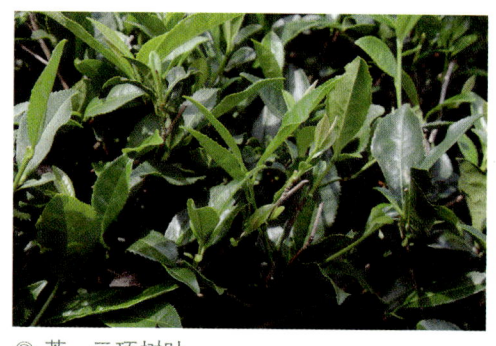 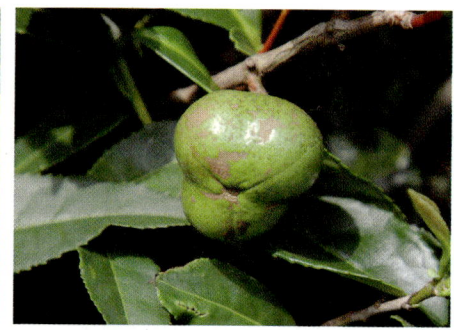

◎ 茶，云顶树叶

在落日余晖里，从云顶仙境回到人间。渔民已从海上归来，渔歌互答，织补渔网。

4. 鸡鸣岛

乘上快艇,如同飞箭离弦,在波涛间疾驰。耳边呼呼生风,艇后掀起巨浪。列子御风,哪有如此快乐。期待中的鸡鸣岛,越来越近,快艇在礁石前停下,还是飘飘然的感觉。

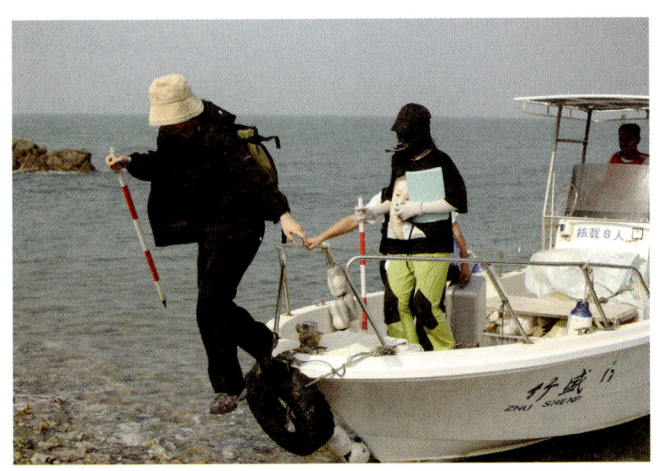

◎ 野渡横舟

跳上礁石,进入乱石堆砌的海滩。好大的贝壳,一头还是尖尖的,握在手里,如同扇面。队长:"江珧贝。"掰开贝壳,光滑的内面还有藤壶寄生。《本草纲目》:"奉化县四月南风起,江珧一上,可得数百。如蚌稍大,肉腥韧不堪。惟四肉柱长寸许,白如珂雪,以鸡汁瀹食肥美,过火则味尽也。"望着失去光泽的贝壳,想起鲜美无比硕大无朋的江珧柱。《本草拾遗》:"味甘,辛,平,无毒。治消渴下气,调中利五脏,止小便,消腹中宿物,令人易饥能食。"

43

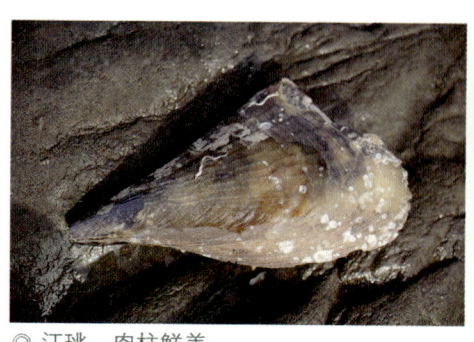
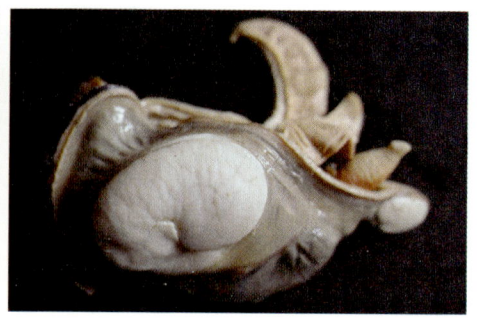

◎ 江珧，肉柱鲜美

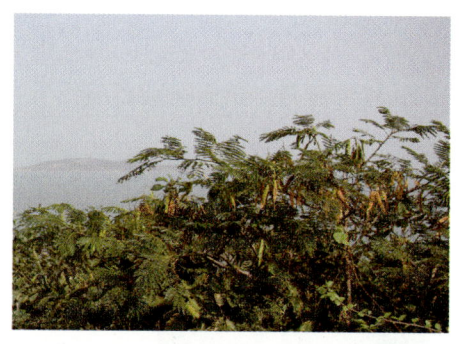

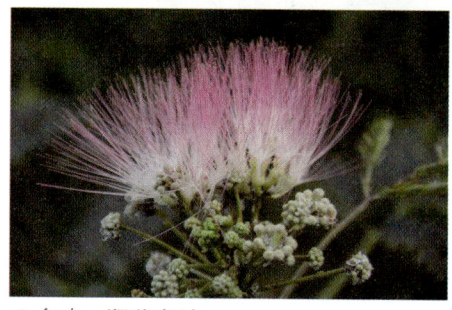

◎合欢，蠲忿安神

　　海边岩石上，藤蔓爬上合欢树。或许因为强劲的海风摇晃，合欢不能高挺，只得低矮横生。树上挂满果荚，或青或黄。《本草图经》："木似梧桐，枝甚柔弱。叶似皂荚、槐等，极细而繁密，互相交接。每一风来，辄似相解了，不相牵缀。其叶至暮而合，故一名合昏。五月花发，红白色，瓣上若丝茸然，至秋而实作荚，子极薄细。"阳消阴长，合欢叶夜间成对相合，阳长阴消，白昼又渐分离，故又名夜合、合昏。合欢花蕊细长，飘散如丝，色粉红，因名绒花树。可以想象，面朝大海，五月的温和海风，拂上合欢，清香之气，沁人心脾，郁结之气涣然而散，合欢一名蠲忿。药用合欢的树皮。《神农本草经》曰其"味甘，平，无毒。主安五脏，利心志，令人欢乐无忧。久服轻身明目，得所欲。"

　　林荫下，一片苋菜，叶子稀疏，但茎节膨大。队长："牛膝。"李时珍曰："其苗方茎暴节，叶皆对生，颇似苋菜叶而长且尖，秋月开花，作穗结子，状如小鼠负虫，有涩毛，皆贴茎倒生。"暴，突出之义。《尔雅》

采药
东海上——
海洋本草文化

释草，凡草之大者，固多以牛马名之。其方茎色青，大节色紫。牛膝的大节，宛若巨膝，故得名。挖出牛膝的根，色白深长，味苦。《神农本草经》："味苦。主寒湿痿痹，四肢拘挛，膝痛不可屈伸。逐血气，伤热火烂，堕胎。久服轻身耐老。一名百倍。"《名医别录》："疗伤中少气，男子阴消，老人失溺，补中续绝，填骨髓，除脑中痛及腰脊痛，妇人月水不通，血结，益精，利阴气，止发白。"牛膝大节长根能补益，久服，轻身耐老，止发白。补中续绝，疗伤中少气，老人失溺。利阴气，使男阴坚挺治男子阴消。其根柔润多脂，可填骨髓，补脑强腰脊，而除脑中痛及腰脊痛。其形大似关节，故治寒湿痿痹，四肢拘挛，膝痛不可屈伸，腰脊痛。其色紫红如瘀血，故逐血气，治妇人月水不通，血结。牛膝长根下行，其性下趋，又可引药下行，治五淋尿血，茎中痛，下痢等下窍不利之病。

> 牛膝，根入药，治寒湿痿痹，膝痛不可屈伸；补中续绝，填骨髓。

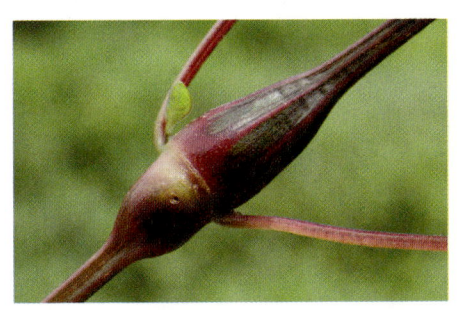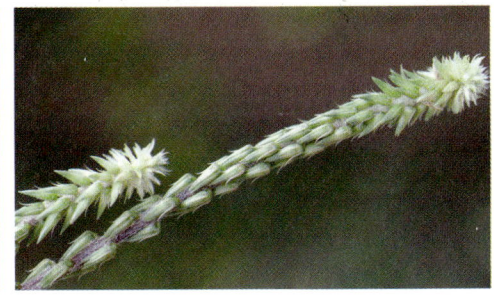

◎ 牛膝，茎节大如膝

潮湿的草地上，有几个白里透紫的大雪团，走近看，是大蘑菇。嗯？怎么是圆圆的大包呢？队长："马勃。"轻轻捏起，如蘑菇一样，也是有根的。掰开一看，宣软得像面包一样。队长神秘地看看旁边的一块干粪，拂掉外皮。"紫色大灰包。""成熟的紫马勃。"攥在手里慢慢拍打，紫色的烟雾弥散开来。陶弘景："俗人呼为马屁勃。紫色虚软，状如狗肺，弹之粉出。"勃，粉末或粉状物。多数马勃的粉子为黑色。马勃生于潮湿的林下草地，又名牛屎菰、马屁包。寇宗奭："韩退之所谓牛溲马勃俱收并蓄者是也。有大如斗者，小亦如升杓。去膜，以蜜揉拌，少以水调，呷，治喉闭咽痛。"《名医别录》："味辛，平，无毒。主恶疮，马疥。一名马庀（pǐ）。"马勃灰色黑，黑色属水，能解热毒，故主治火热之邪所致的恶疮马疥，外敷诸疮。马勃轻虚，弹之灰扬，性上走，故治喉痹咽痛。马勃轻虚，状如狗肺，故入肺，而清肺散血，治肺热咳嗽。李时珍："马勃轻虚，上焦肺经药也。"

马勃轻虚，弹之灰扬，性上走，上焦肺经，治喉痹咽痛，肺热咳嗽。

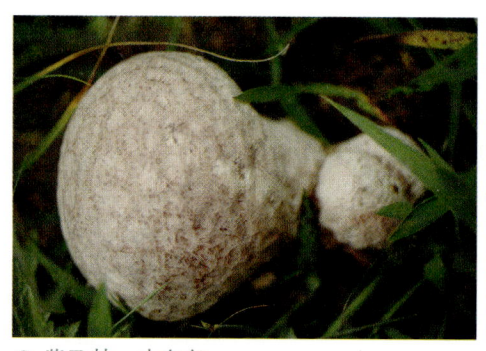
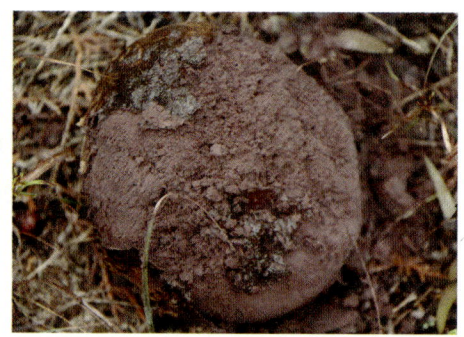

◎ 紫马勃，大灰包

地上三三两两的圆包，与马勃相似，长在星星样的硬皮上呢？队长："地星。"戳破薄皮，黑灰就冒了出来。地星与马勃形质气味相似，功用相同。

海中波涛声声，崖上风光无限。一望无际的蓝色，把崖边的小草衬得清新妩媚。你看它绿叶作塔，层层起楼，顶端作尖，花簇粉嫩。队长："昨叶何草。"

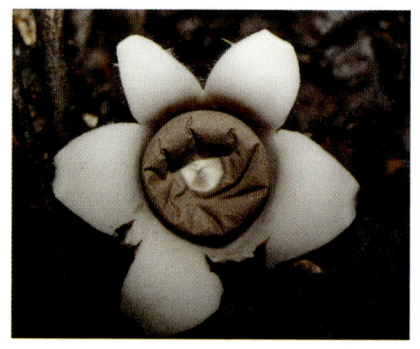

◎ 地星，外皮裂开

昨叶何草，又名瓦松、瓦花、向天草、天王铁塔草，生屋瓦上及深山石缝中。苏颂："瓦松，如松子作层，故名。"触摸它，脆嫩易断，汁液流溢。尝尝，味酸，故民间俗称酸溜溜。天干物燥时，瓦松色紫红；多雨湿润时，则翠绿欲滴。《唐本草》："味酸，平，无毒。主口中干痛，水谷血痢，止血。"瓦松多水，故润燥，治口中干痛。色红入血，多水清热。味酸收敛，

采药
东海上——
海洋本草文化

而治水谷血痢，止血。

　　沿绝壁下至水边，回望时见壁上团团绿云，若翠玉镶嵌。队长："滨海前胡。"它枝叶阔大，柔韧光滑。粗壮的根紧咬石缝，半裸半埋。抠点儿尝尝，好大的芹菜味。今年的花期已过，高耸摇晃的干葶，种子已随风飘洒。也有懒散者，刚刚撑伞开花，白花在绿丛中格外显眼。

　　近水边，石块下，滨海珍珠菜的叶子柔韧翠绿，高挺的果穗已经成了褐黄色，小尖朝上的果子里，细碎的种子像沙子一样。

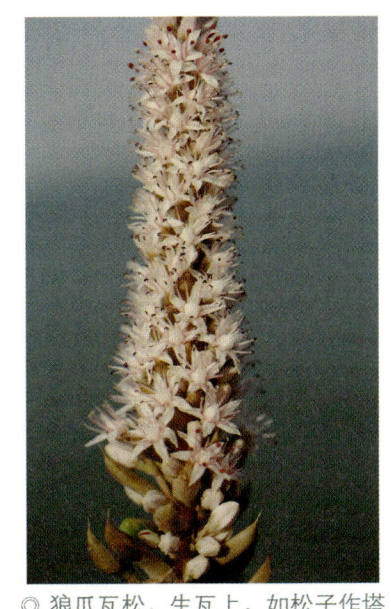

◎ 狼爪瓦松，生瓦上，如松子作塔

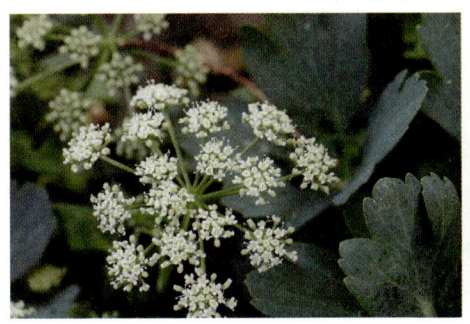

◎ 滨海前胡，珍稀植物

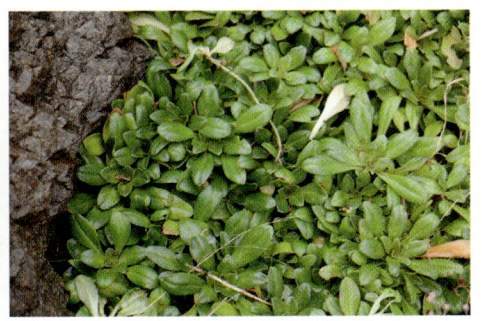

◎ 滨海珍珠菜，果如珍珠

　　沿水滨崖边慢慢行进，被树丛拦住去路。粗柯虬枝，蓬作一团。仰观枝端，叶似冬青，俯察树干，灰白叉分。是山茶啊！绕至高处，见树冠依石覆水，石榴样的果实缀满枝头，它们或绿或红，有的已经分作三瓣，裂开小口，露出黑黑的种子，好沉重的果实。李时珍："山茶产南方。树生，高者丈许，枝干交加。叶颇似茶叶，而厚硬有棱，中阔头尖，面绿背淡。深冬开花，红瓣黄蕊。"海岛正寒春信稳，山茶枝上雪飘飘。白雪飞舞中，面朝大海，山茶绽开硕大的红色花朵。晴朗寒冷的日子，朵朵茶花如绛雪散落绿毯。山茶又名海红。刘士亨云："小院犹寒未暖时，海红花发暮迟迟。半深半浅东风里，好似徐熙带雪枝。"山茶即茶花，冬不落叶且花朵怒放，又名耐冬。山茶花神，在仙境幻化成绛雪。《聊斋志异·香玉》："崂山下清宫，耐冬高二丈，大数十围，牡丹高丈余，花时璀璨如锦。"红裳女名绛雪，"裙袖飘拂，香风流溢"。山茶叶厚硬，形似茶叶，亦可作饮。李时珍："其叶类茗，又可作饮，故得茶名。"《救荒本草》："山茶嫩叶煠熟水淘可食，亦可蒸晒作饮。"茶花色红入血，故可止血。朱丹溪曰山茶花，"主治吐血衄血，肠风下血，并用红者为末，入童溺、姜汁及酒调服。"切开山茶黑色的种子，种仁黄白油腻，手捏即成油滴。《摘玄方》："山茶子，治妇人发腒（zhí，头发黏），研末掺之。"

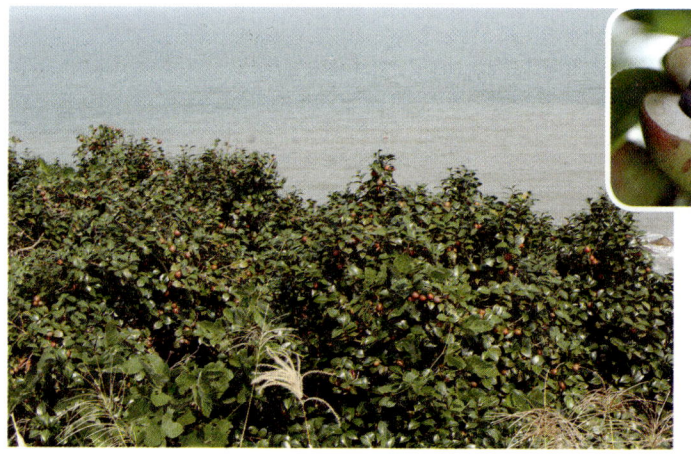

◎ 山茶，寒冬开花如绛雪

　　岸边大丛的枝条缠织在一起，像个大鸟窝。新长的蔓子不甘束缚，铁丝样向上窜出。队长："大叶胡颓子。"糙涩的叶子，含光粘沙，面绿背白。胡颓子，又名蒲颓子、雀儿酥、卢都子、半含春、黄婆奶。雀儿喜食之，雷敩名之雀儿酥。因其早熟，吴人呼之半含春。果像乳头，襄汉人呼为黄婆奶。李时珍："其树高六七尺，其枝柔软如蔓。其叶微似棠梨，长狭而尖，面青背白，俱有细点如星，老则星起如麸，经冬不凋。春前生花朵如丁香，蒂极细，倒垂，正月乃敷白花。结实小长，俨如山茱萸，上亦有细星斑点，生青熟红，立夏前采食，酸涩。"大叶胡颓子秋末冬初含苞，严寒中花开果长，临海浴风，早春青果变红，皮带沙点。子根叶均酸，平，无毒。《本草拾遗》："子，止水痢。根，煎汤，洗恶病疮疥，并犬马病疮。"李时珍：
"叶，肺虚短气喘咳剧者，取叶焙干，米饮服二钱。""大抵皆取其酸涩，
收敛肺气耗散之功耳。"胡颓子酸涩收敛，故止水痢。其根煎汤外洗，收
久不敛口之疮疡，根处下湿，下湿生虫，故治因虫所致湿疮。

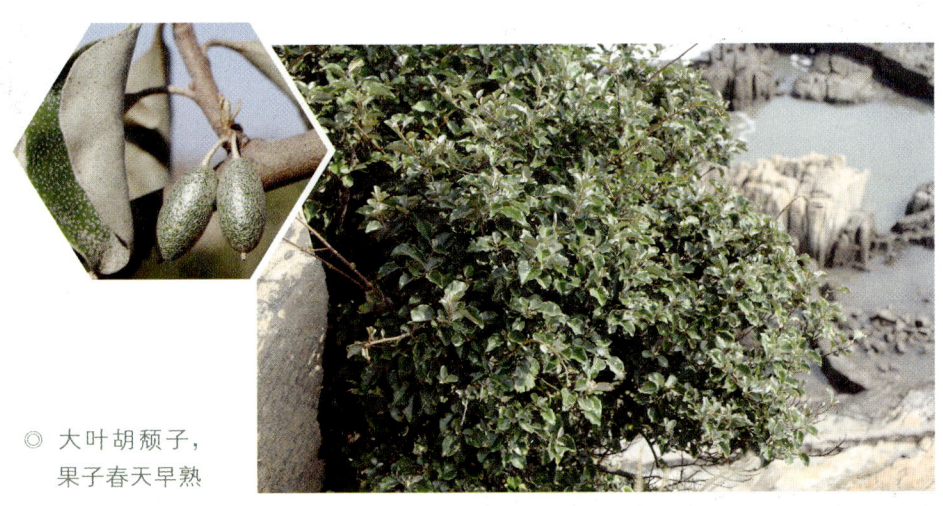

◎ 大叶胡颓子，
果子春天早熟

　　和大叶胡颓子并立岸边的是那棵青松，或许因为海上劲风的摇撼，树
干向后折曲，树冠婆娑，像御风的舞者。李时珍："松树磊砢（lěi luǒ），
修耸多节，其皮粗厚有鳞形，其叶后凋。二三月抽蕤生花，长四五寸，采
其花蕊为松黄。结实状如猪心，叠成鳞砌，秋老则子长鳞裂。然叶有二针、
三针、五针之别。"松树多脂，碰破树皮汁液流出，砍斫枝干松脂外溢。松
脂又名松膏、松肪、松胶、松香、沥青。陶弘景采炼松脂法："并在服食方中，
以桑灰汁或酒煮软，挼纳寒水中数十过，白滑则可用。其有自流出者，乃
胜于凿树及煮用膏也。"松脂功用，取其皮皱脂流之象，取其脂质，取其禀气。
《神农本草经》："松脂，味苦，温。主痈疽，恶疮，头疡，白秃，疥瘙风气。
安五脏，除热。久服，轻身，不老延年。一名松膏，一名松肪。"松长青不老，
故久服轻身，不老延年。松脂补五脏之脂液，能安五脏。其皮粗厚有鳞皱裂，
如皮肤生疥癣，松脂自皮内流出，若疮之流脓，故治痈疽恶疮，头疡白秃，
疥癣风气，诸疮脓血。禀气寒凉，故能除热。松叶，又名松毛。《名医别
录》："味苦，温，无毒。主风湿疮，生毛发，安五脏，守中，不饥延年。"

松针亦为仙家服食所用，陶弘景："细切，以水及面饮服之，或捣屑丸服，可断谷及治恶疾。"

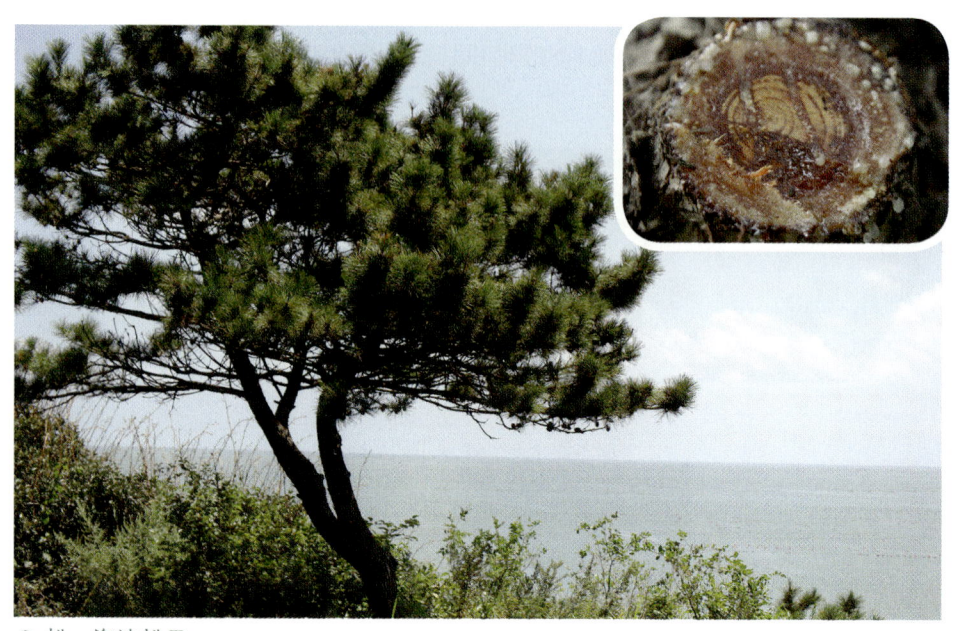

◎ 松，海涛松风

　　粗藤绕树，两相缠绵。藤上结着香蕉，黄褐色的，已经熟了吧。队长："木通。"寻寻觅觅，有的已经裂开了。苏敬："此物大者径三寸，每节有二三枝，枝头有五叶。其子长三四寸，核黑瓤白，食之甘美。"尝尝，果然汁多甜蜜。木通的果实，未成熟时皮绿瓤白，如黄瓜一般，皮肉皆苦，北方人呼为山黄瓜。成熟时皮棕色，果肉甘如饴，南方人呼为野香蕉。八月里，木通果皮炸开，故名八月炸。陶弘景："绕树藤生，汁白。茎有细孔，两头皆通。含一头吹之，则气出彼头者良。"剪断木通的藤，看到密布的小孔，因其藤有细孔，两头皆通，故《神农本草经》名通草。

《神农本草经》："通草，主去恶虫，除脾胃寒热（脾疸），通利九窍血脉关节，令人不忘。"木通藤有孔，通利血脉关节。通利九窍及心窍，心窍空灵，则永志不忘。

木通藤有细孔，两头皆通，通利九窍血脉关节，令人不忘。果皮炸开，故名八月炸，治郁结。

采药
东海上——
海洋本草文化

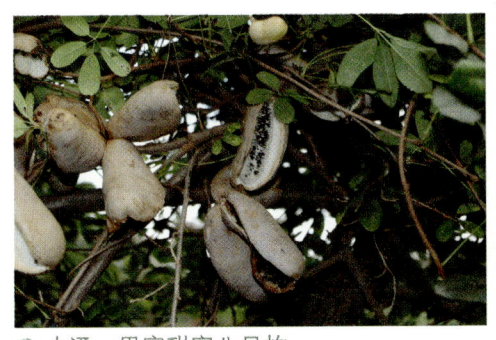
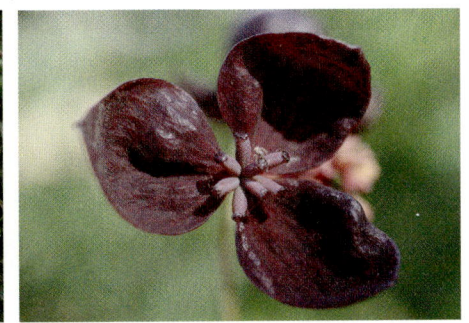

◎ 木通，果实甜蜜八月炸

沿海边，背靠参天古木，有整齐
的房舍、石砌的古井。曾经的炊烟袅
袅，人喧鸟语，剩下一片寂静。石阶
旁的古杏树，撑着巨伞，覆盖屋顶。
秋风起时，立于树下，想那细雨湿衣，
杏花含烟，盎然春意。杏树，又名甜
梅。寇宗奭："金杏深赭色，核大而
扁，乃接成者，其味最胜。又有白杏，
熟时色青白或微黄，味甘淡而不酢。
生杏可晒脯作干果食之。山杏辈只可
收仁用耳。"寒食节，以杏仁做粥，
名杏酪。唐代崔橹有诗曰："杏酪渐
香邻舍粥，榆烟将变旧炉灰。"方士
以杏仁为主料做杏丹，食之令人颜色

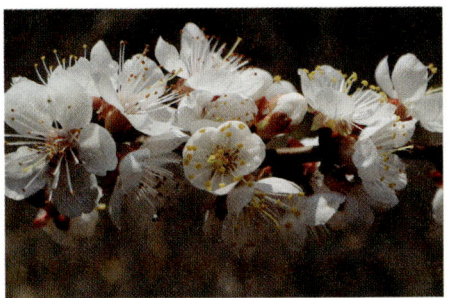
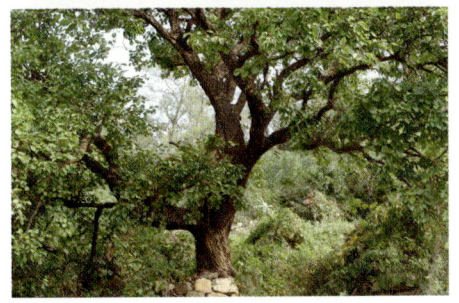

◎ 杏，早春二月杏花风

美好。用杏仁制成脂膏，名杏油，润发除燥。《神农本草经》："杏核仁，
味甘温，有小毒。主咳逆上气雷鸣，喉痹。下气，产乳，金疮，寒心奔豚。"
李杲："杏仁下喘，治气也。桃仁疗狂，治血也。"桃养人，杏伤人。《名
医别录》："实，酸，热，有小毒。生食多，伤筋骨。"

5. 凤凰湾

    海上白云低垂，岸边浪花拍击。黑色的岩石，高低蜿蜒，或有松树挺立，或有灌丛匍匐。高旱处生瓦松，低潦里长芦荻，起起伏伏，幽隐莫测。

    枸杞依石而上，蔓过凹凸，长成一片。叶间茄子样的小花，紫莹莹的，枝上玉坠样的果子，翡红翠绿。摘个红果，甜蜜多汁。"一片开白花的枸杞。"万物所生，各有境界，但物性又随地而变。急着拽起看个究竟，忘了枝上还有长长的刺。枸杞又名枸棘、羊乳、甜菜、天精、地骨、地仙、仙人杖、西王母杖。李时珍："枸、杞二树名。此物棘如枸之刺，茎如杞之条，故兼名之。"枸树生刺，杞柳枝柔，枸杞兼似之，故名。《本草图经》："春

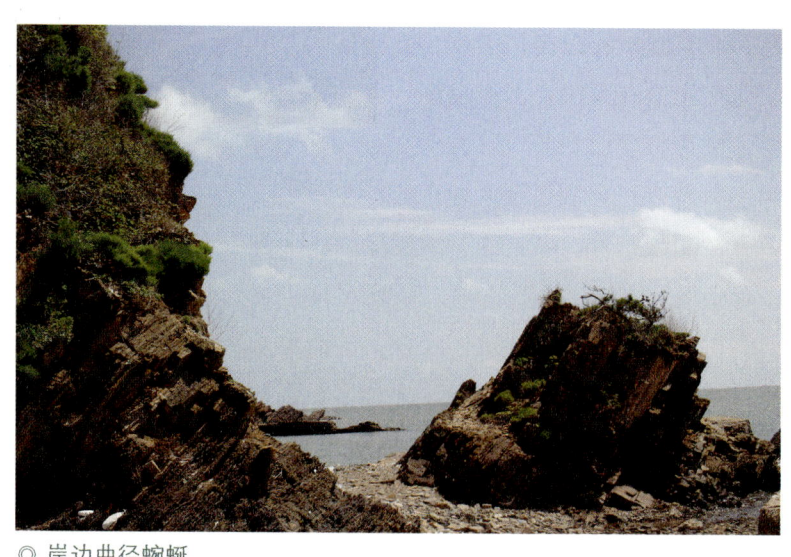

◎ 岸边曲径蜿蜒

采药东海上——海洋本草文化

生苗，叶如石榴叶而软薄，堪食，俗呼为甜菜。其茎高三五尺，作丛。六月七月生小红紫花。随便结红实，形微长如枣核。其根名地骨。春夏采叶，秋采茎实，冬采根。"仙家服食枸杞，根、茎、花、叶、实俱采。《神农本草经》："枸杞，味苦，寒。主五内邪气，热中消渴，周痹。久服，坚筋骨，轻身不老。一名杞根，一名地骨，一名枸忌，一名地辅。"据文义，《神农本草经》所言枸杞，为枸杞根。枸杞名天精、地骨、地仙、仙人杖、西王母杖，为仙品，故主五内邪气，久服轻身不老。枸杞根苦寒，故主热中消渴。枸杞生刺，为风之象，芒刺能通，故治周痹，坚筋骨。

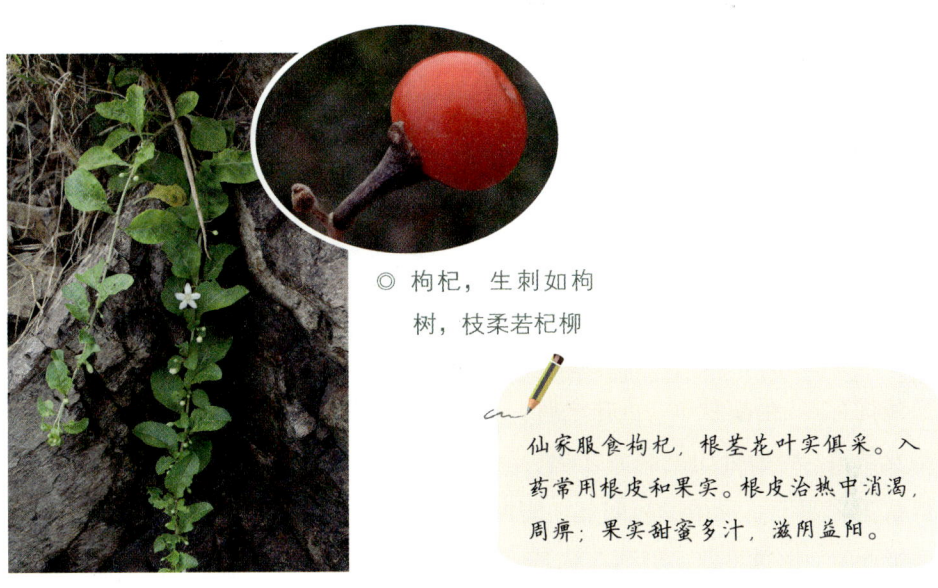

◎ 枸杞，生刺如枸
　树，枝柔若杞柳

仙家服食枸杞，根茎花叶实俱采。入药常用根皮和果实。根皮治热中消渴，周痹；果实甜蜜多汁，滋阴益阳。

　　忍冬又名金银藤、鸳鸯藤、鹭鸶藤、老翁须、左缠藤。其叶凌冬不凋，故名忍冬。其花长瓣垂须，黄白相伴，而藤左缠，故有金银藤、鸳鸯藤、鹭鸶藤、老翁须、左缠藤等名。李时珍："附树延蔓，茎微紫色，对节生叶。叶似薜荔而青，有涩毛。三四月开花，长寸许，一蒂两花二瓣，一大一小，如半边状，长蕊。花初开者，蕊瓣俱色白，经二三日，则色变黄。新旧相参，黄白相映，故呼金银花，气甚芬芳。四月采花，阴干。藤叶不拘时采，阴干。"春华秋实，忍冬春月花开黄白，秋日绿果变黑。九月艳阳，海边潮湿温暖，忍冬再度花开。《本草纲目》曰其"治一切风湿气，及诸肿毒，痈疽疥癣，杨梅诸恶疮，散热解毒。"忍冬凌寒不凋，气禀寒凉，故散热解毒，治痈疽疥癣、杨梅诸恶疮。其藤蔓如筋脉经络，通经脉，治风湿痹痛。

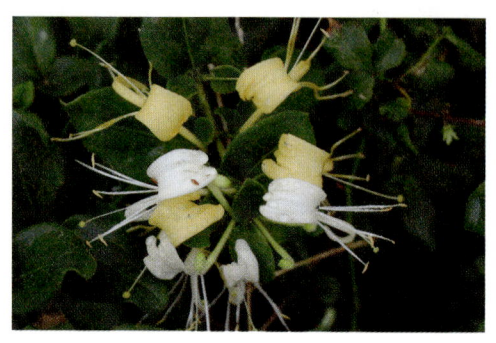

◎ 忍冬，先白后黄，名金银花

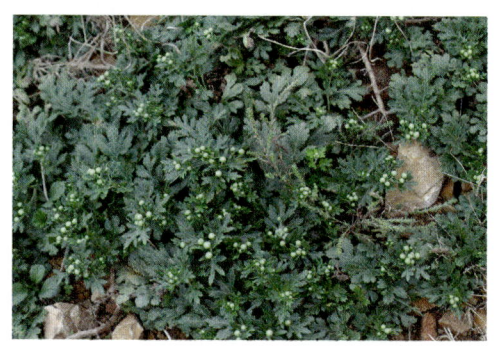

◎ 野菊，寒气催黄英

黄花菜的果子已经干枯，不经意触动葶子，种子在壳中叮玲作响。野鸢尾高举着绿色的果实，长剑样的扁叶已失去生机。唯有墨绿色的野菊，生机勃勃，从壁上垂下。陶渊明曰："三径就荒，松菊犹存。"菊禀秋气，百花之后，始发黄英。野菊处山之高海之远，得秋霜之寒气。今虽凉风时起，野菊花苞深埋，等待寒凉。野菊花开金黄，盛极而衰，由黄变红。野菊花味苦，又名苦薏。陈藏器："花如菊，茎似马兰，生泽畔，似菊，菊甘而薏苦。语曰苦如薏是也。"李时珍："苦薏处处原野极多，与菊无异，但叶薄小而多尖，花小而蕊多，如蜂巢状，气味苦辛惨烈。"野菊气禀寒凉，其味大苦，是为寒草。《本草拾遗》："苦薏，味苦破血。妇人腹内宿血，食之。又调中止泄。"李时珍："治痈肿疔毒，瘰疬眼瘜。"野菊的根、叶、茎、花均可入药。野菊苦寒，故清热解毒，治痈肿疔毒，瘰疬眼瘜。其花色黄，而红色内蕴，色红入血，故破血，治妇人腹内宿血。

悬崖边上，榆树牵手成丛。翠绿的叶子间，露出暗红。细看，红色贴伏于树枝上，是榆树的小花啊。榆树怎么秋天才开花呢？队长："榔榆。"野榆的叶子果然比家榆小，摸上去更硬韧。多种榆树在春天开花，春风中落钱，只有椰榆秋花秋实。寻觅枝柯，真有绿色榆钱，比家榆钱小。尝尝，一样的香甜涩滑。椰榆的树皮也包含黏液。《本草拾遗》："椰榆皮，味甘寒，无毒。主下热淋，利水道，令人睡。生山中，如榆皮有滑汁。秋生荚如北榆。"滑可养窍，滑可通利，椰榆皮涩滑，

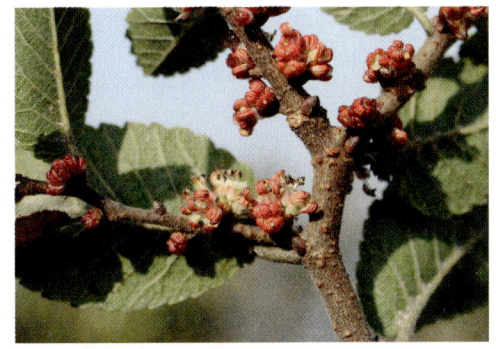

◎ 椰榆，秋日开花结果

故利水道，养下窍。阳不入阴，脉道不利，则不寐。椰榆皮滑利，通行脉道，故令人睡。滑利之物性寒凉，故治热淋。

　　哗哗的水声，来自芦苇丛中。山溪汇流，在此入海。芦苇飘白絮，蓼花摇清秋。水流尽头，长满了蓼，株高花大者，是春蓼。株矮叶瘦者，粉嫩含羞，欲开未开。队长："水蓼。"尝尝叶子，真辣！像辣椒一样，辣得舌头疼。连小花嫩子

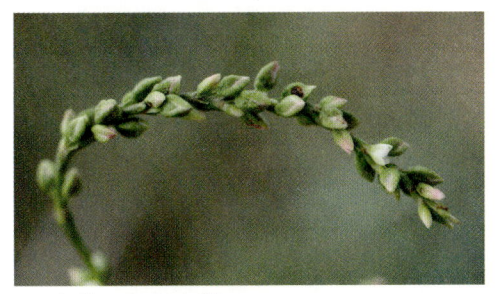

◎ 水蓼，又名火蓼

都是辣的，火辣辣的水蓼啊。水蓼以此又名火蓼、辣蓼。没有外来的辣椒前，种植水蓼，佐食菜肴，去腥去膻。《齐民要术·荏蓼》："三月可种荏蓼……蓼，尤以水畦种也……蓼作菹者，长二寸则剪，绢袋盛，沉于酱瓮中，又长，更剪，常得嫩者。（若待秋，子成而落，茎即坚硬，叶又枯燥也。）取子者，候实成，速收之。（性易凋零，晚则落尽。）"水蓼辛辣，又名辛菜。辣蓼种子，色黑明亮，尝尝种子，果然辣味不输叶子。《神农本草经》："蓼实，味辛，温。主明目，温中，耐风寒，下水气，面目浮肿，痈疡。"蓼实黑亮，为子之明亮者，可以明目。水蓼辛辣，食之即心下热，腹中暖，故言温中，耐风寒。水蓼生水泽，故却水下水气，治面目浮肿。虚人患痈疡，气血不足，难发难溃。水蓼辛温发散助其外溃。或外敷，治痈疡。

　　石壁上清流淌下，经过一丛丛绿草。这草直挺挺的玉杆，不生叶片，只在顶端偏缀着褐色小穗。队长："灯心草。"灯心草，又名灯草、灯心、

虎须草、碧玉草，其茎髓可作油灯的灯心、灯炷，因而得名。轻轻剥开绿皮，果然露出轻虚软嫩白色茎髓，只待有油一试。静谧的夜晚，一盏灯火，把黑暗照亮。《开宝本草》："味甘，寒，无毒。根及苗主五淋，生煮服之。生江南泽地，丛生，茎圆细而长直，人将为席。败席煮服更良。"灯心草生于水边或浅水中，能利水祛湿，治小肠不利，淋漓涩痛。灯心草利小肠、通小便，而心与小肠相表里，心火从小肠出，故治心热烦躁。

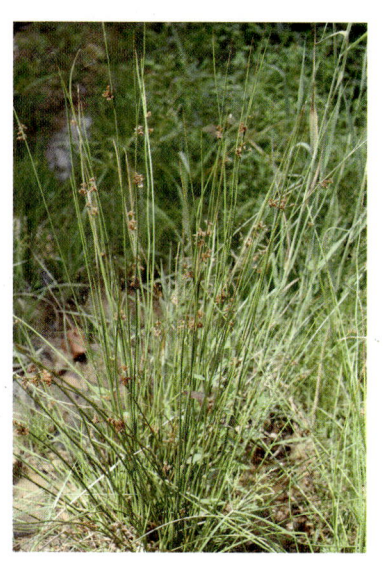

◎ 灯心草，燃油作灯心

> 灯心草生水中，茎髓轻虚，性通利，可利水通淋、清心除烦。

　　海边的岩石，像一座座小山。有低矮的梨树爬上陡坡，长在小山之巅。成嘟噜的梨子藏在叶间，指肚大小，皮上布满星点，摸上去硬邦邦的，摘颗放到嘴里，好酸涩啊！队长："杜梨。"杜梨，又名棠梨、甘棠。李时珍："棠梨，野梨也。处处山林有之。树似梨而小。叶似苍术叶，亦有团者、三叉者，叶边皆有锯齿，色颇黪（cǎn）白。二月开白花，结实如小楝子大，霜后可食。其树接梨甚嘉。有甘、酢，赤、白二种。"杜梨叶面青底白，随风翻摆。《诗经·有杕（dì）之杜》："有杕之杜，生于道左。彼君子兮，噬肯适我。"又《诗经·甘棠》："蔽芾甘棠，勿翦勿伐，召伯所茇（bá）。蔽芾甘棠，勿翦勿败，召伯所憩。"茂盛的杜梨树，立于路边，不要剪不要砍，是召伯曾休息的地方。杜梨可为梨树的砧木，曾经杜梨分布广，《诗经》以"杜""甘棠"为题者四篇。《尔雅》："杜，甘棠也。赤者杜，白者棠。"李时珍："涩者杜，

采药
东海上——
海洋本草文化

甘者棠。杜者涩也，棠者糖也。"果实枝叶，均酸甘涩，寒，无毒。李时珍："实，烧食，止滑痢。"《圣惠方》："枝叶，治霍乱吐泻不止，转筋腹痛。取一握，同木瓜二两煎汁，细呷之。"杜梨酸涩，涩则收敛，酸入肝入筋，故止滑痢，治霍乱吐泻不止，转筋腹痛。

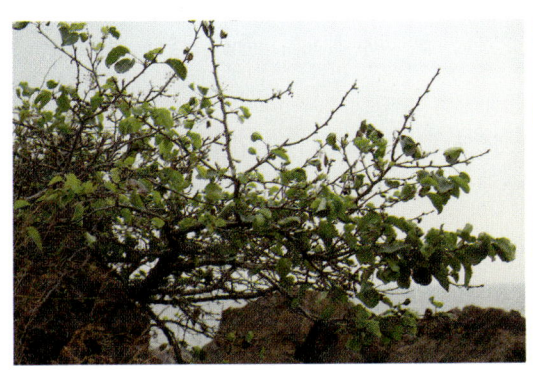 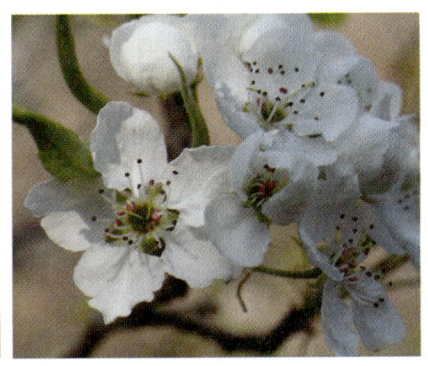

◎ 杜梨，梨中最繁茂者

　　杜梨树下，虽方寸之地，也有沃土。萋萋绿草，细杆挺立，头顶三片大叶。深深地掘下去，茎下垂着小小的圆球。它裹绒毛，真像个毛芋头。队长："半夏。"《礼记·月令》：仲夏之月，"半夏生，木槿荣"，因以为名。陶弘景："今第一出青州。"《本草图经》："以齐州者为佳。二月生苗一茎，茎端出三叶，浅绿色，颇似竹叶而光，江南者似芍药叶。根下相重生，上大下小，皮黄肉白。"今处齐之东野，有幸遇见。海水里轻轻揉搓，去掉绒毛，露出洁白，好滑润的珠子。放到嘴里嚼一下，汁

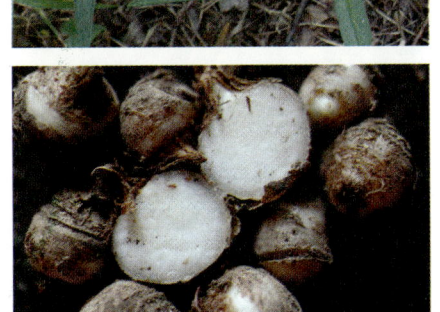

半夏整株涎滑，麻舌辣喉。滑利通闭，治咽喉肿痛，胸胀，心下坚。外涂止痛，治虫咬蝎蜇。

◎ 半夏，五月半夏生

57

液涎滑，但立刻感觉麻嘴棘喉。队长："不要下咽。"半夏的刺激性有可能导致喉头水肿，不能轻试。古人将所有刺激性气味均称作辛味，半夏味辛。半夏产生的麻木感，可以止痛，水研半夏外涂，治虫咬蝎螫。《神农本草经》："半夏，味辛，平。主伤寒寒热，心下坚，下气，喉咽肿痛，头眩，胸胀，咳逆，肠鸣，止汗。一名地文，一名水玉。"半夏涎滑，以滑养窍，长养体表之毛窍，止汗治疮；长养咽喉之窍，治咽喉肿痛。滑利下气，治头晕，咳逆，肠鸣，胸胀，心下坚。

  葛藤爬满了海岸边，络石上树，还未靠近，紫红色的花穗已经送来香气。《诗经·葛覃（tán）》："葛之覃兮，施（yì）于中谷，维叶莫莫。是刈是濩（huò），为绨（chī）为绤（xì），服之无斁（yì）。"葛草长又长，爬满了山谷，收割以后再煮，织成细布和粗布，穿在身上好喜欢。葛根内多筋，如麻如苎。葛根色白多粉，可作粉食。花红紫，结实如黄豆荚，其仁如豆，嚼之亦有豆腥气。《神农本草经》："葛根，味甘，平。主消渴，身大热，呕吐，诸痹，起阴气，解诸毒。"葛乘春阳之气生苗，蔓延迅速，藤蔓粗大，如筋之状。其根粗大如腿臂，根中多筋，故壮筋，治诸痹；前阴为宗筋之聚，故起阴气。根白而多粉多津液，可生津止渴退热，主消渴、身大热。诸毒多热，葛根可生津退热解毒。

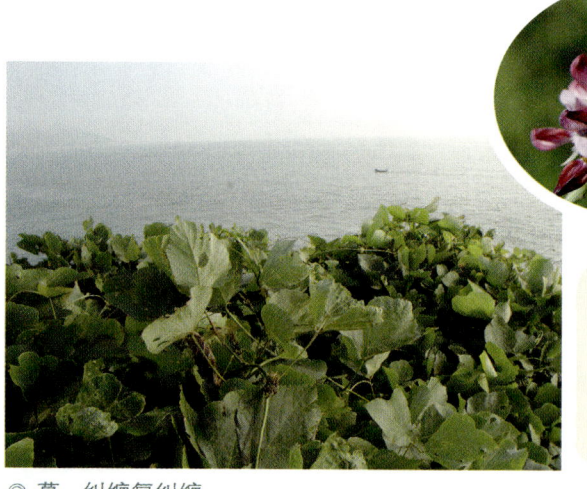

葛藤蔓粗大如筋，其根粗大如腿臂，多粉多津液。葛根，生津止渴，清热解毒，壮筋。葛花，清热解酒毒。

◎ 葛，纠缠复纠缠

　　圆圆的刺梨果长满针刺，看它那金黄的颜色，就满口生津了。覆于刺梨之上的椿树，怎么结了高粱穗子呢？队长："是盐麸木。"一穗穗盐麸子，表面亮晶晶的，生满白霜。尝尝，又酸又咸。原来是一层带酸味的盐。陈藏器："蜀人谓之酸桶。《博物志》云：酸桶，七月出穗，穗上有盐着，可为羹，亦谓之酢桶矣，吴人谓之乌盐也。"它表面的盐，就像粘了一层麸皮，因以为名。其实这层盐，是苹果酸钙的结晶。盐麸子又名盐梅子、木盐、天盐、酢桶。李时珍："木状如椿。其叶两两对生，长而有齿，面青背白，有细毛，味酸。正叶之下，节节两边，有直叶贴茎，如箭羽状。五六月开花，青黄色成穗，一枝累累。七月结子，大如细豆而扁，生青，熟微紫色。其核淡绿，状如肾形。核外薄皮上有薄盐，小儿食之，滇蜀人采为木盐。叶上有虫，结成五倍子，八月取之。"药物之用，或取其形，或取其味。盐麸子叶如箭羽，子粘麸皮，其味酸咸。《本草拾遗》："盐麸子，味酸，微寒，无毒。除痰饮瘰疬，喉中热结喉痹，止渴，解酒毒，黄疸，飞尸蛊毒，天行寒热，痰嗽。变白，生毛发。取子干捣为末食之，岭南人将以防瘴。"盐麸木叶如箭羽状，可辟邪气。痰饮瘰疬，飞尸蛊毒，天行寒热，为病中急者，古人认为莫名邪气所致。盐麸子酸咸生津，治喉中热结喉痹，止渴。盐肤子能使白发变黑，生毛发。

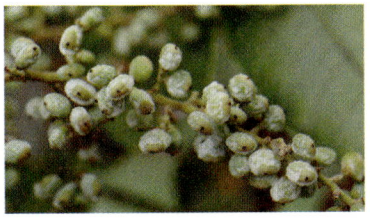

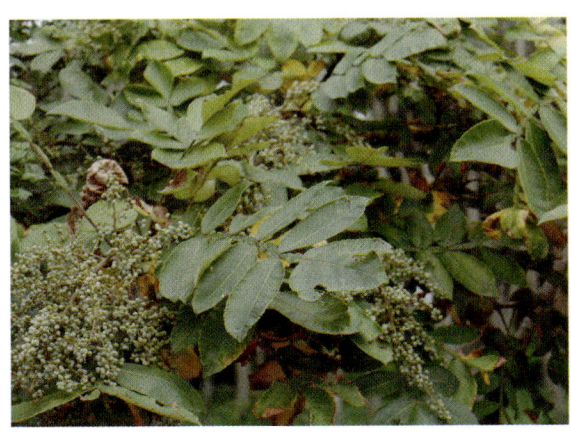

◎ 盐麸子，树上生盐如麸皮

盐麸木上角倍蚜的虫瘿名五倍子，在古代为重要的染色剂。《本草图经》："生麸木叶上。七月结实，无花，其木青黄色，其实青，至熟而黄，大者如拳，内多虫。"《本草图经》认为五倍子是盐麸木的果实，尚不知为小虫所致。李时珍："此木生丛林处者，五六月有小虫如蚁，食其汁，老则遗种，结小球于叶间，正如蚳螨之作雀瓮，蜡虫之作蜡子也。初起甚小，渐渐长坚，其大如拳，或小如菱，形状圆长不等。初时青绿，久则细黄，缀于枝叶，宛若结成。其壳坚脆，其中空虚，有细虫如蠛蠓（miè měng）。山人霜降前采取，蒸杀货之。否则虫必穿坏，而壳薄且腐矣。皮工造为百药煎，以染皂色，大为时用。他树亦有此虫球，不入药用，木性殊也。"五倍子结于盐麸木叶轴或叶片上，表面光滑者名肚倍，表面有棱角者名角倍。尝尝，五倍子味极涩。皮匠将五倍子捣细，多次发酵，捏丸晒干，名百药煎，用来染色。可染皮、染衣物，更可染须发。染须发时用醋浸泡铁砂，和以五倍子粉，以荞麦面增加黏度，才能敷在须发上。五倍中鞣酸与醋酸亚铁相遇，变成水洗不掉的黑色，这种稳定的黑色，还能防腐。《开宝本草》："五倍子，味苦酸，平，无毒。疗齿宣疳䘌，肺脏风毒流溢皮肤作风湿癣疮，瘙痒脓水，五痔下血不止，小儿面鼻疳疮。一名文蛤。在处有。其子色青，大者如拳，内多虫，一名百虫仓。"五倍子因虫而生，故治虫所致之疾，如齿宣疳䘌、小儿面鼻疳疮。其味极涩，故能收敛，疗肺脏风毒流溢皮肤所作风湿癣疮、瘙痒脓水、五痔下血不止。

五倍子为角倍蚜的虫瘿，古代染色用。味涩收敛，治风湿癣疮，瘙痒脓水，五痔下血不止。

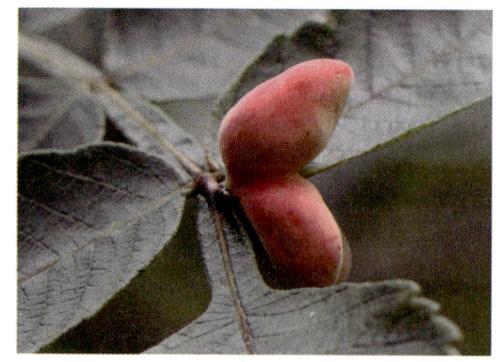
◎ 五倍子，小虫的家

　　远望水滨,大竹横陈,竹竿上挂满白色宝贝。近看,洁白的贝子像利齿样,以带子粘在竹竿上。队长:"鹅颈藤壶。"打开它的壳,见扫帚样的触须缩在壳内。

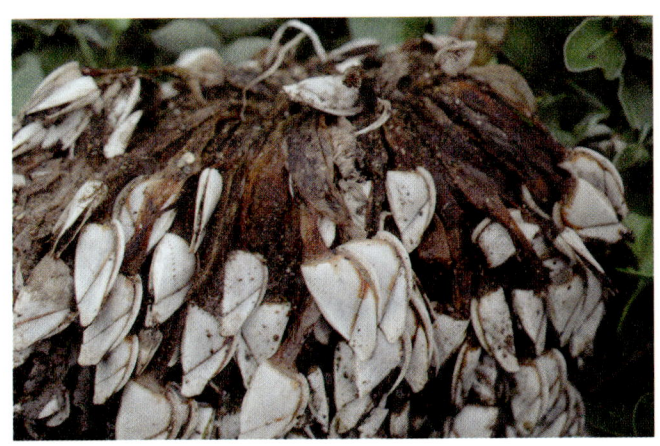

◎ 鹅颈藤壶,随遇而安,到处附着

6. 海之阳

　　海之阳，丁字湾北岸，有连绵小山凸入海中，形成半岛，潮水退去时，可徒步登上海中竹岛。退潮时，赶海人从远处归来，收获了虾蛄、蟹子，还有以光鱼为主的杂鱼。

　　浅水中，蓝色的团块在缓慢泳动，我们迫不及待地用长杆将它拉到水边。"海蜇！"因为它通身呈蓝色，形状似帽，俗呼蓝毡帽，矾制后成薄薄的一层，称海蜇皮。蓝色的伞部下，是海蜇的足，足下是飘动的触须。"小心蜇人！"哪里还顾得上蜇人，提出水的瞬间，海蜇的触须便纷纷断落。想抓滑溜溜的触须，跟抓泥鳅一样难。尝尝，软嫩涎滑，带着海水的咸味。海蜇的足，柔韧莹亮，像琥珀一样，矾制后称海蜇头。

◎ 泛舟

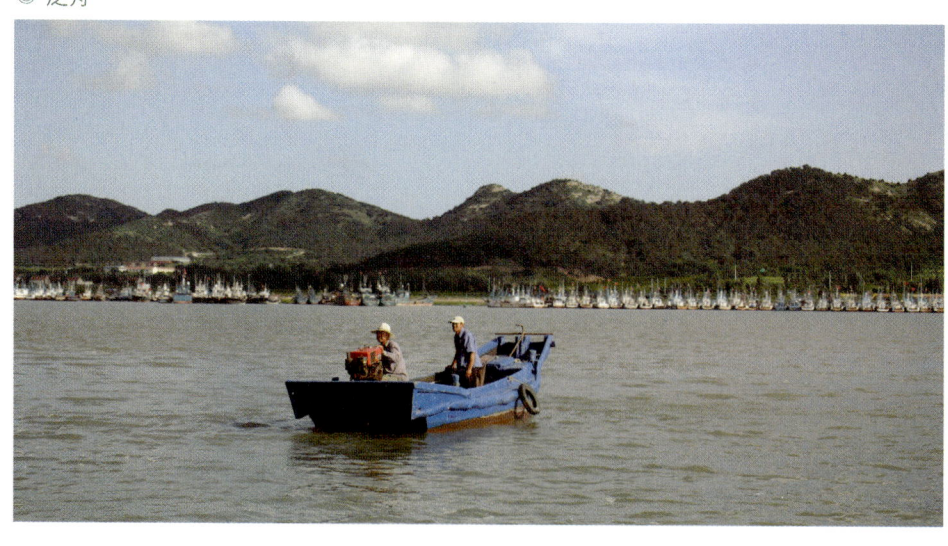

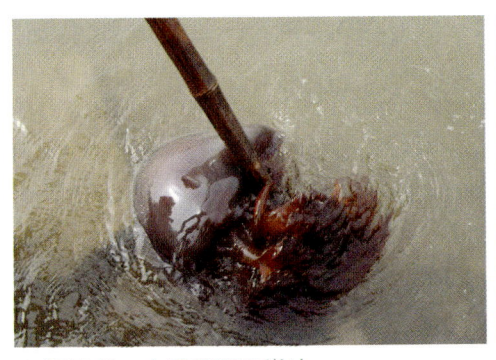
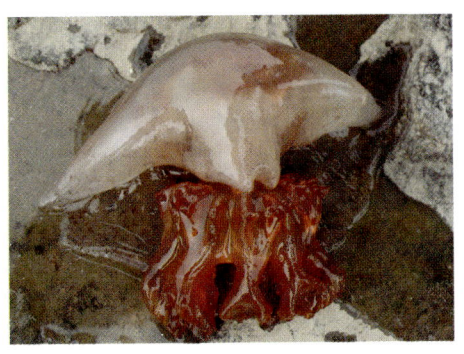

◎ 面海蜇，水母飘飘至岸边

　　春华秋实，西风染黄，那<u>丛</u>高大的灌木还墨绿色呢。队长："刺果甘草。"果然，绿色里藏着刺球样成嘟噜的果子，每个豆荚都长满了刺，由青转褐，果实就成熟了。《本草图经》："甘草，春生青苗，高一二尺，叶如槐叶，七月开紫花似奈，冬结实作角子如毕豆。根长者三四尺，粗细不定，皮赤色，上有横梁，梁下皆细根也。"甘草治七十二种乳石毒，解一千二百般草木毒，调和众药有功，故有国老之称。你会发现几乎每个方子末都镇以甘草。《神农本草经》："甘草，味甘，平。主五脏六腑寒热邪气，坚筋骨，长肌肉，倍力。金疮肿，解毒。久服轻身延年。"大伙儿急切地挖出它的根，黄白坚韧，分叉伸展，三四尺长。甘草甜蜜无比，有蜜甘、蜜草、美草之称。快尝尝！并

甘草甜腻，解百毒，和众药，有国老之称。

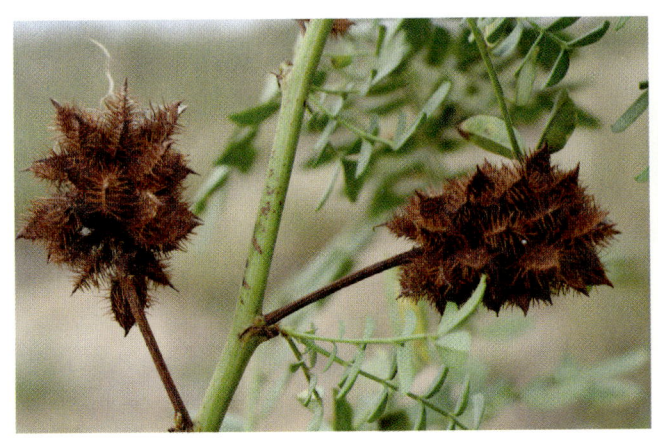
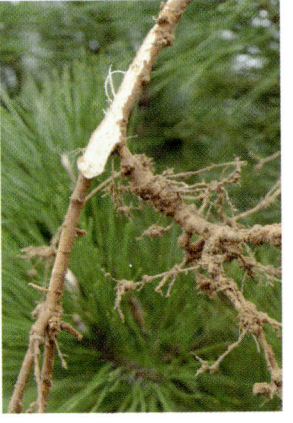

◎ 刺果甘草，果生刺，根不甘

不怎么甜呢。队长："刺果甘草今不入药。"甘草有多种，因地而异，陶弘景：
"青州间亦有，不如。又有紫甘草，细而实，乏时可用。"这就是陶弘景
所言青州间所生者吧。

　　草丛中，还有茎秆翠绿，叶如锯齿，叶间开白花者。队长："泽兰。"
因其生于水泽，有兰草之貌而得名。《本草图经》："二月生苗，高二三尺，
茎秆青紫色，作四棱，叶生相对，如薄荷，微香。七月开花，带紫白色，
萼通紫色，亦似薄荷花。"掘出它的根，一节节如白笋，故名地笋。尝尝，
甘润多汁。泽兰根茎，经日晒变成紫红色。《神农本草经》："味苦，甘，
微温，无毒。主乳妇内衄，中风余疾，大腹水肿，身面四肢浮肿，骨节中水，
金疮，痈肿疮脓。"泽兰生水泽，故能却水，治大腹水肿，身面四肢浮肿，
骨节中水。叶缘生有锯齿，有风神句芒之象，古人呼为风药，故治中风余疾。
茎节根茎色紫，色紫入血，治妇人产后瘀血，透痈肿疮脓。

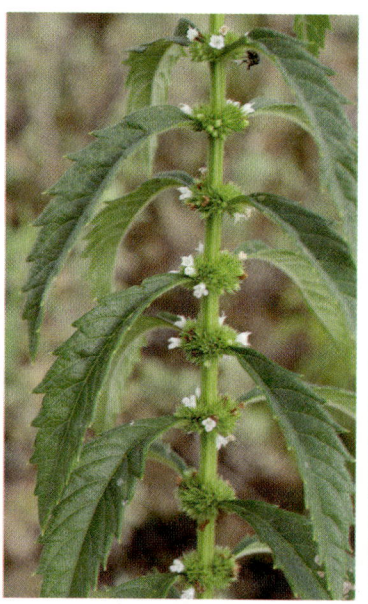

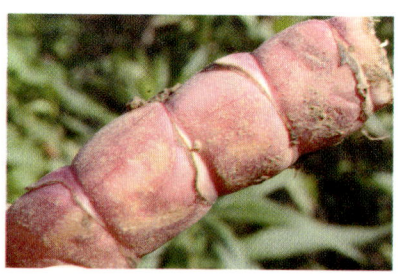

泽兰生水边，根如竹笋，气香。
能利水消肿，活血化瘀，治腹水，
身面四肢浮肿，产后瘀血。

◎ 泽兰，生水
泽，根如笋

　　豆秧缠上泽兰的棵子，结了一束长豆荚，成熟的豆荚黑黑的，外生一
层刺毛。队长："绿豆。"李时珍："苗高尺许，叶小而有毛，至秋开小花，
荚如赤豆荚。粒粗而色鲜者为官绿，皮薄而粉多、粒小而色深者为油绿。"
绿豆性寒凉，清热解毒。《开宝本草》："绿豆味甘，寒，无毒。主丹毒，

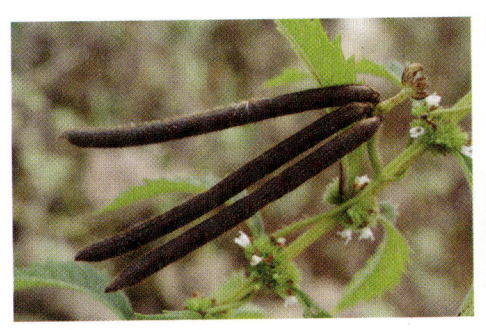
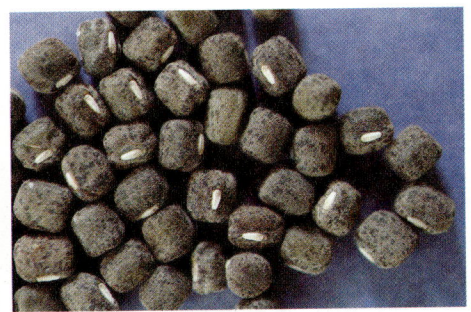

◎ 绿豆，绿豆不绿

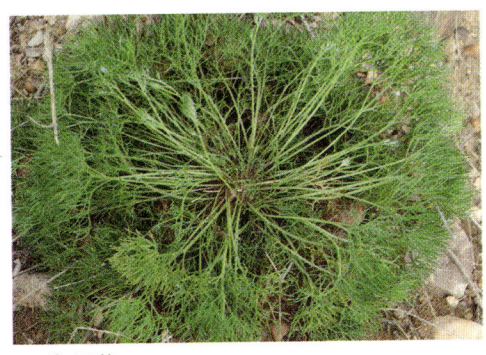

◎ 海州蒿

烦热，风疹，药石发动，热气奔豚，生研绞汁服。亦煮食，消肿下气，压热解石。"绿豆荚上有毛吗？剥开豆荚，褐色的种子生有黑色麻点，整个种子包裹指纹样的纹路，似曾相识的感觉，让人想起了蝮蛇和麻蜥。不是绿色的呢？队长："此为野生绿豆，仅名字为绿豆。"

海州蒿在入秋时节发了新苗，拥挤的叶子像个大绒球，压倒了就是个绿蒲团。

也有苗叶稀疏的植物，像嫩芫荽一样。队长揪了片叶子，让大家尝尝。胡萝卜的气味，嚼一嚼辛辣之味浸入唇齿间。队长："蛇床。"掘出根来，也是芫荽根的模样。再尝一尝，回味比叶子还辣。蛇床子，亦辛辣麻舌，药用其子。《神农本草经》："味苦，辛，甘，平，无毒。主妇人阴中肿痛，男子阴痿，湿痒，除痹气，利关节，癫痫恶疮。久服轻身。一名蛇米。"蛇床凌霜青翠，味辛性热，生于水边湿地，故能却湿，治妇人阴肿痛，男子阴痿湿痒，下体湿毒之病。蛇床除湿在筋骨，故除痹气，利关节。湿去则身轻，可使人轻劲有力。

蛇床生水边，整株味辛，药用其子。却水湿，除痹气，利关节。治妇人阴肿痛，男子阴痿湿痒，下体湿毒。

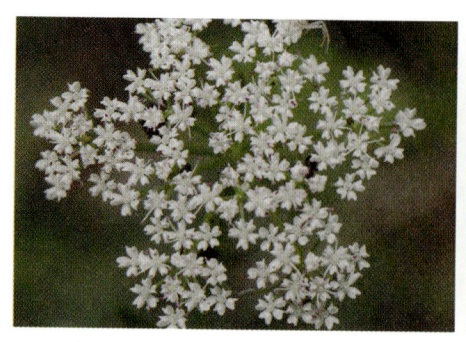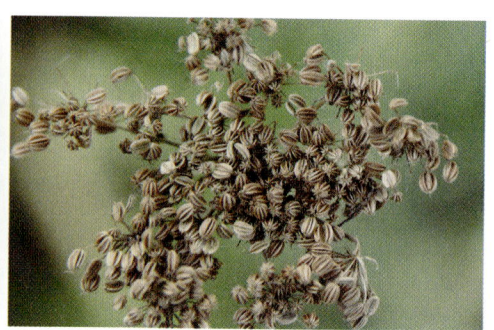

◎ 蛇床，生水边，味辛辣

　　秋风渐起，何草不黄。那藤爬上高大的野苣苣，其叶厚长，前大后尖，那果子胖大如羊乳，或并蒂或孤生。果实叶子已经绿中泛红，露出成熟的底色。揪下果子，乳浆涌出。掰开果子，里面满是银针。队长："萝藦。"萝藦古名芄（wán）兰。萝藦果如羊角，如儿童佩戴的角锥。《诗经·芄兰》："芄兰之支，童子佩觿（xī）。"萝藦又名白环藤，果实名雀瓢、羊婆奶、婆婆针线包。李时珍："其实嫩时有浆，裂时如瓢，故有雀瓢、羊婆奶之称。其中一子有一条白绒，长二寸许，故俗呼婆婆针线包，又名婆婆针袋儿也。"萝藦果叶均可食用，嫩果多汁甜美。《唐本草》："子、叶，甘辛，温，无毒。治虚劳，补益精气，强阴道。叶煮食，功同子。"萝藦补益之功，如同枸杞。故谚曰："去家千里，勿食萝藦枸杞。"萝藦叶补益精气，强盛阴道，与枸杞叶同。

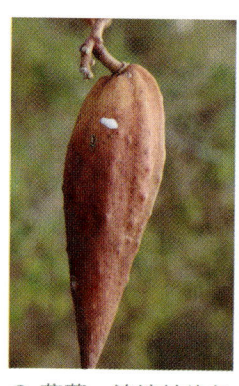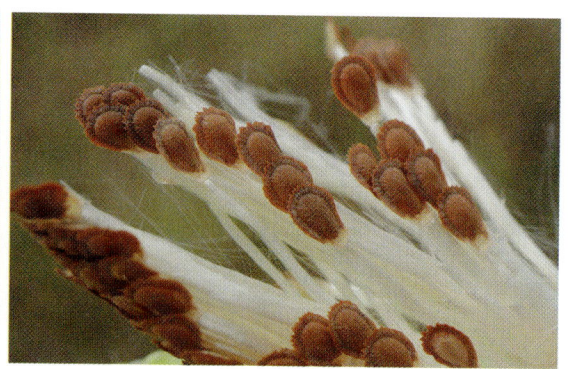

◎ 萝藦，婆婆针线包

　　临海草甸，是岛屿原始的样貌，没有开垦种植，好似千八百年渺无人迹，百草杂生，各自繁荣。虽已秋敛，仍有花儿争艳。绿毡铺敷无杂色，定是根多占地盘。队长："葳蕤。"葳蕤又名玉竹、青黏。《本草崇原》："玉竹者，根色如玉，茎节如竹也。青黏，茎叶青翠，根汁稠黏也。春生苗，茎直有节，其叶如竹，两两相对，其根横生如黄精，色白微黄，性柔多脂，最难干。"玉竹叶绿中间黄，绿果变成了紫色珠玉。挖开沙土，见玉竹根横七竖八堆在一起。那根或白或黄，色如玉，节节连缀。轻轻掰断，润泽如膏。尝尝，如饴似饧，多汁甜蜜。《神农本草经》："味甘，平，无毒。主中风暴热，不能动摇，跌筋结肉，诸不足。久服，去面黑𪒟（gǎn），好颜色，润泽，轻身不老。"葳蕤出土，似嫩竹玉立，茎秆黏而多汁。根色黄白，宛若大筋，甘润多脂。其根如筋，故补不足，治跌筋结肉，不能动摇；多津液则清热养阴。其根色白润泽，去面上黑𪒟，好颜色。葳蕤乃甘润之品，补不足，久服，轻身不老。

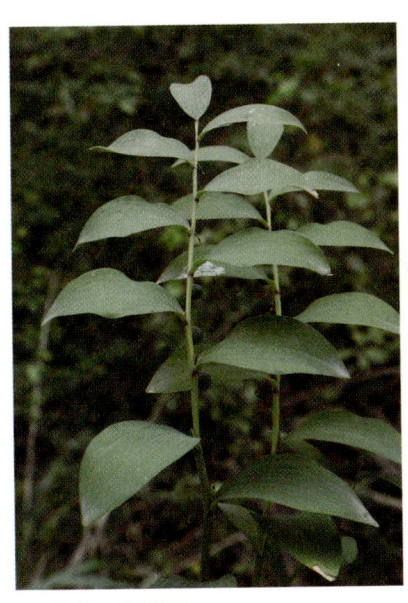

◎ 葳蕤，即玉竹

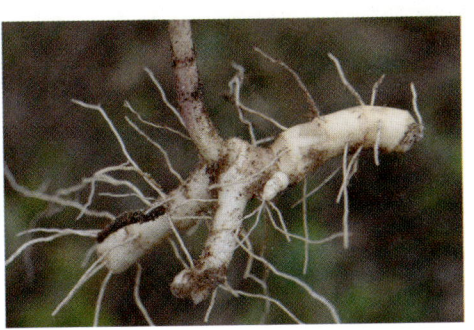

玉竹根色如玉，茎节如竹，整株汁液稠黏，味甘甜，能清热养阴，壮筋，美颜。

草中最绿者，倚靠在黄背草上。茎秆直立，叶似竹叶，头顶黄色细碎小花。队长："柴胡。"挖出柴胡根，气臊熏人。《本草图经》："二月生苗，甚香。茎青紫，叶似竹叶，稍紧，亦有似斜蒿，亦有似麦门冬而短者。七月开黄花。根赤色，似前胡而强，芦头有赤毛如鼠尾。"药用其根。《神农本草经》："味苦，平，微寒，无毒。主心腹，去肠胃中结气，饮食积聚，寒热邪气，推陈致新。久服轻身，明目益精。一名地熏。"柴胡气臊而熏，辟邪气，治心腹猝然之疾，寒热邪气。因其熏散，去肠胃中结气，饮食积聚，推陈致新。

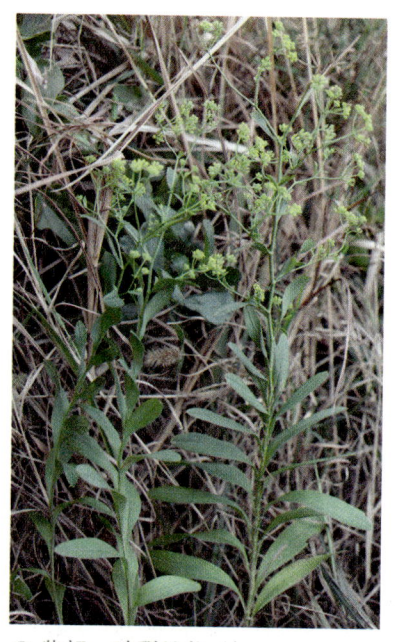

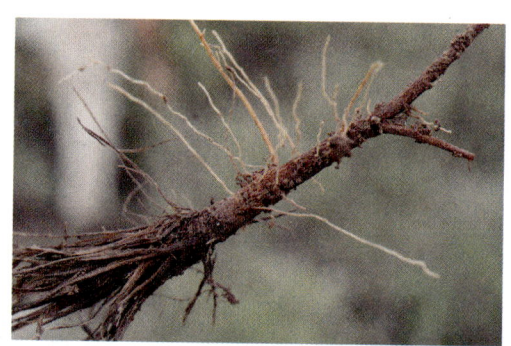

柴胡气臊而熏，名地熏，辟邪气，治心腹猝然之疾。因其熏散，去肠胃中结气，饮食积聚。

◎ 柴胡，珍稀植物

◎ 红柴胡，根红，芦部有毛

石缝中有似柴胡者，只是叶片肥厚，花开白色，较柴胡花大，长长的花蕊外吐。队长："长蕊石头花。"该草又名霞草，俗呼山蚂蚱。山里人都喜欢它。嫩叶沸水里煠过，冷水浸泡，去除涩味，有各种吃法。挖出根，粗壮肥大，黄白质润。队长："入药称山银柴胡。"《本草纲目拾遗》："银柴胡，俗用柴胡有两种，一种色白黄而大者，名银柴胡，专用治劳热骨蒸，色微黑而细者，用以解表发散。《本经》并无二种之说，功用亦无分别，

采药
东海上——
海洋本草文化

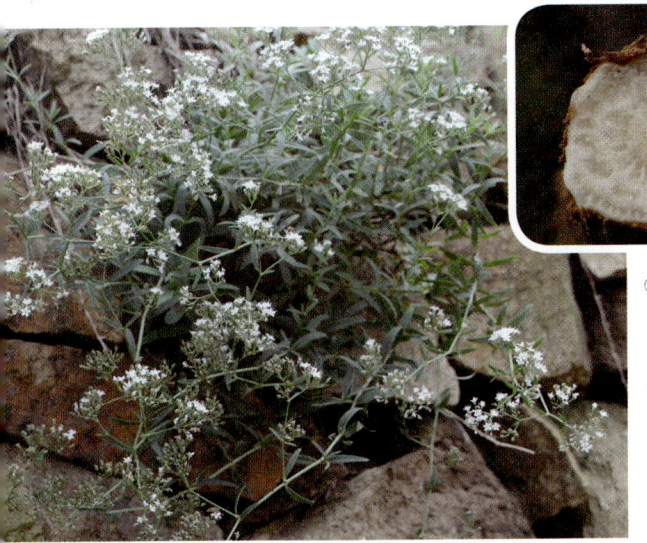

◎ 霞草，野菜第一鲜

霞草根肥白，甘润多汁，能滋阴液，
清虚热，治虚劳肌热，骨蒸劳疰，
热从髓出，小儿五疳羸热。

白蔹蔓叶如葡萄，根如地瓜，内外
皆赤，涎滑多液，治痈肿疽疮，散
结气，止痛；除热。

但云银州者为最，则知其优于发散，
而非治虚热之药明矣。"金御乘："盖
银指色言，不指地言。尤金银花白
色者曰银花是也。银柴胡原有西产
北产之分，不必定以银夏者为银柴
胡也。"银柴胡出《本草纲目拾遗》，
赵学敏曰："银柴胡，治虚劳肌热，
骨蒸劳疰，热从髓出，小儿五疳羸
热。"霞草根肥壮，甘润多汁，补阴液，
治阴虚生热诸证。《本草纲目》："解
散用北柴胡，虚热用海阳软柴胡为
良。"海阳软柴胡，即山银柴胡。

白蔹蔓在地上匍匐，成熟的果
子已经变白，像珠子一样。叶子像
张开的手掌，被裁剪过一样精致。
白蔹又名白草、白根、兔核、猫儿
卵、昆仑。李时珍："兔核、猫儿卵，

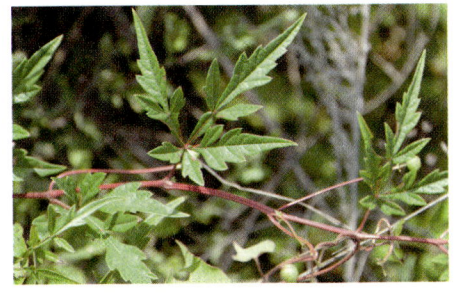

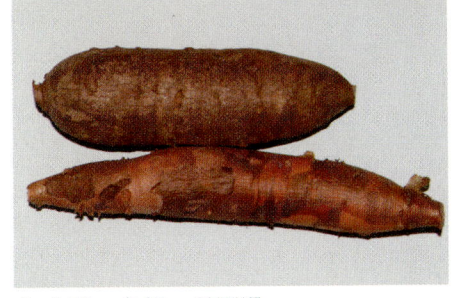

◎ 白蔹，色红，质涎滑

69

皆象形也。昆仑，言其皮黑也。"这些均指白蔹的根而言。《本草图经》："二月生苗，多在林中作蔓，赤茎，叶如小桑。五月开花，七月结实。根如鸡鸭卵，三五枚同窠，皮黑，肉白。二月八月采根，破片曝干。今医治风、金疮及面药方多用之。"掘出白蔹的根，真像一窝地瓜，圆形的根像鸡卵。皮黑里透红，易脱落。切开成片，断面白里透红，黏滑多涎液。无怪要破片串起来曝干呢。《神农本草经》："味苦，平。主痈肿疽疮，散结气，止痛。除热，目中赤，小儿惊痫，温疟，女子阴中肿痛。"寇宗奭："白蔹、白及，古今服饵方，少有用者，多见于敛疮方中，二物多相须而行。"

三　本草文化

1. 盐：煮海为盐

　　《素问·异法方宜论》："黄帝问曰：医之治病也，一病而治各不同，皆愈何也？岐伯对曰：地势使然也。故东方之域，天地之所始生也。鱼盐之地，海滨傍水，其民食鱼而嗜咸，皆安其处，美其食。鱼者使人热中，盐者胜血，故其民皆黑色疏理。其病皆为痈疡，其治宜砭石。故砭石者，亦从东方来。"齐乃鱼盐之地，有煮海为盐者，名灶户。山东多个地市的灶户村因此得名。

　　管子曰："齐有渠展之盐，伐菹薪煮海水征积之，十月始生，至于正月成三万是也。"盐，又名醝（cuó）、卤、斥、咸、海沙。李时珍："盐字象器中煎卤之形。《礼记》盐曰咸醝。《尔雅》云：天生曰卤，人生曰盐。许慎《说文》云：盐，咸也。东方谓之斥，西方谓之卤，河东谓之咸。黄帝之臣宿沙氏，初煮海水为盐。方士呼盐为海沙。"

　　今不再煮海，而是抽地下水晒盐。海水的卤度低，大约四五度。抽的水卤度在十一二度，产盐的卤度在二十五度。盐场分为制卤区和结晶池区，每个区都有很多池子。制卤区的十几个蒸发

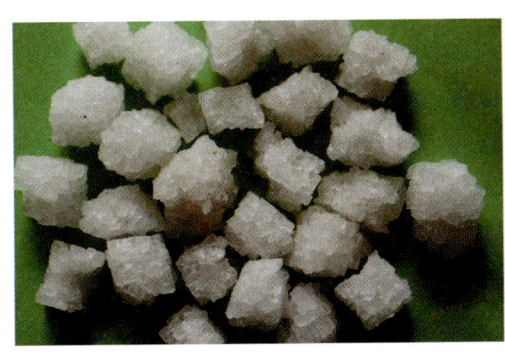

◎ 盐，天生曰卤，人生曰盐

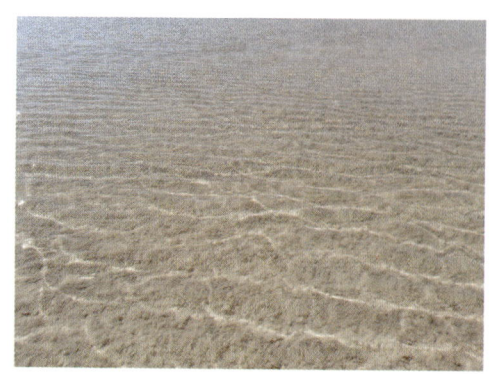

◎ 盐在粼粼波光下

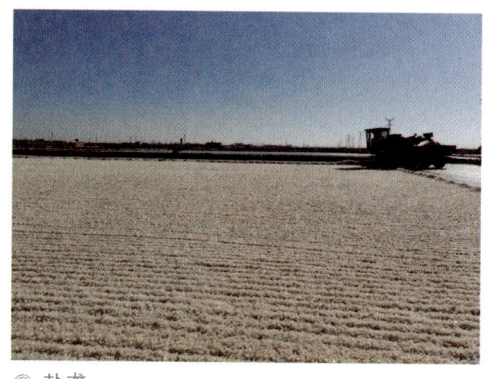

◎ 盐垄

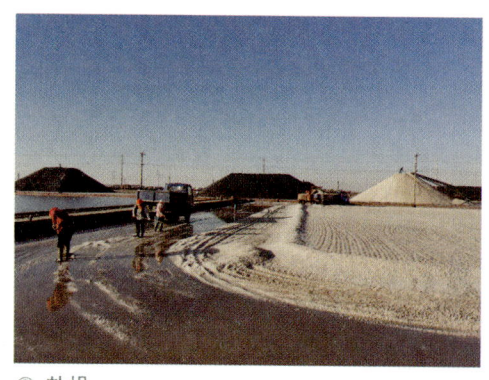

◎ 盐垛

池子，卤度从十一度依次至二十一度。间断从低卤度池子向高卤度池子放水，经蒸发保持各自的卤度。卤度达到二十一度时，将水放入结晶池区的十几个结晶池。在结晶池再做蒸发，达二十五度，开始结晶。波光粼粼的池水下，可见大颗盐粒铺满池底。

春秋两季捞盐，今日出盐了！结晶池区，白花花的，好似冰天雪地。池里的盐粒一垄一垄的，又好似秋收后晒的粮食。捧起大盐粒，收获的喜悦从心底飞上眉梢。盐场里繁忙的景象，就像收割机收割庄稼，扬上车厢。工人挥动铁锨，收拾残余。车辆轰鸣，欢声喧语，好不热闹。

不远处，新收的盐已经堆成小山，人站在山顶，很渺小。齐人煮盐炼盐，即便日常食用，也是再造白如珂雪的花盐、印盐。后魏高阳太守贾思勰在《齐民要术》中记录了齐人造"常满盐、花盐"法。造常满盐法："以不津瓮受十石者一口，置庭中石上，以白盐满之，以甘水沃之，令上恒有游水。须用时，挹取，煎，即成盐。还以甘水添之，取一升，添一升。日曝之，热盛，还即成盐，永不穷尽。风尘阴雨则盖，天晴净，还仰。若用黄盐、咸水者，盐汁则苦，是以，必须白盐、甘水。造花盐、印盐法：五六月中旱时，取水二斗，以盐一斗投水中，令消尽；又以盐投之，水咸极，则盐不复消融。易器淘治沙汰之，澄去垢土，泻清汁于净器中。盐滓甚白，不废常用。又一石还得八斗汁，亦无多损。好日无风尘时，日中曝令成盐，浮即接取，便是花盐，厚薄光泽似钟乳。久不接取，即成印盐，大如豆，正四方，千百相似。成印辄沉，漉取之。花印二盐，白如珂雪，其味又美。"

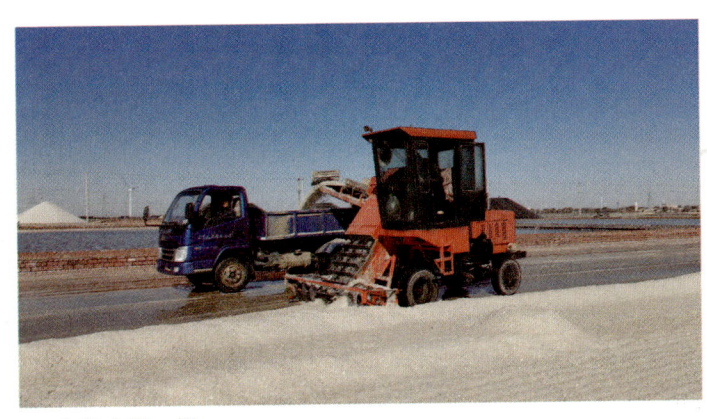

◎ 收获庄稼一样

以盐入药，自然也是涤尽脚滓，取其精华。李时珍："凡盐，人多以矾、消、灰、石之类杂之。入药须以水化，澄去脚滓，煎炼白色，乃良。"盐，内服催吐，外用洗疮、热敷。《名医别录》："食盐，味咸，温，无毒。主杀鬼蛊，邪疰，毒气，下部䘌疮，伤寒寒热，吐胸中痰癖，止心腹卒痛，坚肌骨。多食，伤肺喜咳。"陈藏器："盐本功外，除风邪，吐下恶物，杀虫，明目，去皮肤风毒，调和腑脏，消宿物，令人壮健。人卒小便不通，炒盐纳脐中即下。"在上者引而越之，吐胸中痰癖，止心腹卒痛，吐下恶物，消宿物。外洗杀鬼蛊邪疰毒气，杀虫，治下部䘌疮。咸入肾，肾主骨，而盐坚筋骨。药物以盐炮制，则入肾补肾。

清代青州马益著《庄农日用杂字》："带着打桑斧，梯机抗在肩。捎桑把蚕喂，省把工夫耽。枝子俱绳捆，叶子铲（shàn）刀删。蚕盛多打箔，苇席须要宽。老蚕要作茧，簇子用密苫。盐须早驮下，入瓮把茧腌。丝还没暇拐，麦子黄了尖。"春天繁忙的养蚕工作将要结束，麦子已经黄了。因为结茧后十几天，蚕蛾会吐口水把蚕茧溶解，打洞钻出，交媾产子。来不及缫丝，先把茧中的蛹子腌死，防止蚕茧损失。陶隐居："五味之中，惟此不可阙。有东海、北海盐及河东盐池，梁、益盐井，交、广有南海盐，西羌有山盐，胡中有树盐，而色类不同，以河东者为胜。东海盐，官盐白，草粒细。北海盐黄，草粒粗。以作鱼鲊及咸菹，乃言北胜，而藏茧必用盐官者。"腌蚕茧后的卤汁，名茧卤汁。陈藏器："此是茧中蛹汁，非为卤咸也。于盐茧瓮下收之。"《本草拾遗》："主百虫入肉，蟨蚀瘑疥，及牛马虫疮。"盐杀虫，蚕为虫，茧卤汁兼二者气味，外用治虫病。

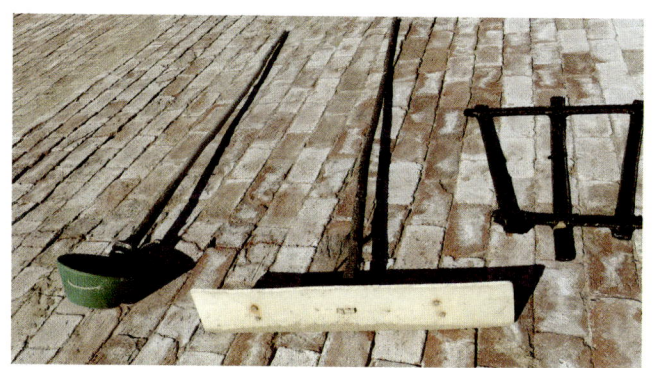

◎ 晒盐工具

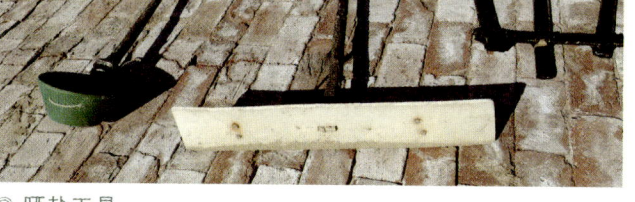

◎ 盐粒真大

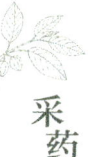

采药
东海上——
海洋本草文化

2. 卤水：卤水点豆腐

　　盐场的结晶池反复捞盐后，杂质就多了，池水的卤度达三十度，仍不结晶，即为卤水。此时，池水就适合煮卤了。卤水在锅里熬到一定浓度，在地上掘坑，倒入坑中，即凝结成块，名曰卤刚。它的颜色土黄带黑，比栗子皮颜色黄些。在集上砸成小块，适量买入，再化成卤水，常用来点豆腐、点黑痣瘊子。

　　《本草纲目拾遗》："卤水，苦咸，无毒，治大热消渴，去烦，除邪下蛊毒，柔肌肤，去湿热，消痰，磨积块垢腻，多服损人。"只知道自杀的人喝卤水，没见过有人治病用卤水。莫非是泛称晒盐的卤水？卤水使盐粒不能结晶成块，能软坚散结，消痰结，磨积块垢腻，柔软肌肤，下蛊毒。苦能泻热，治大热消渴，去烦。

3. 朴消：寒风凛冽始结成

　　西北风从昆仑山刮来，越过渤海海面，如刀似剑，直刺盐池底部。卤度超过二十度但未有盐粒结晶的池子，有另一种白花花的结晶要形成，那就是消。冬天大冷的时候，越冷越长。消形成的条件是零下十度以下。清晨早起，把池水放干，见池底的冰白里透红或土色透明，捞出来是透明的冰，堆积起来，像雪球。这最初得到的消，名朴消，又名消石朴、盐消、皮消。李时珍："此物见水即消，又能消化诸物，故谓之消。生于盐卤之地，状似末盐，凡牛马诸皮须此治熟，故今俗有盐消、皮消之称。"寇宗奭："朴消是初采得一煎而成者，未经再炼，故曰朴消。可以熟生牛马皮，及治金银有伪。生河北、青、齐者，俗呼上消。"孔子读《易》，韦编三绝。韦，熟皮。生皮曰革，熟皮曰韦，革硬韦柔软。以熟生牛马皮，即以朴消使牛马革变成韦。小时候见过父亲熟皮，做皮具、做牲口套、熟小羊皮。今又重新向父亲请教了方法。

　　熟小羊皮：干皮先泡，泡软，铲油。热黍米粥加凉开水稀释，一张皮，一二斤消，消与粥搅拌匀，倒瓮里，放皮，一定没（mò）过皮。泡十几天，消把皮子拱开，就变软了。黍米粥，开始的时候留下一碗，晒干就成了粉子，备用。把羊皮从瓮里捞出来，铲油，晾干。皮干后，把成粉的干粥，搓到皮内面。另一点儿粉子，用一点儿水调，别调稠了，用刷子刷到毛上，变直的毛就弯了。然后，裁衣，做羊皮袄、羊皮裤、羊皮坎肩等，用一般线或尼龙线缝。

　　做生皮：把杀牲口剥下的皮，在清水里泡湿软，捞出，换石灰水（约

采药
东海上——
海洋本草文化

摸比例，石灰多了褪毛快），泡十几天。再铲毛和油，用刀割成像扁粉条或韭菜叶宽。从皮子中间割，腿皮上割小三角（转着割），成一根绳。打套（拉车套用三股）和皮绳。

熟皮：生皮去毛后，用尿素（氯化铵）三四斤在锅里化开，慢慢加热，化成水（没有尿素的时候，用鸽子粪在缸里加水化开）。泡皮三五天，把皮叠起来，放到锅里，摆去石灰（石灰出不来，消进不去），温火熥（tēng）熥，取出来，杠子上拧拧，出尿素石灰，再熥，熥两遍。重点熥脊梁骨处，这里难进消。出来石灰后，每张皮三到四斤消，温火在锅里化开成水，翻弄，约两个小时，消全吸收，皮就软了。先把牲口腿锯掉，从外面割圆圈，宽一厘米多。熟皮是在牲口套上当接头用。熟皮易断，接头常换。若做腰带皮鞋，可将皮另上色。

此物天冷从卤水中析出，见水即消，加热成水。这富有变化的特性，正与炼丹符合，故《神农本草经》将其列为上品。《神农本草经》："朴消，味苦，寒。主百病，除寒热邪气，逐六腑积聚，结固留癖，能化七十二种石。炼饵服之，轻身神仙。"《名医别录》："辛，大寒，无毒。主胃中食饮热结，破留血闭绝，停痰痞满，推陈致新。"

消有丹砂变化之妙，主百病，炼饵服之，轻身神仙。消可使硬革变软，软坚散结，能化七十二种石，治结固留癖，主胃中饮食热结，破留血闭绝，停痰痞满。神农尝药，口服消，即腹中雷鸣，滚滚而下，故推陈致新，除寒热邪气，逐六腑积聚。

4. 芒消：朴消煎炼生细芒

古代的学问分为数术和方技两个方面，数术包括天文、历数、算术、地学、物候学，方技包括医学、药剂学、房中术、养生术及与药剂学有关的植物学、动物学、矿物学和化学。数术是研究天的学问，方技是研究人的学问。方士是古代的科研人员，为了去病长生，炼丹服丹是项重要工作。矿物在冶炼中富于变化，是炼丹的主要材料。当然，炼丹的过程中，除了得到丹药，也会发生事故伤害，比如炼成了火药之类。植物也可以和矿物一起冶炼，经过神奇的变化，可以得到美味，比如豆腐之类。消就是炼丹的好材料，可以单独炼，可以和矿物一起炼，也可以和植物一起炼。烟台苹果莱阳梨，比不上潍县萝卜皮，著名的潍县萝卜此时登场。寇宗奭："朴消须再以水煎化，澄去滓脚，入萝卜数枚同煮熟，去萝卜倾入盆中，经宿则结成白消，如冰如蜡，故俗呼为盆消。齐卫之消则底多，而上面生细芒如锋，《别录》所谓芒消者是也。川晋之消则底少，而上面生牙如圭角，作六棱，纵横玲

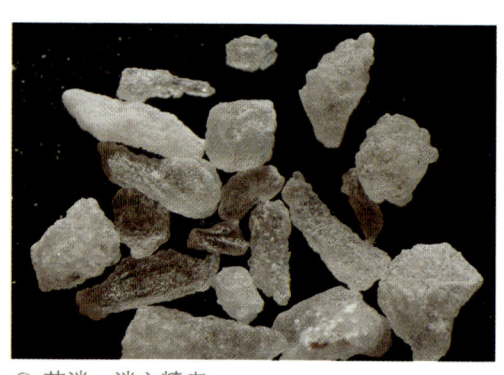

◎ 芒消，消之精者

芒消，多芒刺，由朴消炼得，较朴消力进，但仍能荡涤五脏，破留血，通经脉，利大小便及月水，破五淋，推陈致新。

珑，洞澈可爱，《嘉祐本草》所谓马牙消者是也。状如白石英，又名英消。取芒消英消再三以萝卜煎炼去咸味，即为甜消。以二消置之风日中吹去水气，则轻白如粉，即为风化消。"地域不同，朴消初遇萝卜，结晶形状不同。初炼得到的芒消英消，与萝卜反复煎炼，汰去咸味，消味变甜。即使不煎炼，任风吹拂，消也会变化。

《名医别录》："芒消，味辛苦，大寒。主五脏积聚，久热胃闭，除邪气，破留血，腹中痰实结抟，通经脉，利大小便及月水，破五淋，推陈致新。"热淫于内治以咸寒，质坚者以咸软之，热盛者以寒消之。朴消是初得一煎而成者，其味酸涩，所以力紧急而不和，治食脍不消，以此荡逐之。芒消是朴消淋过炼成，故其性和缓，多用治伤寒发热。李时珍："朴消澄下，消之粗者也，其质重浊。芒消牙消结于上，消之精者也，其质清明。甜消风化消，则又芒消牙消之去气味而甘缓清爽者也。故朴消止可施于卤莽之人，及敷涂之药，若汤散服饵，必须芒消牙消为佳。"芒消气寒味咸，走血而润下，荡涤三焦肠胃实热，治火邪之药。由朴消初炼成的芒消，也是仙品，在唐代，腊日赐群臣紫雪、红雪、碧雪，皆用此消炼成，通治积热诸病有神效。

5. 玄明粉：鼎罐升煅成玄明

　　以朴消、芒消、英消同甘草煎过，鼎罐升煅，则为玄明粉。芒消、英消的得来，只不过在釜中与萝卜反复煎炼而成，真正的炼丹需在鼎炉进行。经反复实验，得出最佳方法。治法，用白净朴消十斤，长流水一石，煎化去滓，星月下露一夜，去水取消。每一斗，用萝卜一斤切片，同煮熟滤净，再露一夜取出。每消一斤，用甘草一两，同煎去渍，再露一夜取出。以大沙罐一个，筑实盛之，盐泥固济厚半寸，不盖口，置炉中，以炭火十斤，从文至武煅之。待沸定，以瓦一片盖口，仍前固济，再以十五斤炭火煅之。放冷一伏时，取出，隔纸安地上，盆覆三日出火毒，研末。每一斤，入生甘草末一两，和匀，瓶收用。

　　玄明粉又名白龙粉。李时珍："玄，水之色也。明，莹澈也。御药院方谓之白龙粉。"《药性论》："玄明粉，味辛甘，性冷，无毒。治心热烦躁，并五脏宿滞癥结。"《日华子》："明目，退膈上虚热，消肿毒。"

　　炼丹修仙，终成正果。炼去渣滓，尽得精华。有病没病，服之完全。玄明粉传：唐明皇帝闻说终南山道士刘玄真，服食此药，遂乃诏而问之。玄真曰：臣按《仙

玄明粉，由朴消、芒消炼得。炼去渣滓，尽得精华，能清热消肿，消五脏宿滞癥结。

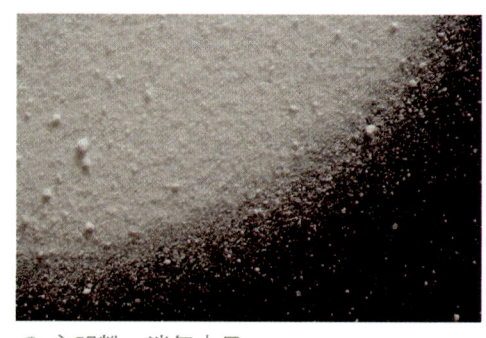

◎ 玄明粉，消气未尽

采药
东海上——
海洋本草文化

经》，修炼朴消，号玄明粉，止服此方，遂无病长生。其药无滓性温，阴中有阳，能除一百二十种疾。生饵尚能救急难性命，何况修炼长服。益精壮气，助阳证阴。不拘丈夫妇人，幼稚襁褓。不问四时冷热，即食后冷热俱治。仙经《太阴经》的应用范围更广，治一切热毒风冷，痃癖气胀满，五劳七伤，骨蒸传尸，头痛烦热，五内气寒，大小肠不通，三焦热淋，痉忤，咳嗽呕逆，口苦舌干，咽喉闭塞，惊悸健忘，营卫不调，中酒中脍，饮食过度，腰膝冷痛，手足酸痹，久冷久热，四肢壅塞，背膊拘急，目昏眩晕，久视无力，肠风痔病，血癖不调，妇人产后，小儿疳气，阴毒伤寒，表里疫疠。此药久服，令人悦泽，开关健脾，驻颜明目，轻身延寿，功效不可俱载。可谓无问长幼，不论虚实，百病皆治。毕竟玄明粉出自朴消、芒消，寒凉之性仍存，服之自然泄泻，而仙家认为泄泻是搜淘诸疾根本而去之表现。

6. 自然铜：掘金洞壁，金辉煌煌

　　寒冷的日子，一行人来到金城招远。近海的罗山，初蒙白雪，群峰寂静。汩汩跌落的溪水，已经冻僵，化作冰瀑，挂在山谷间。

　　岭上松柏，谷中高大的蕨类，仍有绿意。鞘柄菝葜紫珠样的果子，缀在光秃秃的棵子上。葛枣猕猴桃的秃藤上，挂满了熟透的果实，那甜蜜的汁液已经被寒气锁住，摸上去冰冷坚硬。砍开高大的漆树皮，漆液还是不断渗出来的。

◎ 冰瀑

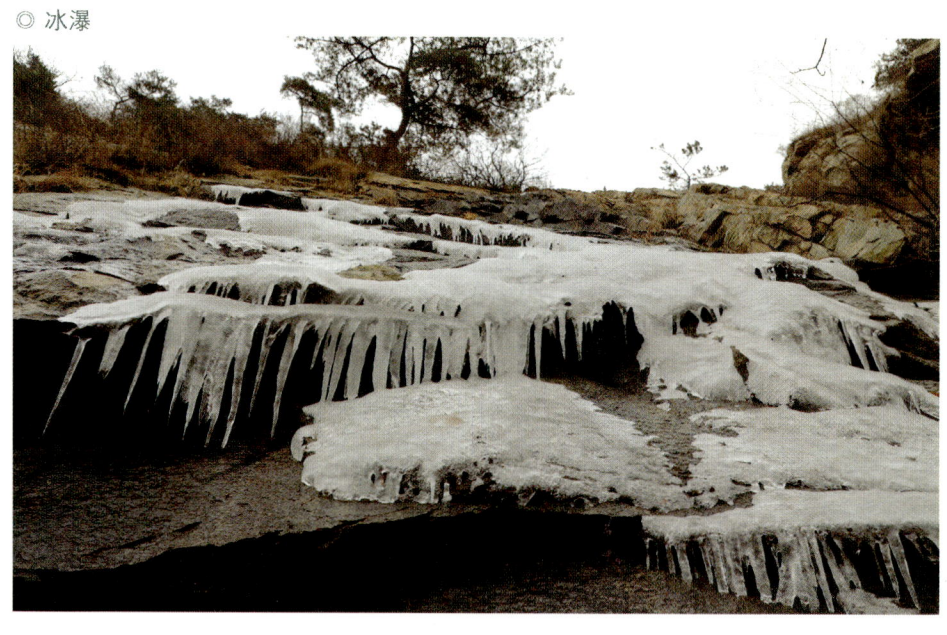

北风又吹雪，薄衣不耐寒。哎！崖下有山洞，正好躲一躲。我们小心翼翼地往里挪步，怕惊了蛰伏的虫蛇，抬头瞥见洞顶，黑黑的蝙蝠，互相依偎，悠悠梦甜。

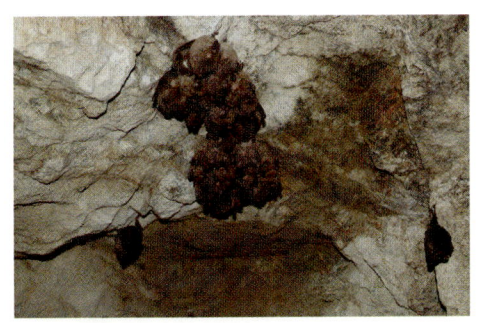

◎ 蝙蝠冬眠，吊在洞顶

灯光照到洞壁上时，闪闪金光让所有人都惊奇："金子！"定睛细看，一块块黄金就嵌在石壁上。众人"叮叮咚咚"凿壁掘金，热血奔涌，喜气洋溢。亲吻一下亲手采的这沉重的金矿石。

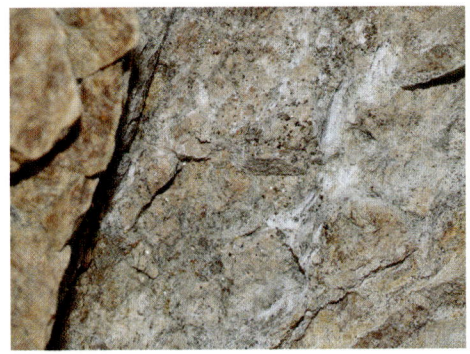

◎ 洞壁金光闪闪

聪聪老师"噗嗤"一声笑了："自然铜！二硫化铁。"有点乱，看上去是金，以铜名，实为铁。心有不甘啊！所谓真金不怕火炼，一起炼金吧！自然铜烧之成青焰，如烧硫黄散发出浓浓的臭鸡蛋味。冷后的自然铜光明尽失，黑黑的像铅块一样，或熔成黑琉璃，或粉碎成炭末样，仍有余臭。这么黑，无怪又名石髓铅呢！古人把所有刺激性气味称作"辛"，臭臭的刺鼻味就是辛味。

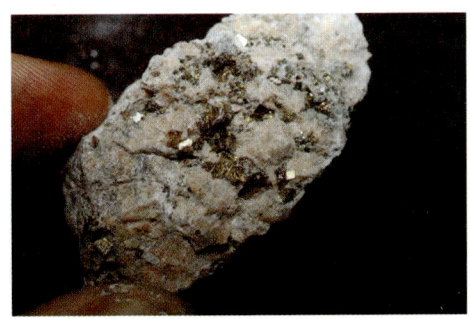

◎ 凿得大金块，真的吗

《证类本草》："自然铜，色煌煌明烂如黄金、鍮（tōu）石（黄铜），入药最上。"果然似是而非。

《开宝本草》："自然铜，味辛，平，无毒。疗折伤，散血止痛，破积聚。生邕州山岩中出铜处，于坑中及石间采得，方圆不定，其色青

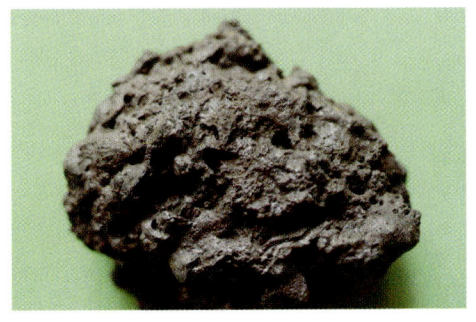

◎ 煅自然铜，失去光泽

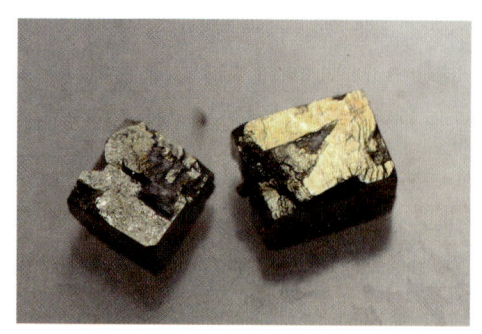
◎ 自然铜，像镀了金

黄如铜，不从矿炼，故号自然铜。"自然铜之功，取象于铜。李时珍："自然铜接骨之功，与铜屑同，不可诬也。"

赤铜屑可焊骨接齿，疗血气及心痛。铜屑质坚硬，可熔可凝。其熔象流散，故散血止痛。凝块坚硬，可焊骨接齿。正如《本草求真》："自然铜专入骨。因何用能接骨，盖缘骨被折伤，则血瘀而作痛，得此辛以散瘀破气，则痛止而伤自和也，而骨安有不接乎。且性秉坚刚，于骨颇类，故能入骨而接。"

中药自然铜为硫化物类矿物黄铁矿族黄铁矿，主含二硫化铁（FeS_2），采挖后，除去杂石。

自然铜表面淡黄色，有金属光泽；有的黄棕色或棕褐色，无金属光泽。具条纹，条痕绿黑色或棕红色。体重，质坚硬或稍脆，易砸碎，断面黄白色，有金属光泽；或断面棕褐色，可见银白色亮星。

7. 淡菜: 东海夫人

　　小青岛，位于大乳山以南浩渺的碧海中。立于岛岸远望，浪中颠簸的小船，穿梭在万顷海洋牧场。嶙峋的礁石，在海岛形成之初，被推成壁立千寻，行走其上，宛若履行刀刃。海水潮汐，将海藻、贝壳遗落其上。

　　哎！一串串黑色的贝壳。队长："是贻贝，俗名海虹。"细丝将它们拴在一起？"贻贝的足丝。贻贝像蜘蛛样吐出黏丝，将自己粘在礁石或其他物体上，随后黏丝变得硬韧。"

◎ 礁石上探望

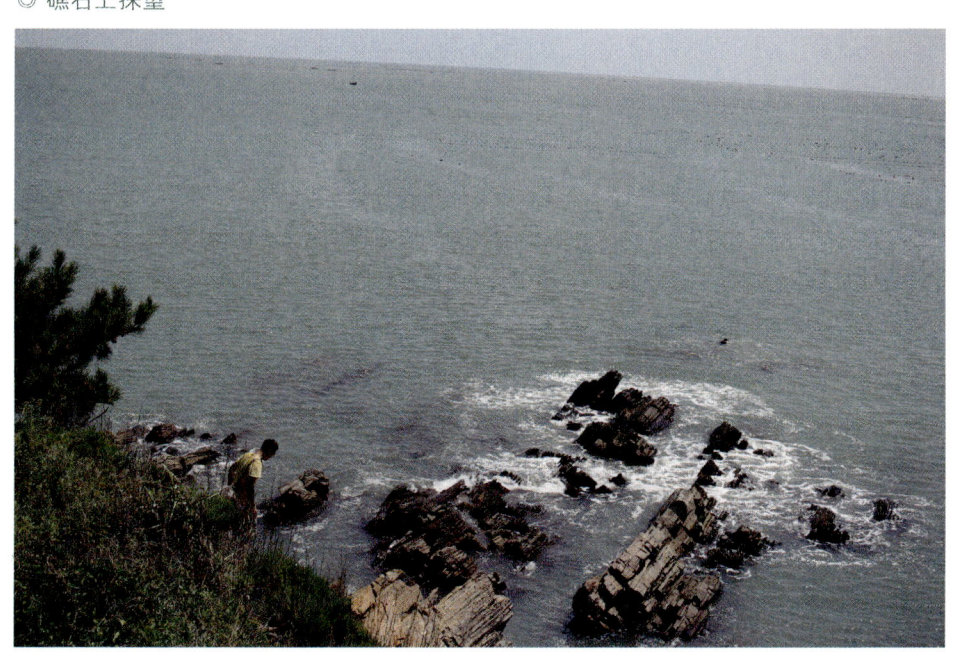

鲜美的贻贝啊！不要为吃不到贻贝遗憾，因为厨房里的蚝油有似贻贝的鲜味。贻贝的干肉是淡菜。淡菜又名壳（qiào）菜（浙人所呼）、海蜌（bì）、东海夫人。李时珍："淡以味，壳以形，夫人以似名也。"东海夫人之名，因其像夫人之阴而得。

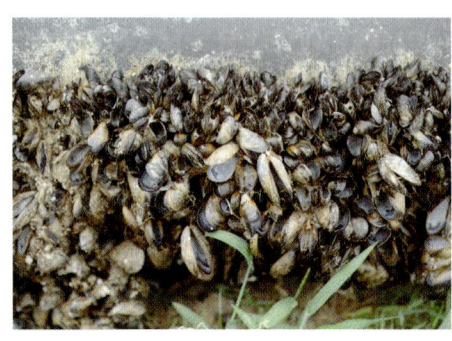
◎ 贻贝壳，表面有附着的丝

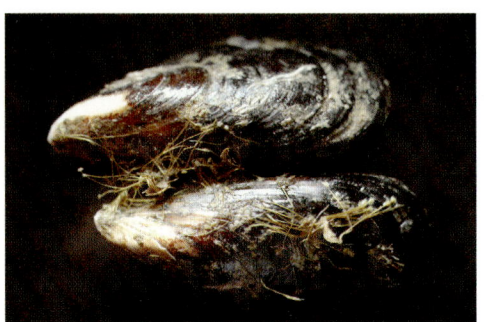
◎ 贻贝，粘在一起

《本草拾遗》："东海夫人，生东南海中。似珠母，一头小，中衔少毛，味甘美，南人好食之。"黄海、渤海盛产紫贻贝，紫黑色的壳内，包裹着带毛的黄赤色蛤蜊肉，煮熟后恰似女阴。东海夫人虽鲜美，却比不上本地产的牡蛎。鲜品常食，现少有做成干品海措者。

孟诜："常时烧食即苦，不宜人。与少米先煮熟，后除去毛，再入萝卜或紫苏，或冬瓜同煮，即更妙。"依孟诜的煮法，贻贝被煮得又老又硬，美味尽失，其实无须任何添加，即鲜香甘美。

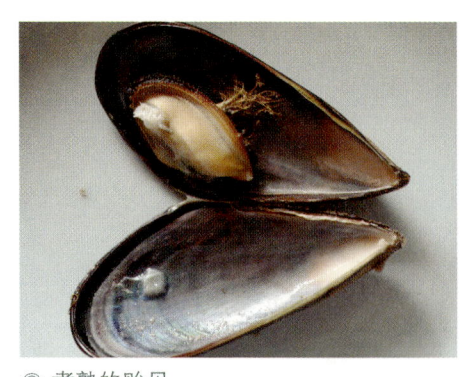
◎ 煮熟的贻贝

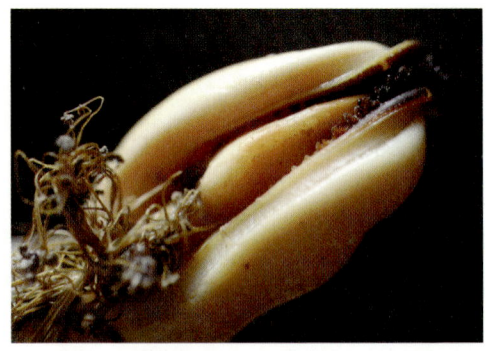
◎ 贻贝，状若女阴

采药
东海上——
海洋本草文化

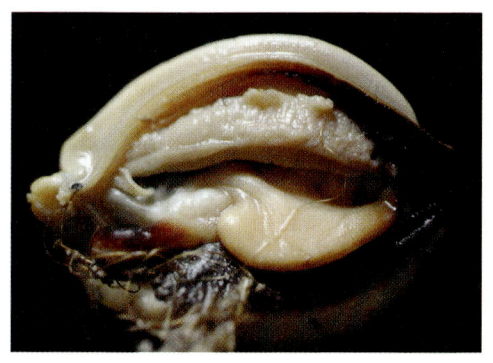
◎ 淡菜非菜

贻贝虽形状不典，而甚益人。陈藏器："气味甘，温，无毒。主治虚劳伤惫，精血衰少，及吐血，久痢肠鸣，腰痛疝瘕，妇人带下，产后瘦瘠。"《日华子》："煮熟食之，能补五脏，益阳事，理腰脚气，能消宿食，除腹中冷气，疹癖。亦可烧汁沸出食之。"

贻贝甘美补益，治虚劳伤惫，精血衰少，补肾强腰，理腰脚气。其肉色黄赤，入血分，治吐血。其性温补益，可补五脏，益阳事，除腹中冷气疹癖。

紫贻贝 *Mytilus galloprovincialis* Lamark：壳长 7.8 厘米，高 4.5 厘米，宽 0.5 厘米，壳质较轻薄而坚韧。壳皮黑色或黑褐色，具光泽。壳内灰白色或黑蓝色。紫贻贝生活于低潮线至水深 10 米的海底，以足丝附着于礁石上。

8. 海男子：状如男子势

　　火山喷发，形成海中孤立的岛屿。远望海边悬崖上，有个孤零零的小屋。迎着犬吠声走近，原来住着看参人。听他讲，岛上的山什么样，海里的山就什么样。望着潮水不断地撞击礁石，可以想象，碧水之下，万丈深渊，大大小小的海参，附于礁石上沟壑间，吸吮海水，嚼食藻类海泥。

　　此处放养海参，不投饵料，任其自由生长，但要选择没有洋流之处，以防被洋流卷走。投放海参苗时，要等落潮，沿礁石投入。

◎ 碧海下，沟壑纵横

采药
东海上——
海洋本草文化

待海参长成，即可泅水摘取。清代赵学敏："关东韩子雅言，海参生东海中，大小不一，体滑如蜒蚰，能伸缩，群居海底，游行迅疾。取参者用海狗油滴水，海水乃清见底，见有海参，即入水取之。此物沾人气便不动，先以两手紧握，置颈两傍，再取置肋下，次及两腿胯下膝，皆可夹取，此物一沾人气即不动，然后出水，以刀刳去肠胃，石灰腌去腥涎，令体肉紧密，干之乃缩至寸许，其实生者大如瓜，长尺许也。若干者寸外，生时体更大可知。"过去取参，捕参者将海参沾满全身再出水，想想令人捧腹，又不得不赞叹古人的智慧。

活海参伸缩自如，可胖可瘦。吸水后的海参，胖大如瓜，一身涎滑，忽略根根黑刺，其膨大的肚皮，黑黄的斑点，像癞蛤蟆。海参没有攻击能力，遇到海胆、海螺、海燕等敌人时，会排出内脏，掩护自己。海参的内脏，几十天后会重新长出。

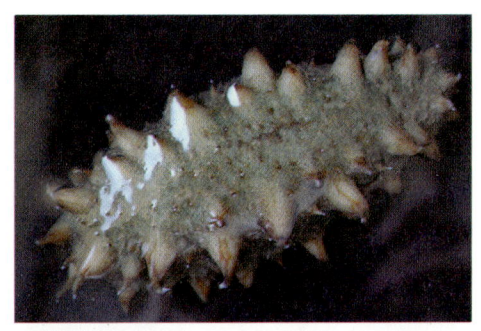

◎ 海参

大如瓜的海参，放入锅中煮，内脏被吐出，有橙黄色絮状物，名海参花，那是海参的生殖腺。海参的白白口器，如毛毛虫的牙齿。

湿海参长时间放置，会慢慢化成清水，但不会招致苍蝇。海参见油亦可化为水，旧俗称妇人不能动海参，大概因妇人洗洗刷刷手上难免油腻，或涂脂抹粉，指沾香腻。

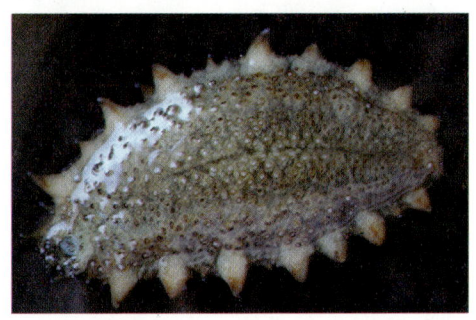

◎ 海参腹面

《五杂俎》："海参辽东海滨有之，一名海男子，其状如男子势然，淡菜之对也，其性温补，足敌人参，故名海参。"

南北均产海参，越往北地，海

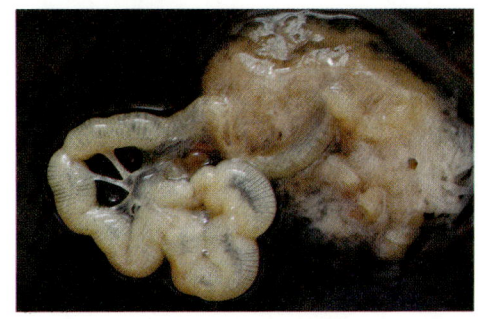

◎ 生海参内脏，肠子和肠系膜清晰可见

参越良。《闽小记》："闽中海参色独白，类撑以竹签，大如掌，与胶州辽海所出异，味亦淡劣。入药以产辽海者良，红旗街出者更胜于绿旗街。有刺者名刺参，无刺者名光参，入药用大而有刺者佳。一名海男子。有粳糯二种，而黑腻者尤佳。人以肾为海，此种生北海咸水中，色又黑，以滋肾水，求其类也。"南方海参生长快，色白少刺；北方海参生长慢，色黑长刺。在人体，肾主生殖，司二阴，又海参形如男根，可补肾。肾属水，应北方、黑色、咸味，而北方胶州辽海所出者色黑，故入药更良。

北产者黑糯多刺，南产者白脆光滑。《药鉴》："海参出盛京奉天等处者第一，色黑肉糯多刺，名辽参刺参；出广海者名广参，色黄；出福建者皮白肉粳，糙厚无刺，名肥皂参；光参出浙江宁波者，大而软无刺，名瓜皮参，品更劣矣。"

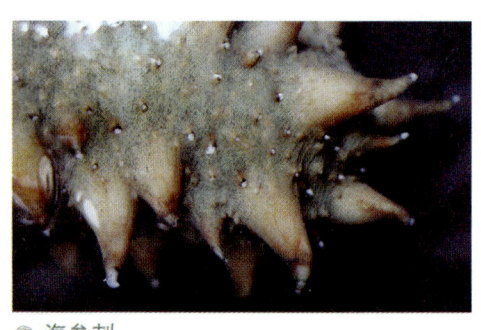
◎ 海参刺

海参体表涎滑，质地黏腻，即使劣质的海瓜皮，亦可健脾。而胶黏的北方参可滋补阴液，熬膏作胶。《百草镜》云：南海泥涂亦产海参，色黄而大，无刺，肉亦硬，不中食品，土人名曰海瓜皮，言其如瓜皮之粗韧也。以其充庖煸（hù）猪肉食，可健脾。入滋补阴分药，必须用辽东产者，亦可熬膏作胶用。

山东沿海人，深知海参的生长繁殖规律。在一年四季中，海参春季繁殖，抛子后剩下空皮，名春皮；夏季肥厚，潜伏深水石上，名伏皮。福山陈良翰云："海参生北海者佳，为天下第一。其参潜伏海底，至二三月东风解冻时，多浮出水面，在滩涂浅沙中挈乳，入水易取；然腹中出子后，惟有空皮，皮薄体松，味不甚美，价亦廉，识者贱之，名曰春皮。四五月则入大海深水抱石而处，取之稍难，体略肥厚；至伏月则潜伏海中极深处石底，或泥穴中，不易取，其质肥厚，皮刺光泽，味最美，此为第一，名曰伏皮，价颇昂，入药以此种为上。若秋冬时，则又蛰入海底不可得矣。"（《本草纲目拾遗》）海参怕冷，水温低于五度便开始冬眠。海参喜凉，夏日高温达二十四度时休眠，卧于海底礁石阴凉处，不食不动。

春皮易得而价廉，伏皮味美难得而价贵。蓬莱李金什言："海参亦出登州海中，与辽东接壤，所产海参亦佳。彼土人言海参多伏海中大石上，水深不可见……每每遭鲨鱼毒害，故其价不廉。其体生者多滑涎，去肠胃以灰腌去腥涎，干之出售，每多灰咸气也。"（《本草纲目拾遗》）古法加工海参，先去内脏，煮参，缸中腌渍，盐水焙参，海参出现盐粒结晶后，趁热加灰，用灰去腥且使海参着色并快干。所用灰，柞木松木灰较草木灰好。

《药性考》："海参咸寒，降火滋肾，通肠润燥，除劳怯症。"赵学敏："味甘咸，补肾经，益精髓，消痰涎，摄小便，壮阳疗痿，杀疮虫。"

海参的功效，源自取象比类的思维方式。取其像男根之形，取其黑色，取其生北海咸水。《本草从新》："海参甘温，补肾益精，壮阳疗痿。潍县医语予云：参益人，沙参、苦参性尚异，然皆兼补，海参得名，亦以能温补也。人以肾为海，此种生北海咸水中，色又黑，以滋肾水，从其类也。"

海参自溶，化成清水，但不会招致苍蝇，故杀疮虫。赵学敏："治溃疡生蛆。慈溪杨静山云：曾有人患痈破烂，内生虫蛆，累累千百计，治以杀虫药无效。一老医以海参片焙末敷之，蛆皆化黄水，然后以生肌膏贴之，愈。据言，凡一切金创及疽毒破烂，交暑内溃生蛆，惟海参末可疗。不药良方：夏月溃疡生蛆，系阴湿所化，海参为末掺之，或皂矾飞过为末掺之，皆化为水。"

海参为棘皮动物，圆筒状，背面有疣足，腹面有管足。海参咽部围绕一环钙质骨板，称石灰环。消化道开始于口，经食管到肠管，肠管弯曲三次，膨大形成泄殖腔，开口于肛门。肠系膜将肠管附着于体壁。体壁上的5条或5对纵肌及环肌，是海参的肌肉。多数海参雌雄异体。海参再生力强，不良环境下排出内脏，内脏还能再生。少数海参切成二三段，各段能再生为完整个体。

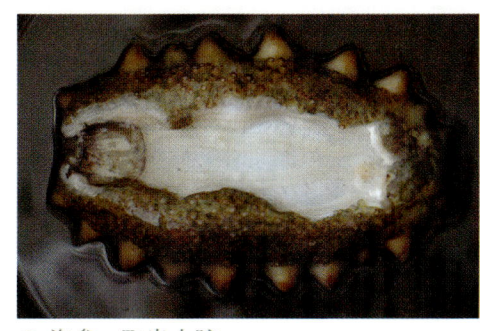

◎ 海参，取出内脏

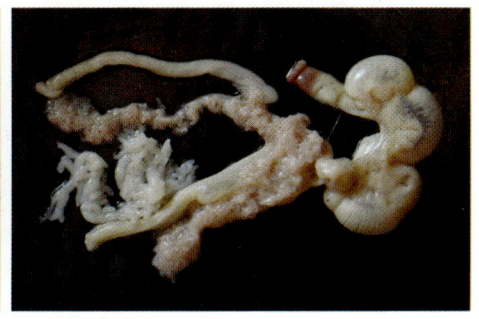

◎ 雄海参内脏，熟

9. 海蛇：形如水母，浑然凝结

时在七月，黄岛被海雾笼罩，海浪拍打礁石，轰然作响。果然像预报的一样，海上的风渐渐大起来，打消了我们去往灵山仙岛的念头，在海边徜徉。

"啊！水母。"黑色的砾石上，铺着厚厚白练。队长："将死的海蜇。"它晶莹剔透，一尘不染，摸上去柔柔韧韧的，表皮却像有沙粒附着。"是沙海蜇。""摸上去没有沙粒感的是面海蜇。"队长说。海蜇的触角蜇人，如蜂、蝎子蜇人一样，局部红肿疼痛，甚则呕吐腹泻、头晕心慌、面色苍白。

这个季节，海蜇的游泳能力差，容易随浪冲上海滩。白色胶冻样的海蜇，容颜失色，即将消融。在海中，它却飘飘浮浮，悠悠荡荡。《玉篇·虫部》："蛇（zhà），形如覆笠，泛泛常浮随水。"

海蛇入药出自《本草拾遗》，又名樗蒲鱼、石镜。李时珍："蛇，作、宅二音。南人讹为海折，或作蜡、鲊者，并非。刘恂云：闽人曰蛇，广人曰水母。《异苑》名石镜也。"

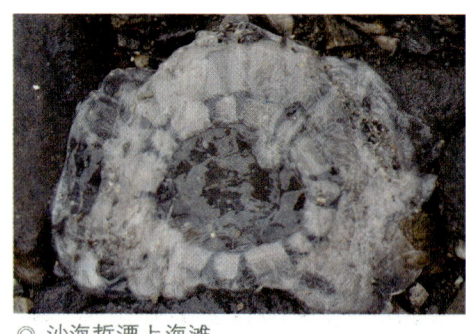

◎ 沙海蜇漂上海滩

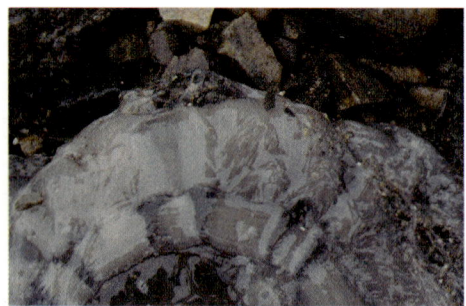

◎ 沙海蜇，开始溶化

陈藏器："蛇生东海。状如血
蛤（kàn），大者如床，小者如斗。
无眼目腹胃，以虾为目，虾动蛇沉，
故曰水母目虾。亦犹蛩（qióng）
蛩之与驱骀（jù xū）也。煠出，以
姜醋进之，海人以为常味。"海蜇为
水母之一种，海蜇状如凝结的羊血，
大小不一，如凝胶一团，下有触角，
无眼目腹胃。它在深海中随波逐流，
其触角可以游动。

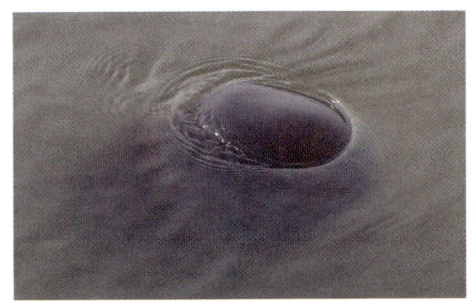

◎ 面海蜇，露头

李时珍："水母形浑然凝结，
其色红紫，无口眼。腹下有物如悬
絮，群虾附之，唼其涎沫，浮泛如
飞。为潮所拥，则虾去而蛇不得归。
人因割取之，浸以石灰、矾水，去
其血汁，其色遂白。其最厚者，谓
之蛇头，味更胜。生熟皆可食。茄
柴灰和盐水淹之，良。"虾动蛇沉，
虾去而蛇不得归，故有水母目虾之
说。为何虾去蛇不得归？《南越
志》："蛇，正白，濛濛如沫，生
物有智识，无耳目，故不知避人。
常有虾依随之，虾见人则惊，此物
亦随之而没（mò）。"

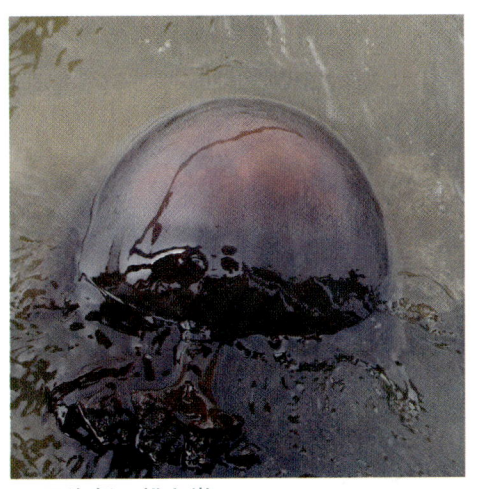

◎ 面海蜇，捞上岸

事实上，海蜇食虾，随着放流
的虾苗增多，在对虾丰收的同时，
海蜇也大丰收。海蜇被捕获后，以
灰、矾浸之，去其汁，其体积变小，
颜色变白。未经加工的鲜海蜇，软

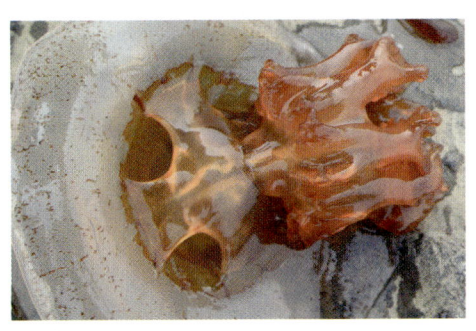

◎ 面海蜇，伞下有足

软滑滑,佐料调拌后最为鲜美爽口。剥下海蜇的血衣,炖煮后真有羊肉的味道。

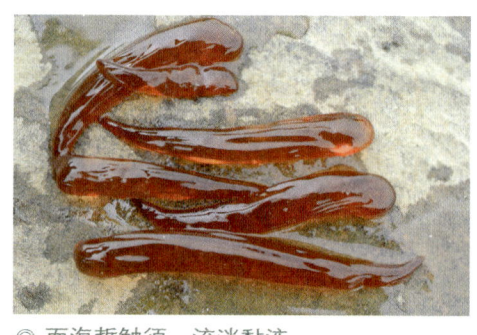

◎ 面海蜇触须,流淌黏液

海蜇,气味咸,性温,无毒。陈藏器:"治妇人劳损,积血带下,小儿风疾,丹毒,汤火伤。"李时珍:"疗河鱼之疾。"

海蜇多水,大如斗者,矾去血汁,则仅剩薄皮一张,又其性浮泛,飘然若絮,故走皮肤,去热毒,疗小儿风疾丹毒,汤火伤。色红紫,入血分,主治妇人劳损,积血带下。黄宫绣:"究其主治,大约多能下血消瘀,清热解毒,而气亦不甚温。盖缘此属血类,血味多咸,咸则能入肾;血藏于肝,海蜇形如血蛤(凝结的羊血),则蜇多入于肝;蜇产于水,肾属水,则蜇又多入于肾故也。是以劳损积血,得此则消,小儿丹疾火伤,得此则除,河鱼之疾(中毒),得此则疗。"

海蜇身体呈铃形、伞形或倒置的碗形。向外凸出的一面称外伞面,凹入的一面称下伞面。下伞面的中央有一下垂的管是垂唇,垂唇的游离端为口。伞的边缘有一圈触手。海蜇可以向上垂直运动,水流和风力可致其水平方向运动。海蜇为肉食性动物,以浮游生物、小的甲壳类、多毛类或小的鱼类为食。

10. 牡蛎：海水凝结石上立，潮涨潮落左顾盼

　　伫立西海岸边远望，海浪从天边滚滚而来。海中的三座岛屿，仿佛浮槎浸水，随浪飘摇，三座岛屿有个名字，连三岛。果然，在大潮渐渐退却中，三座岛屿慢慢露出真身。浅浅的海水里，看到通往岛屿的路径。一行人赶忙脱鞋绾裤，踩着水中礁石，晃晃悠悠地趟水前行。三个岛屿上，都有茂盛的植被。高高的束尾草，像一片片芦苇丛。直立的滨海珍珠菜缀满红果，攀援天门冬趴在岩石边，长满硬刺的长藤上，果子还是青色。

◎ 海中礁石

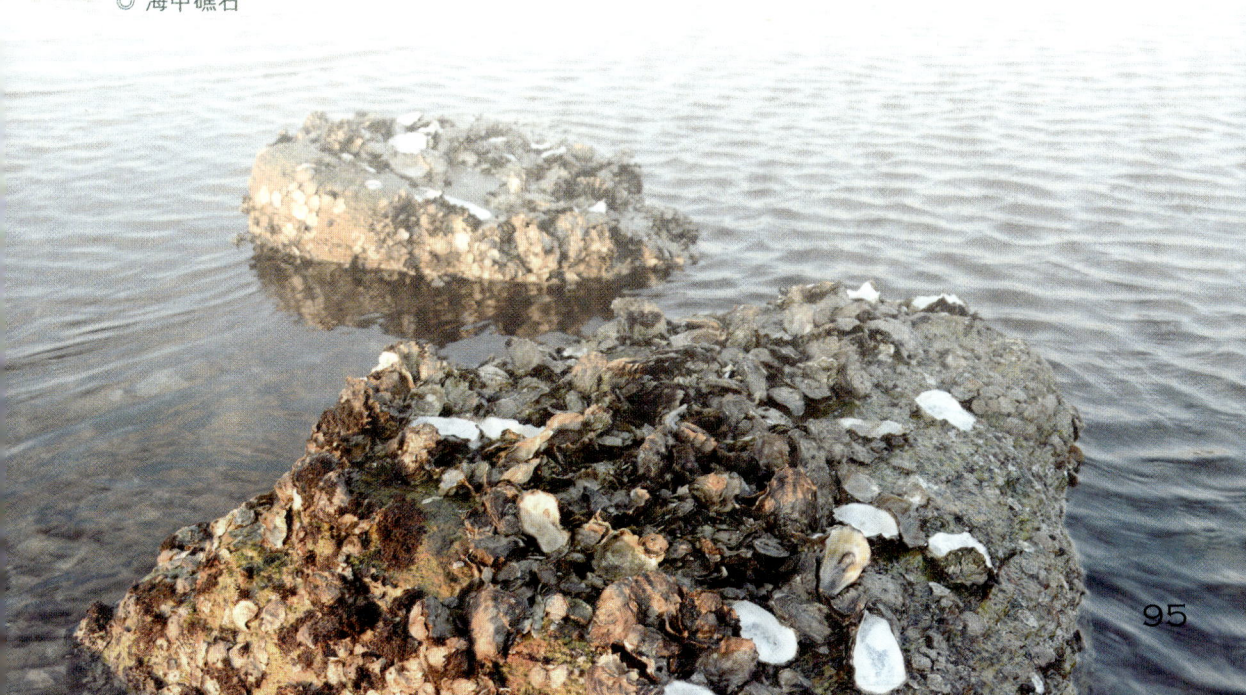

沿着岛屿的岩石，向海礁下行，远远望见礁石斑驳险峻。慢慢靠近，我们才发现斑驳的礁石并非本色，是大量的贝类附生在上面。队长："牡蛎。"

它是海水化成的精灵，伫立礁石上，为今日的邂逅已经等待了亿万年。因为立得太久，它已不能动弹，因为长长的顾盼，颈项已强（jiàng）凝。牡蛎，被誉为海族中最可贵者。今日它显露出水，闭口不言。而当水漫岛礁，浴波冲浪之际，大小牡蛎皆开壳张口，喜迎饕餮盛宴。

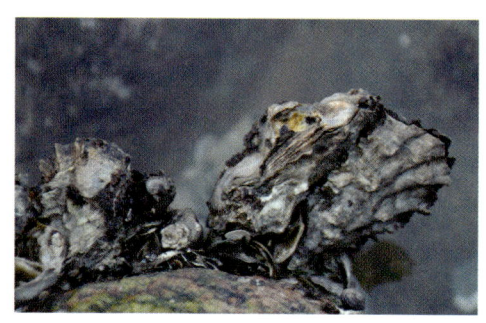
◎ 牡蛎歪头东顾，站在礁石上

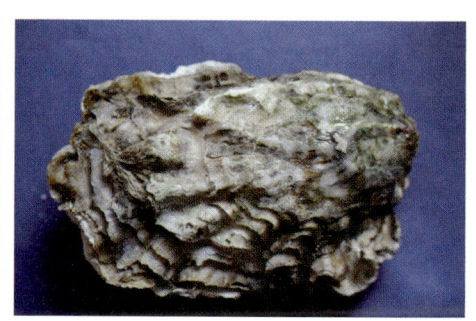
◎ 活牡蛎

《本草图经》："此物附石而生，块垒相连如房，故名蛎房（páng），一名蚝山，晋安人呼为蚝莆。初生海边才如拳石，四面渐长，有一二丈者，崭岩如山。每一房内有蚝肉一块，肉之大小，随房所生，大房如马蹄，小者如人指面。每潮来，则诸房皆开，有小虫入，则合之，以充腹。"

小牡蛎或附于礁石，或附于老牡蛎壳上，即使没有礁石，牡蛎通过自身繁衍，层层黏着累叠，亦可成山（小清河入海口，寿光羊角沟的泥海中，也曾有高大的蚝山）。牡蛎俗名蚝，张锡纯："此物乃海中水气结成，亿万相连，或覆或仰，积聚如山，古人谓之蚝山。"曰蛎曰蚝，粗大糙涩之义。你看牡蛎凸突的外壳，层层瓦垄，粗糙锋利。

天下万物皆有阴阳雌雄，蛎蛤附着生长于石上，无法移动，不能行雌雄和合之事，从何而生？古人认为牡蛎是海水结成，均为雄性，

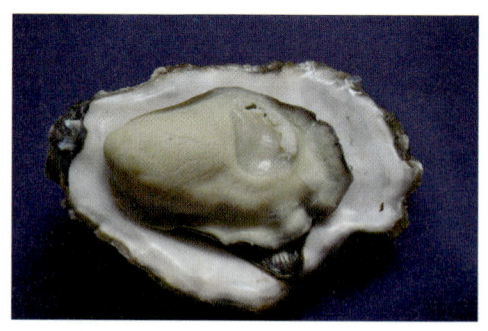
◎ 牡蛎煮熟

即牡的，故不能自己繁衍。

陈藏器："天生万物皆有牝牡，惟蛎是咸水结成，块然不动，阴阳之道，何从而生？《经》言牡者，应是雄者。"牝牡，指雌雄、阴阳，又引申为凹凸，蛎蛤兀然于石上，如石凸出，而得牡名。

道家又认为左顾者是雄，右顾者是雌。牡蛎在石上，均以口向上，将牡蛎之腹（平面）向南，背面（弓面）向北，口歪向东方就是。左东右西，名左顾。东方为阳，具生生之气。

《本草图经》："海中蚌属，以牡者良。今莱州昌阳县海中多有。"今胶东沿海一带，仍盛产左顾牡蛎，与唐代一样，为国家地理标志。

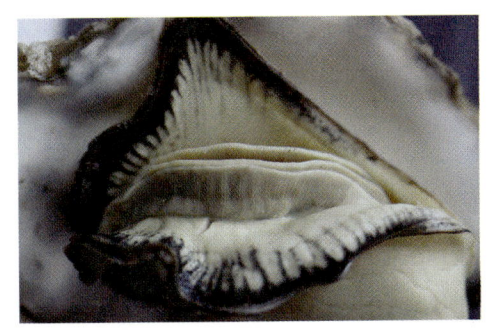
◎ 牡蛎肉

牡蛎，肉名蛎黄，生食熟食均可，为海族之最可贵者。蛎黄鲜嫩，味美好，饱含汁液，可令人细肌肤，美颜色。

《神农本草经》："牡蛎，味咸，平。主伤寒寒热，温疟洒洒，惊恚怒气。除拘缓鼠瘘，女子带下赤白。久服强骨节，杀邪鬼，延年。一名蛎蛤。"《名医别录》："微寒，无毒。除留热在关节荣卫，虚热去来不定，烦满，止汗，心痛气结，止渴，除老血，涩大小肠，止大小便，疗泄精，喉痹，咳嗽，心肋下痞热。一名牡蛤。生东海池泽。"

牡蛎，又名牡蛤、蛎蛤，其性类蛤，静而不动，属阴性寒凉。本品气寒，清热，治火热为病，主伤寒寒热，温疟洒洒，除留热在关节荣卫，虚热去来不定。

牡蛎得海气结成，故其味咸，咸能软坚，故除拘缓鼠瘘，心痛气结，除老血，治疝瘕积块，瘿瘤结核，心肋下痞热坚满。因其如石头样沉重，故又能重镇安神，治孩子惊痫、惊恚怒气。

牡蛎在礁石上层层相累，其象为涩，单个牡蛎壳表面也有刀刃样层层相叠的突起，抚之碍手，大有涩象，故能涩大小肠，止大小便，疗泄精及女子带下赤白，止汗。除内服，也可捣粉外敷止汗。其涩象收敛，除收敛有形，尚可收敛无形之气、魂魄，故张仲景用龙骨牡蛎汤敛魂收魄。

　　牡蛎为牡蛎科多种近缘动物的全体，是海产贝壳，在我国以长牡蛎 *Crassostrea gigas* Thunberg 分布最广。牡蛎乃软体有壳、依附寄生的动物。长牡蛎壳大而坚厚，呈长条形。壳长约6.7厘米，高约3.8厘米，宽约2.6厘米，也有长卵圆形个体。右壳较平，环生鳞片呈波纹状。左壳深陷，鳞片粗大。壳表面淡紫色、灰白色或黄褐色。壳内面白色，瓷质样。壳顶内面有宽大的韧带槽。闭壳肌很大，马蹄形。

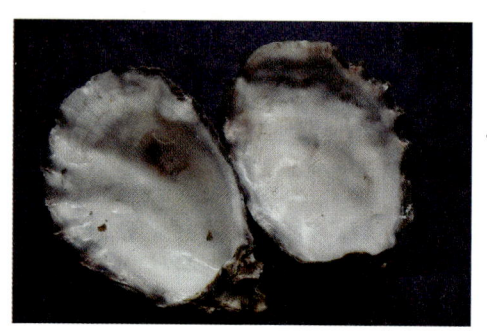

牡蛎生礁石上，层层相累，质沉重，表皮粗涩，药用其壳。涩可收敛，止大小便，疗泄精，女子带下赤白，止汗，又重镇安魂魄。

◎ 牡蛎壳

　　牡蛎固着于浅海物体或海边礁石上，以开闭贝壳运动进行摄食、呼吸。为滤食性生物，以细小浮游动物、硅藻和有机碎屑为食。牡蛎属卵生型，6~8月为繁殖期，多雌雄异体，也有雌雄同体。有的种类将卵排到水中受精，有的则在雌体内受精。受精卵发育成游泳的幼体，两周后永久固着于其他物体，失去游泳能力，变成小的成体，再慢慢长大。

11. 文蛤：天然瓷器好妆盒

三山岛外，远望茫茫海面，渔船颠簸飘摇。近观忽忽海沤，浅深聚散。海浪冲刷沙滩，急涨缓退。沙滩上的小孔洞，或藏蟹或匿蛏。"还有别样的宝贝！"

挖开层层沙子，蛤蜊露出。与众不同的蛤蜊，厚实沉重，有瓷器的质感，精美的花纹。每个蛤蜊都有独一的纹路、无二的色彩。队长："文蛤。文蛤大小不一而有紫斑。"《证类本草》："背上有斑纹者，今出莱州掖县南海中，三月中旬采。萧炳云：出密州。"莱州密州皆齐之故地。

文蛤闭壳肌粗壮，手掰难开，需要刀劈，俗名刀劈蛤。鲜味无有超其右者，它的鲜味，鲜得发腻。一锅汤里放几个文蛤，就像放了过量味精，最适合打卤吃面。

文蛤壳滑泽，可作妆品盛器。曾经，润肤美颜的蛤蜊油，就盛在文蛤壳内。这大小不一，花纹有别的贝壳，香气凝结，包含女人对肌肤美白、红颜不老的期望。唐苏敬："文蛤，大者圆三寸，小者圆五六分，若今妇人以置

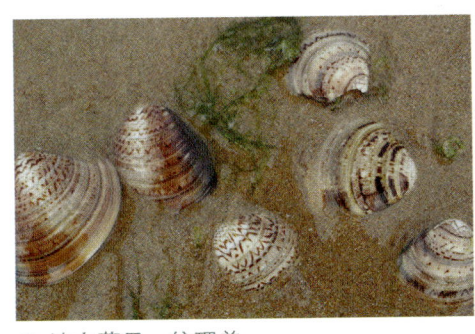

◎ 沙中藏贝，纹理美

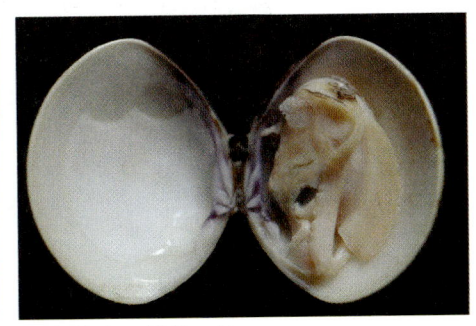

◎ 文蛤肉，鲜美无比

胭脂者。"早在唐代，文蛤已是流行的妆盒。

陈藏器："海蛤，是海中烂壳，久在泥沙，风波淘漉，自然圆净，有大有小，以小者久远为佳。"入药用的是久经海浪淘洗的烂壳。《神农本草经》："主恶疮，蚀五痔。"《名医别录》："味咸，平，无毒。主咳逆胸痹，腰痛胁急，鼠瘘大孔出血，崩中漏下。生东海，表有文，取无时。"

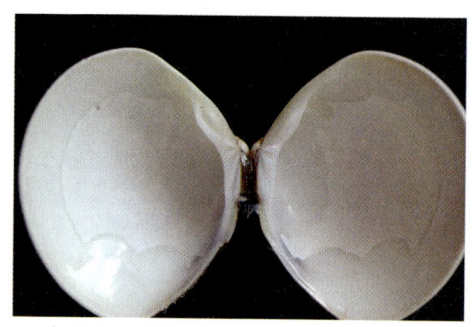

◎ 文蛤壳，曾经用于化妆品包装

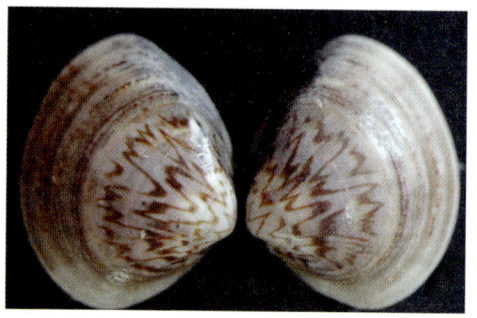

◎ 文蛤壳表面的纹路

文蛤 *Meretrix meretrix* Linnaeus，壳高 6~8 厘米，壳长约 7.3 厘米，壳宽约 4 厘米。贝壳背缘略呈三角形，腹缘呈圆形，壳质坚厚。贝壳表面光滑，被有一层黄褐色光滑似漆的壳皮；轮脉清晰，由壳顶开始有锯齿状的褐色带。内面为瓷白色，后部边缘呈紫色。多栖息于浅海的沙泥底，喜欢生活在有淡水注入的河水湿地与潮间带地区。

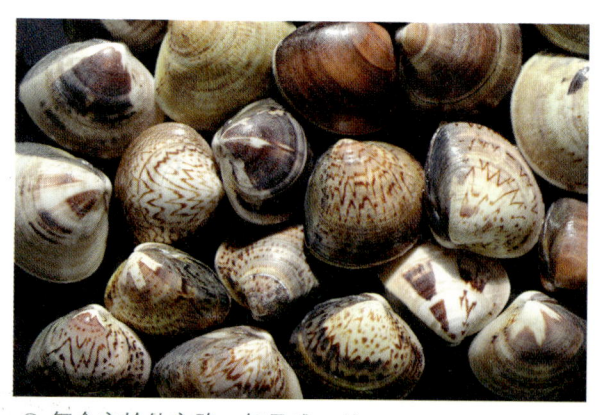

◎ 每个文蛤的文路，都是唯一的

12. 魁蛤：壳似瓦屋之垄

　　"望海不见海，海望欢声起。"（明代李贽《海望》）海潮应时刻，好似会佳期。每月两次的大潮，如海底涌泉，巨浪掀起。海澳里，弄潮儿，时隐时现在潮头；也有潮中撒网者，欢喜抱得梭鱼归。海潮涌动浪淘沙，海水退却后，赶海人应时而来。与搁浅水洼的鱼蟹，蛰伏沙底的蛤蜊，美好相遇。

　　轻踩软沙，无心拾贝，却见一片白色覆在沙中。队长："魁蛤壳。"沙子里有各种蛤蜊，怎么找不到魁蚶呢？队长："魁蚶不耐高温，生活的海域水深十五至三十米，而大部分贝类生活在涨潮退潮的海域。"

　　掌禹锡："魁蛤，形圆长，似大腹槟榔，两头有孔，今出莱州。"魁蛤，又名魁陆、蚶、瓦屋子、瓦垄子。李时珍："魁者羹斗之名，蛤形肖之故也。

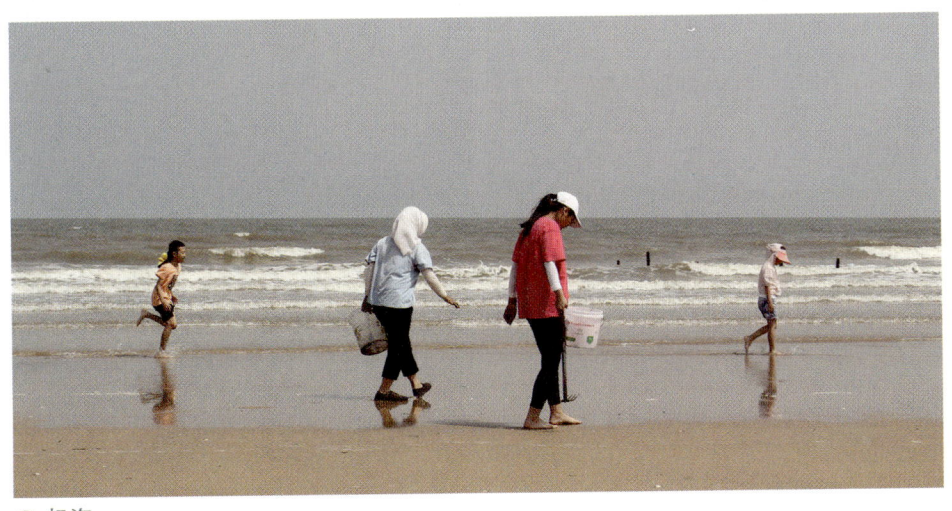

◎ 赶海

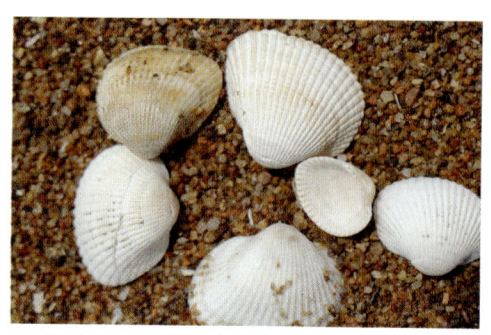

◎ 海滩上，水洗沙磨的魁蛤壳

蚶味甘，故从甘。案《岭表录异》云：南人名空慈子。尚书卢钧以其壳似瓦屋之垄，改为瓦屋、瓦垄也。"魁，杓子，其壳似杓，故名魁蛤。

魁蛤美名，肉当鲜美。打开期待的瓦垄，吓一跳！还没掰开，殷红的血液就流出来了。队长："流血者今呼泥蚶、血蛤。"今胶东滨海风俗，开水轻烫血蛤，吸其血液食其红肉，可补血活血，妇人产后多食之。

这个魁蚶的肉鲜红色，也含有血液。黄色的蛤肉树立中间，上沾着两片薄翼，数条红色血丝纵列其中。《名医别录》："魁蛤，味甘，平，无毒。主痿痹，泄痢，便脓血。一名魁陆，一名活东。生东海。正圆两头空，表有文，取无时。"《食疗本草》："魁蛤，性寒。润五脏，治消渴，开关节。服丹石人食之，使人免有疮肿及热毒所生也。"魁蛤肉色鲜红，液汁如血，故入血分，治泄痢便脓血，活血治痿痹开关节。蛤似蚌而静，属阴肉寒凉，润五脏，治消渴。服丹石人食之，免生疮肿及热毒。

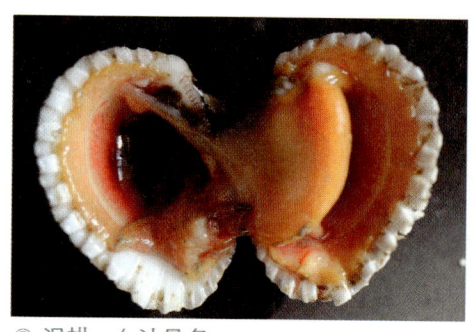

◎ 泥蚶，血汁最多

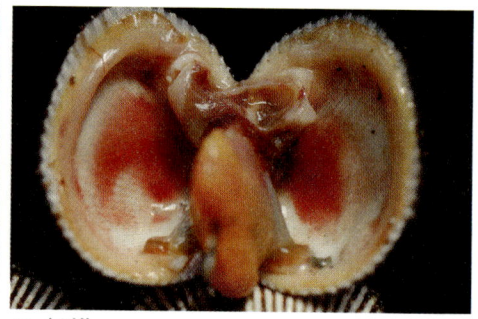

◎ 魁蚶

其壳入药，名瓦楞子。《日华子》："凡用，取陈久者炭火煅赤，米醋淬三度，出火毒，研粉。气味甘、咸，平，无毒。烧过，醋淬，醋丸服，治一切血气、冷气、癥癖。"魁蛤色红走血，散瘀血开癥癖。李时珍："咸走血而软坚，故瓦垄子能消血块，散痰积。"壳似瓦屋之垄者，另有今之毛蚶，其壳亦作瓦楞子用。

魁蚶 *Scapharca broughtoni* Schrenk，大型蚶，壳高达 8 厘米，长 9 厘米，宽 8 厘米。壳质坚实且厚，斜卵圆形，极膨胀。左右两壳近相等。背缘直，两侧呈钝角，前端及腹面边缘圆，后端延伸。壳面有放射肋 42~48 条，以 43 条者居多。放射肋较扁平，无明显结节或突起。同心生长轮脉在腹缘略呈鳞片状。壳面白色，被棕色绒毛状壳皮，有的肋沟呈黑褐色。壳内面灰白色，其壳缘有毛、边缘具齿。铰合部直，铰合齿约 70 枚。

中药瓦楞子，为蚶科动物毛蚶 *Scapharca kagoshimensis* Tokunaga、泥蚶 *Tegillarca granosa* Linnaeus 或魁蚶的贝壳。秋冬至次年春捕捞，洗净，置沸水中略煮，去肉，干燥。性状区别：毛蚶略呈三角形或扇形，长 4~5 厘米，高 3~4 厘米。壳外面隆起，有棕褐色茸毛或已脱落；壳顶突出，向内卷曲；自壳顶至腹面有延伸的放射肋 30~34 条。泥蚶长 2.5~4 厘米，高 2~3 厘米。壳外面无棕褐色茸毛，放射肋 18~21 条，肋上有颗粒状突起。（魁蚶肋线最多，40 几条，细窄。泥蚶 20 条左右，最少，宽厚。毛蚶 30 多条。）

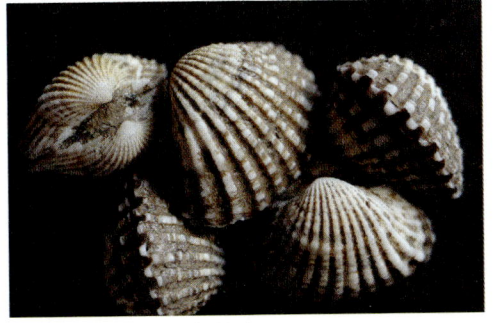

◎ 泥蚶个小，瓦垄稀疏

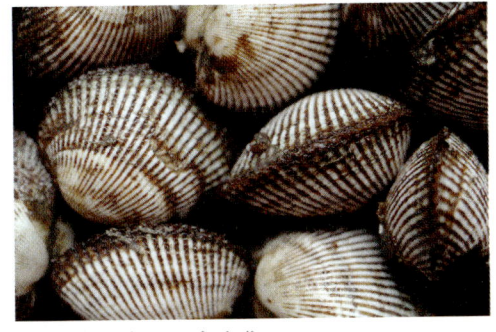

◎ 魁蚶个大，瓦垄密集

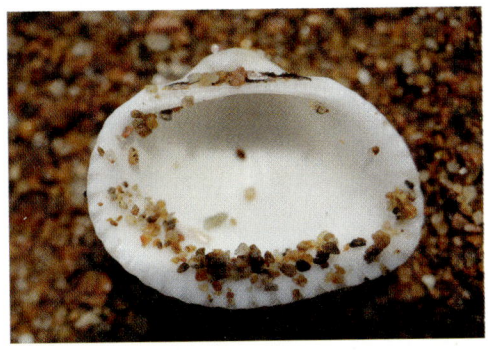

◎ 魁蚶壳，没了棱角

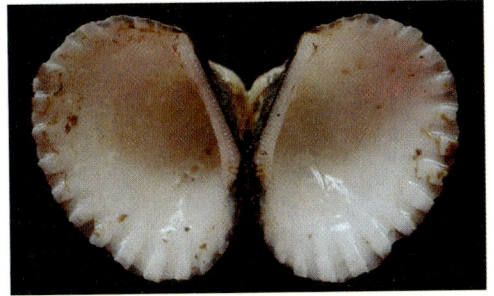

◎ 泥蚶壳

13. 虾：下乳汁，壮阳道

"金乌摇上浪如堆，万象分明海色开。"（元代宋无）夏日的清晨，万顷波涛被旭日染黄。早起的渔民，已在波涛中拖网捕捞。那网简陋，网口是木片钉成的方框，绿色的网袋好似窗纱做成。

三三两两的渔民，身背渔网，在波浪间出没。他们收网往岸边返回时，人们兴奋地围上来。原来网的是小鱼小虾啊！那虾不足一寸长，通体透明，难以分辨首尾。看样子做虾皮都嫌小，大概是做虾酱的蟛子虾。李时珍："虾，江湖出者大而色白，溪池出者小而色青。皆磔须钺（yuè）鼻，背有断节，尾有硬鳞，多足而好跃，其肠属脑，其子在腹外。"

虾虽有江河湖海之别，其形其性则一。海虾大小种类繁多，齐之东海，春有桃花虾，夏有鹰爪虾，秋有毛虾，冬有对虾。赵学敏："虾生淡水者色青，生咸水者色白。溪涧中出者壳厚气腥；湖泽池沼中者壳薄肉满，气不腥，味佳；海中者色白肉粗，味殊劣。入药以湖泽中者为第一。以虾煮晒干去壳，大者曰莺爪，小者曰虾米。"

◎ 捞小虾

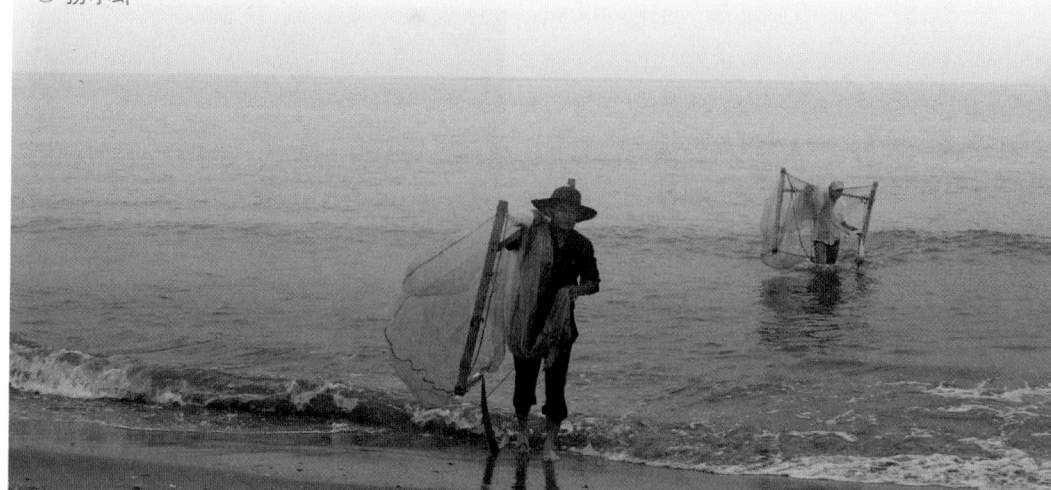

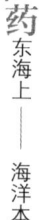

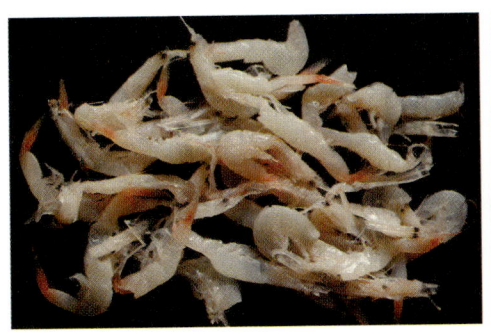
◎ 虾酱初酿

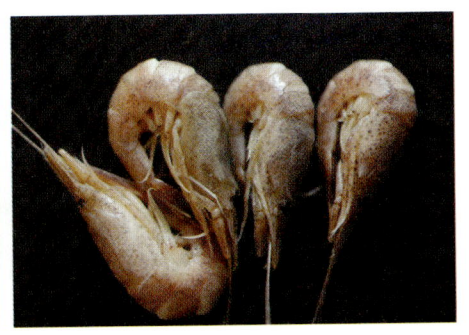
◎ 桃花虾，桃花开时捕捞

鹰爪虾去壳出海米，功同虾米。虾米，味甘，性平，逐风痰，补肾益阳，治无乳及乳病。虾米酒：鲜虾米一片，取净肉捣烂，黄酒热服，少时乳至，再用猪蹄汤饮之，一日几次，其乳如泉。海中所产对虾，大者长五六寸，两两干之为对虾，鲜者肉肥白而甘。

朱排山《柑园小识》："海虾礛须钺鼻，背有断节，尾有硬鳞，多足而好跃，大于溪河所生，长尺余，须可为簪。土人两两干之，谓之对虾，以充上馔。"止其出时，自正月往后始，二三四月大盛，端阳而后即杳不可得，亦物理之不可推者。对虾亦补肾兴阳，治痰火后半身不遂，筋骨疼痛。最小的海虾腌虾酱，初腌时，每百斤用盐三斤，封定缸口，候虾身溃烂，乃加至四十斤盐，于是味大佳，可以久食。缸中不可见水，见水则臭。虾动而善跃，属阳性温。《本草纲目》："作羹，治鳖瘕，托痘疮，下乳汁。法制，壮阳道。煮汁，吐风痰。捣膏，敷虫疽。"

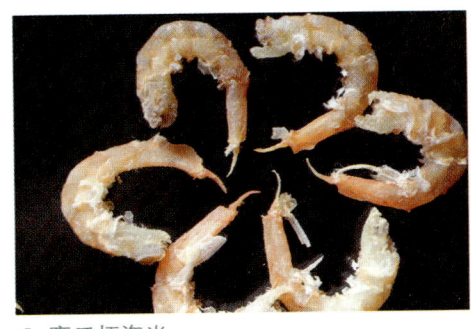
◎ 鹰爪虾海米

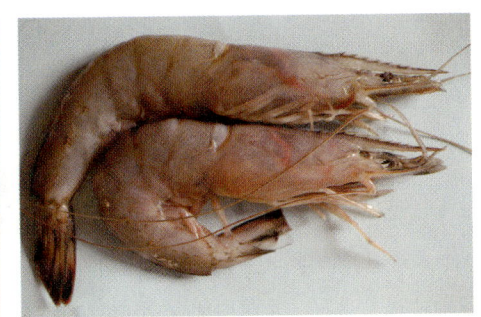
◎ 生于中国的对虾

14. 蟹：招潮蟹，弹涂鱼

穿过稻田，面前是一望无际的泥滩，所谓滩涂，就是这样的潮汐地带。今日大潮退去，望不到海边。小心翼翼地在泥上试探，队长顺利走过低洼处，后面的人踩着队长的脚印时，鞋子再也拔不出来了。

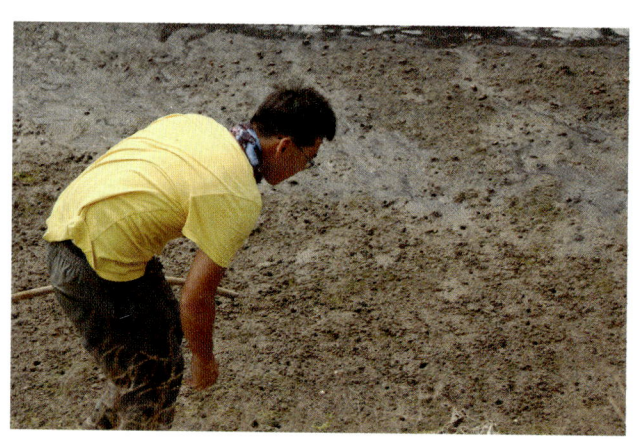

◎ 泥中满布蟹子洞

看！泥滩上有啥东西乱跑乱跳。定睛瞧，是蟹子和小鱼啊！队长："招潮蟹和弹涂鱼。"泥滩上这么多孔洞，是它们的巢穴吧。走近伸手抓时，它们却纷纷往洞穴里蹲。大概生活于这潮汐带上，才有这名字吧。这蟹子好

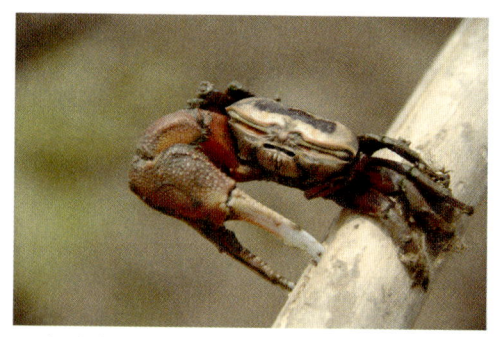

◎ 招潮蟹

奇怪，两个钳子一大一小，大钳子如铁锤之重，小钳子似草秆纤细。一番欣赏戏弄，它着急了，卸下大钳子就跑。《本草图经》："八足二螯，大者箱角两出，足节屈曲，行则旁横。一螯大一螯小者，名拥剑，又名桀步。常以大螯斗，小螯食物。"

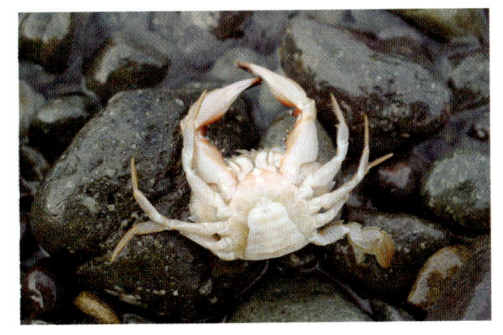

◎ 花盖蟹

蟹名字多，如螃蟹、横行居士、郭索、介士、无肠公子。寇宗奭："此物每至夏末秋初，则如蝉蜕解。当日名蟹之意，必取此义。"螃蟹生长过程中不断蜕壳，每长大，壳不能包肉，必蜕而壳解，故字从"解"。李时珍："按傅肱《蟹谱》云：蟹，水虫也，故字从虫。亦鱼属也，故古人从鱼。以其横行，则曰螃蟹。以其行声，则曰郭索。以其外骨，则曰介士。以其内空，则曰无肠。"

蟹的种类多。陶隐居："蟹类甚多，蟛蜞（qiū móu）、拥剑、彭螖（yuè，今读 huá，寄居蟹）皆是，并不入药。"海边有蟛蜞、拥剑，似蟹而小，不可食。黄渤海中，最鲜美的蟹为梭子蟹。蟹性趋光，夜晚点火于岸边，即蜂拥而至。寇宗奭："当八九月蟹浪之时，直于塘泺岸上，伺其出水而拾之。又，夜则以灯火照捕，始得之。时黄与白满壳，凡收藏十数日不死，亦不食。"仲秋月满，团聚食蟹。正如苏轼《丁公默送蝤蛑》所言："半壳含黄宜点酒，两螯斫雪劝加餐。"

人中蟹毒，腹痛吐利，服冬瓜汁、紫苏汁及大黄丸皆得瘥，以苏叶汁最验。而李时珍："诸蟹性皆冷，亦无甚毒，为蝑（xiè，盐藏蟹）最良。鲜蟹和以姜醋，侑以醇酒。咀黄持螯，略赏风味，何毒之有？饕嗜者乃顿食十许枚，兼以荤膻杂进，饮食自倍，肠胃乃伤，腹痛吐利，亦所必致，而归咎于蟹，蟹亦何咎哉。"盐藏蟹是黄海、

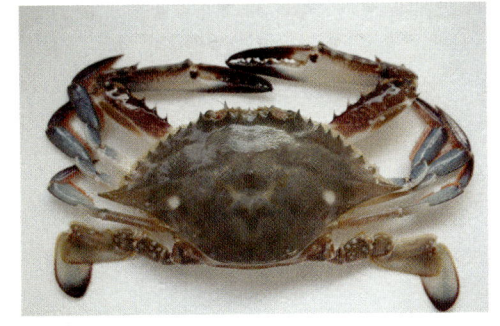

◎ 梭子蟹

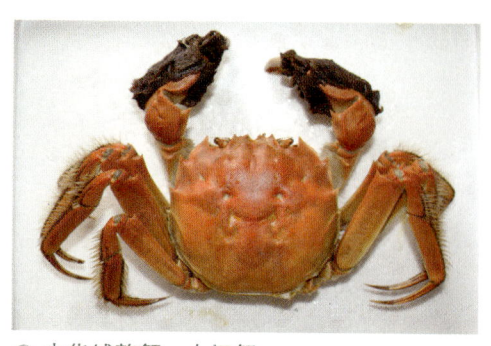

◎ 中华绒螯蟹，大闸蟹

渤海沿岸人的最爱，其味美过鲜蟹。不新鲜的蟹即有毒，姜醋醇酒，皆可解其毒。

《药性纂要》："雄者脐长，雌者脐团。腹中之黄，应月盈亏。生于流水者，色黄而腥，生于止水者，色绀而馨。霜前食物故有毒，霜后将蛰故味美。"霜前蟹子进食，难免食入有毒之物，而霜后蟹子蛰伏，停止进食，故无毒且味美。

《神农本草经》："蟹，味咸，寒。主胸中邪气热结痛，喝僻面肿。败漆，烧之致鼠。"《名医别录》："有毒。解结散血，愈漆疮，养筋益气。爪，主破胞，堕胎。"《日华子》："螃蟹，凉，微毒。治产后肚痛血不下，并酒服。筋骨折伤，生捣炒罨良。脚爪，破宿血，止产后血闭肚痛，酒及醋汤煎服，良。"

蟹子善动，生青熟赤，入血破血，故能续筋骨。胸中邪气热结痛，喝僻面肿，皆是瘀血。《本经逢原》："蟹之外骨内肉，生青熟赤，阴包阳象无疑。性专破血，故能续断绝筋骨。《本经》主胸中邪气热结痛，喝僻面肿，皆是瘀血为患。性能败漆，今人生捣治漆疮，涂火烫，皆取散血之意。《日华》治筋骨折伤，生捣罨之。凡物之赤者皆热，唯蟹与柿性寒，所以二物不宜同食，令人泄泻发癥瘕。妊娠忌食，以其性专逆水横行也。其爪为催生下死胎胞衣专药……取蟹之散血，而爪触之即脱也，然必生脱者连足用之。"蟹爪易脱落，故治胞胎不下。

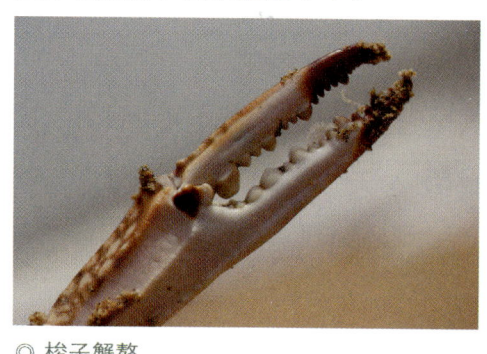

◎ 梭子蟹螯

《胡洽》治疗孕妇僵仆，胎转上抢心，困笃，有蟹爪汤之类。蟹爪破胞堕胎，一因活血散结，二因蟹爪横行。《本草新编》："或问蟹爪主破胞堕胎，岂以其爪性过利乎？曰：蟹性最动，而爪尤动之至者。子死腹中，胞不能破，

采药
东海上——
海洋本草文化

用之实神，正取其动也。"将蟹子腌咸，容器中的盐蟹汁，能活血开闭。李时珍："喉风肿痛，满含细咽即消。"

关于妊娠忌食，古人认为以其性专逆水横行。今人看似荒诞的理论，有其深远的渊源。《周易·乾》"云行雨施，品物流形"，疏："云气流行，雨泽施布，故品类之物，流布成形。"水生万物，人为水生。男女之精，均为水形，男女合精，即两水相合，精水像金锡水一样流布而成形体，新生命诞生。生成胎儿的过程，就像陶铸成型的过程一样。马王堆《胎产书》："故人之产也，入于冥冥，出于冥冥，乃使为人。一月名流刑，食饮必精，酸羹必熟，毋食辛腥，是谓财贞。二月始膏，毋食辛臊，居处必静，男子毋劳，百节皆病，是谓始藏。三月始脂，果随宵效，当是之时，未有定仪，见物而化。"胎儿三个月的时候，如凝脂一般，模样未定，随所见之物感化而成最初的样子。

15. 蛏：生海泥中

欢声笑语里，在泥泞的滩涂上，一行人深一脚浅一脚地向大海前行。远远地看到了海叉子，叉子里的水通向远方的大海。哎！水里有个木桩，怎么还动呢？走进了，仔细看，是个人呢。"大爷！您在水里摸啥呢？""蛏子。"一会儿，大爷举起手挥动着："哈哈，看！"猛然扔了过来。

陈藏器："蛏生海泥中，长二三寸，大如指，两头开。"李时珍："蛏乃海中小蚌也。其形长短大小不一，与江湖中马刀、蛼、蚬相似，其类甚多。闽、粤人以田种之，候潮泥壅沃，谓之蛏田。呼其肉为蛏肠。"今山东日

◎ 水中摸蛏子

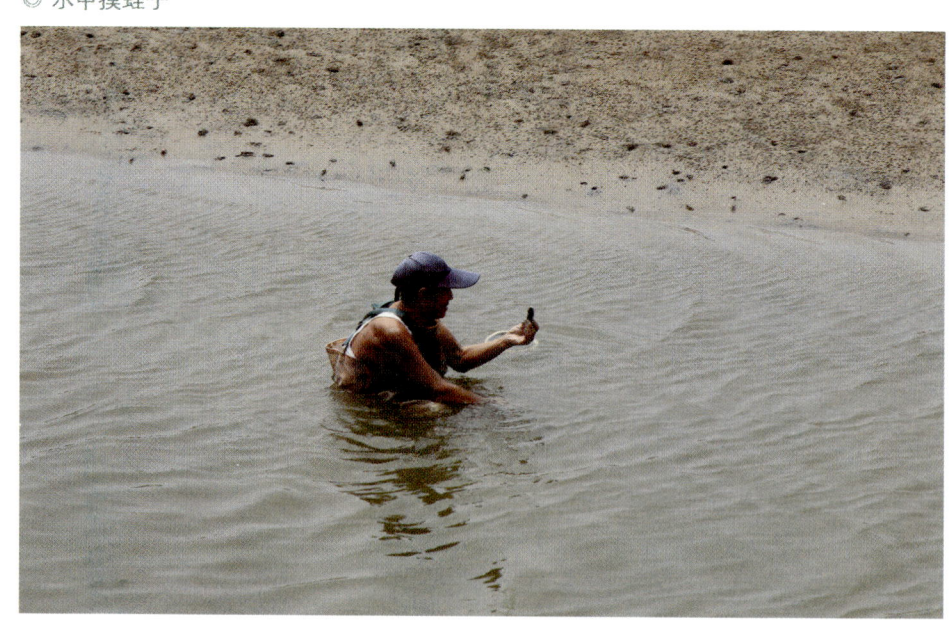

照滩涂亦有蛏田，广袤的滩涂上，长满沙滩黄芩和砂引草的阡陌，把泥田划分得整整齐齐。潮涨潮落，给泥田带来丰富的养分。蛏苗就藏在这黑泥里，钻来钻去，等待潮汐，滤吸食物。一朝长大，种蛏人用铁锹遍翻软泥，从孔洞中掏出肥美的蛏子。

《嘉祐本草》："蛏肉，味甘，温，无毒。补虚，主冷利。煮食之，主妇人产后虚损，胸中邪热、烦闷气。与服丹石人相宜。"孟诜："天行病后不可食，切忌之。"蛏肉鲜美紧实，可补虚治虚损。蛏乃海中小蚌，与马刀、蚬相似，为贝类，行动迟缓，静而属阴，故性冷凉。主胸中邪热，烦闷气。古人服丹石后多有发热，故蛏与服丹石人相宜。

《本草纲目拾遗》："蛏壳，治喉风急痹。《万选方》：用蛏壳置瓦上，日晒夜露，经年取下，色白如雪，捣细，水漂净末，晒干，同冰片吹喉，专治咽喉一切急症，立愈。"

蛏 *Sinonovacula constricta* Lamarck，壳长5.4厘米，壳高1.7厘米，壳宽1厘米。壳顶低平，位于背部前端约1/3处。壳面被一层较粗糙的黄色或暗绿色壳皮。自壳顶向中腹缘有一稍下陷的缢沟。壳内灰白色，有一条与壳表放射缢沟相应隆起于壳面的放射带。在有淡水注入的潮间带中下区及河道中，蛏子挖穴觅食，从进水管吸进食物和新鲜海水，从排水管排出废物、废水。

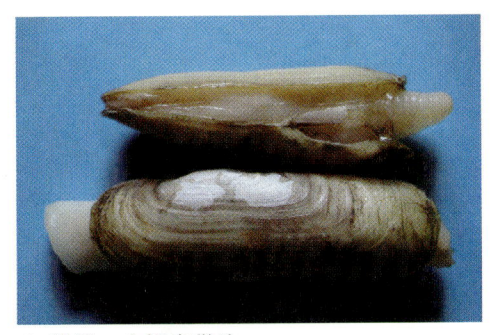

◎ 缢蛏，中间有勒沟

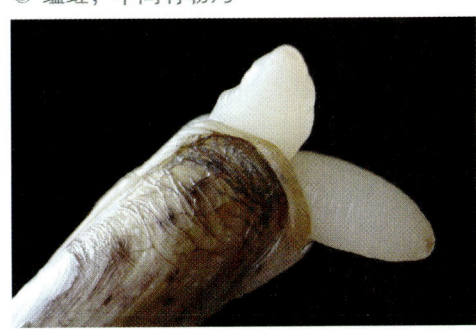

◎ 活缢蛏

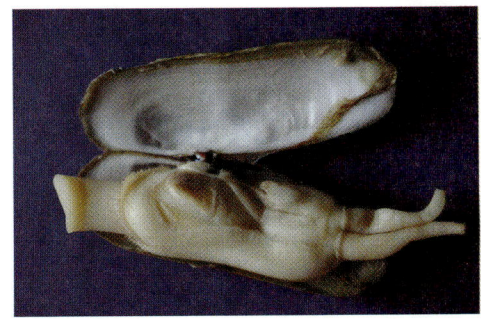

◎ 缢蛏煮熟

16. 石决明：磨翳明目千里光

蓬山此去无多路，青鸟殷勤为探看。快船在海浪间疾驰，随着鸣叫的海鸟群，冲向海中蓬莱山。《山海经·海内北经》："蓬莱山在海中。"《史记·封禅书》："自威、宣、燕昭，使人入海求蓬莱、方丈、瀛洲。此三神山者，其传在渤海中，去人不远。"

黄、渤海的交会处，庙岛群岛就像珍珠洒落大海，是传说中的海上三壶。它位于胶东半岛和辽东半岛之间，常见海市蜃楼。它碧波环拥，山媚水秀，风景独好，为国家级鸟类自然保护区、省级海洋自然保护区。岛上丰富的海产中，有海马、海龙、海参、鲍鱼等。在粮食缺乏的时候，岛上人饿得不行了，才下海摸些海参鲍鱼充饥。而今天这些都是珍品。

◎ 礁石嶙峋

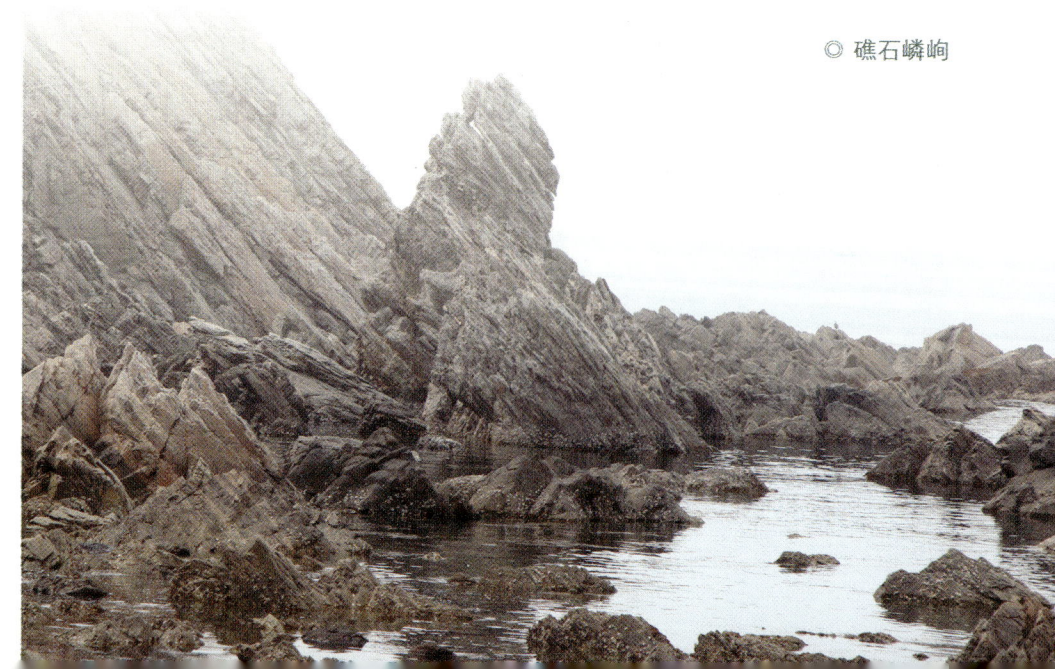

采药
东海上——
海洋本草文化

鲍鱼单壳，以肉黏着在海底石上，采取时要乘其不备，若有惊动，会用力咬住石头，不易摘下。

鲍鱼壳即石决明，又名千里光、九孔螺。决明、千里光以功名，九孔螺，以形名。李时珍："石决明形长如小蚌而扁，外皮甚粗，细孔杂杂，内则光耀，背侧一行有孔如穿成者。生于石崖之上，海人泅水，乘其不意，即易得之，否则紧黏难脱也。"

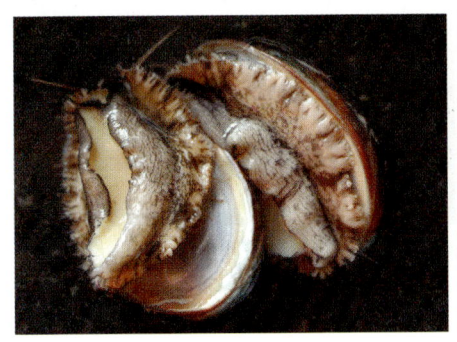

◎ 黏着才安全

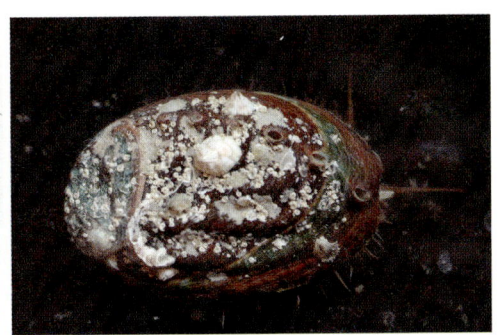

◎ 活动觅食，触须伸展

鲍鱼生海中石上，登州莱州海边甚多。它如蜗牛般背着壳，头上有蜗牛样的两根触须及四周无数小刺，随着挛短弛长的身体盈缩变化。它吸力十足，又涎滑难握。

鲍鱼属螺而不旋，如蛤而壳单，肉粘石上，宛如吸盘。其壳有孔，外糙内光，肉滑而有涎，死则缩至壳内，宛若目珠在眶。

《名医别录》："味咸，平，无毒。主目障翳痛，青盲。久服，益精轻身。"

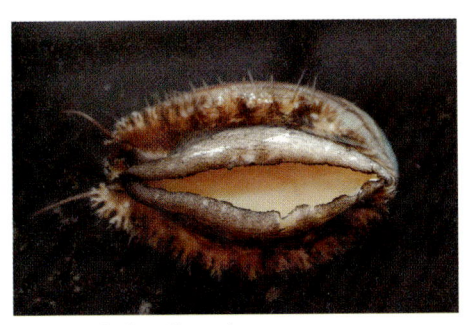

◎ 肉一卷曲，像眼睛

取象比类是中国人的思维方法。鲍鱼壳像眼眶，肉像眼珠，煮熟的更像。因其似目，故入目，治目疾。其壳内滑而光耀明亮，故明目。其肉涎滑，有滑利之性，壳亦具滑利之气。滑可去着，故磨翳消障，内服疗青盲内障。水飞作眼药，外点散赤膜外障。

皱纹盘鲍 *Haliotis discus hannai* Ino，贝壳呈扁卵圆形或椭圆形。壳长 11.9 厘米，壳宽 8.6 厘米。前端稍尖，螺层约 3 层。从第二个螺层到体螺层的边缘，有一列高出壳面的突起和出水孔，通常有 3~6 个开孔，但以 4 个居多。壳面为深绿色或青褐色，表面粗糙具不规则皱褶。壳内为银白色，带有彩虹珍珠光泽。鲍鱼的软体部分有个吸盘样肉足，足上生有多个触角和小丘。头部有两个触角，触角的基部背侧各有一短突起，突起末端长着眼睛。栖息于低潮线至水深 10 米左右的岩礁间，夜间觅食褐藻和红藻，或吞食其他小型无脊椎动物。

石决明为鲍鱼壳，名字就藏有光辉明亮之义。壳内滑而光耀明亮，故明目。作眼药，磨翳消障。

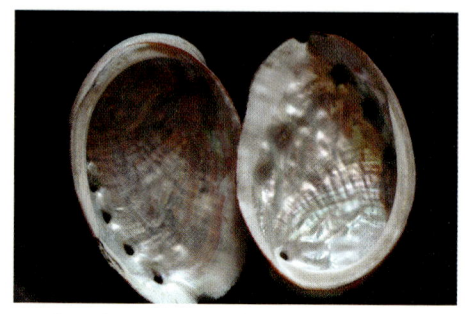

◎ 壳光亮似珍珠

中药石决明为鲍科动物杂色鲍、皱纹盘鲍、羊鲍、澳洲鲍、耳鲍或白鲍的贝壳。

17. 鱼鳔：鱼胶饵

　　渔舟横渔湾，渔夫卖鱼去。三山岛渔港内泊了大大小小的渔船，码头上，人头攒动，堆满鱼鳖虾蟹，各色珍品。莱州湾的梭子蟹、鲅鱼、刀鱼、黄花鱼为特产。

　　田九成《游览志》："石首鱼，每岁四月，来自海洋，绵亘数里，其声如雷。海人以竹筒探水底，闻其声乃下网，截流取之。"

　　黄花鱼属石首鱼类，头里有两块骨头，宛若白色玉石。李时珍："生东南海中。其形如白鱼，扁身弱骨，细鳞黄色如金。首有白石二枚，莹洁如玉……腹中白鳔（biào）可作胶。"

◎ 三山岛渔港

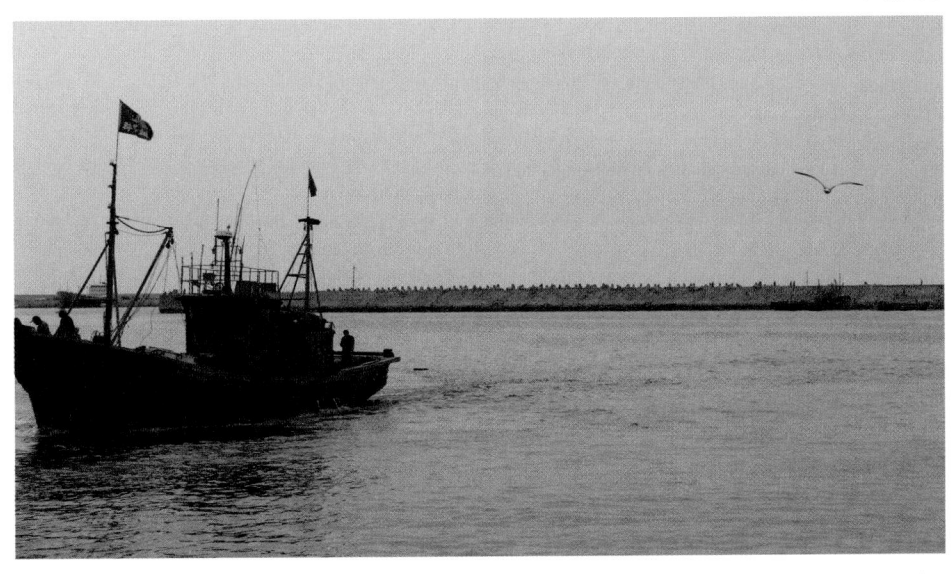

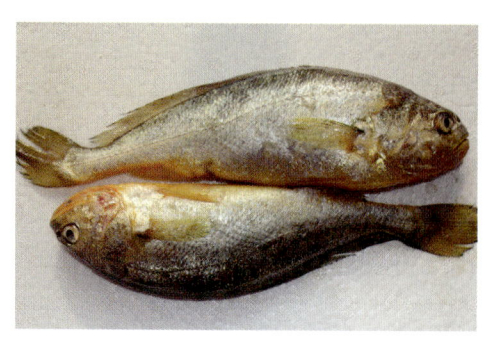

◎ 大黄花鱼

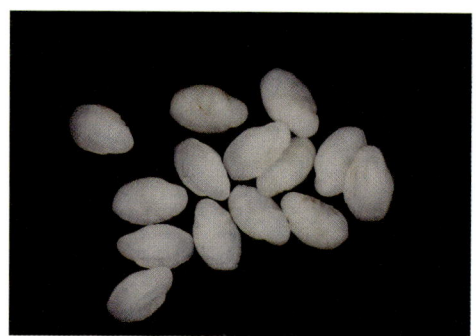

◎ 鱼头里的石头，洁白光滑

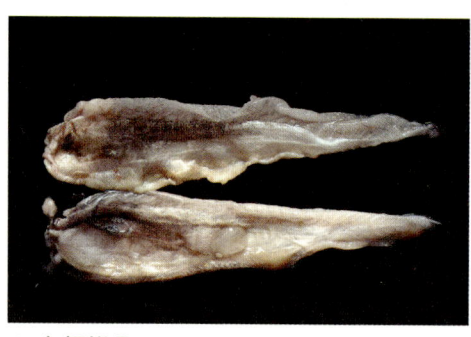

◎ 鱼鳔鲜品

鱼体内可以胀缩的气囊，名鱼鳔，又名鱼泡。胀时鱼上浮，缩时鱼下沉，鱼靠它浮沉。黄花鱼的鱼泡特别，若在鱼群周遭击鼓，可将鱼泡震破。这鱼鳔，性尤其黏，用它做胶，最为上等。

鱼鳔作胶，名鳔胶。《考工记》"鱼胶饵"，认为其胶黏结力强。《本草纲目》："鳔，即诸鱼之白脬（pāo），其中空如泡，故曰鳔。可治为胶，亦名缳（xuàn）胶。诸鳔皆可为胶，而海渔多以石首鳔作之。名江鳔，谓江鱼之鳔也。粘物甚固。此乃工匠日用之物，而记籍多略之。"石首鱼，又名江鱼、鮸鱼。海中之石首鱼，鳔如烂肉，虚软如海绵。但海上渔人用它做的胶更坚紧，制作漆器必用。

《海药本草》："鱼鳔，烧灰，敷阴疮、瘘疮，月蚀疮。"《本草新编》："鱼鳔，味甘，气温，入肾经。专补精益阴，更能生子。近人多用此为种子之方。然而过于润滑，必须同人参补阳之药同用为佳。鱼鳔胶稠，绝似人之精，其入肾补精，不待言矣。恐其性腻滞，加入人参，以气行于其中，则精更易生，而无胶结之弊也。"

黄花鱼鳔状如烂肉，性黏，药用取其烂肉之象，黏结之性。阴疮、瘘疮、月蚀疮皆湿烂，与鱼鳔同象，鱼膘性黏，故能合疮。鱼鳔煮冻作膏，切片，以姜醋食之，堪称美食。鱼鳔黏滑，似人之精，益阴补精，亦可种子。取象比类，一则性滑，一则胶结。
李时珍："鳔胶，甘咸，平，无毒。
烧存性，治妇人产难，产后风搐，
破伤风痉，止呕血，散瘀血，消
肿毒。"因其性滑，可养窍通利，
治妇人产难，散瘀血，消肿毒；
因其胶黏紧致，可治产后风搐，
破伤风痉，止呕血。今日山东沿海，
产后仍有煮食鱼鳔的习俗。为何
后世独用石首鱼鳔入药。张璐：
"诸鱼之鳔皆可为胶，而石首鱼
者胶物甚固。故涩精方用之合沙
苑蒺藜，名聚精丸，为固精要药。"

黄花鱼，又名黄鱼，石首
鱼科黄鱼属。生于东海中，头中
两颗硬石叫耳石。分为大黄鱼

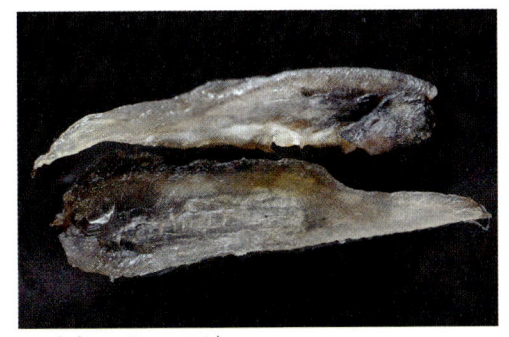

◎ 鱼鳔干品，冒油

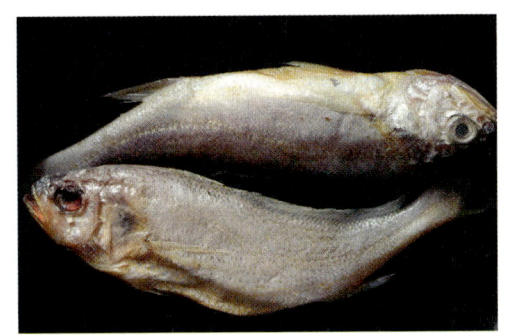

◎ 小黄花鱼

Larimichthys crocea Richardson 和小黄鱼 *Larimichthys polyactis* Bleeker，大黄鱼体长约 30 厘米，体背侧灰黄色，下侧金黄色；背鳍及尾鳍灰黄色，胸鳍、腹鳍及臀鳍黄色。小黄鱼体长约 20 厘米，体背侧灰黄色，两侧及腹侧黄色，背鳍边缘灰褐色。冬季在深海越冬，春季向沿岸洄游，3~6 月产卵。以糠虾、毛虾及小型鱼类为食。

18. 乌贼：踏浪逐鳔蛸

无人居住的脱岛，从鸡鸣岛脱离，离鸡鸣岛只有一刀的距离。沿着海边环行，于礁石间砂砾上，有长在礁石上的海螺，有被海浪冲上滩的海藻。

一片白色，在波涛间浮沉，如一叶小舟飘摇不定。冲到浪里，瞅准时机，一把抓在手里。"乌鱼板！"

乌贼，又名墨鱼、墨斗鱼、墨鱼斗子、缆鱼。《本草图经》："能吸波噀墨以溷水，所以自卫，使水匿不能为人所害……形若革囊，口在腹下，八足聚生口旁。只一骨，厚三四分，似小舟轻虚而白。又有两须如带，可以自缆，故别名缆鱼。"其须脚悉在眼前，风波稍急，即以须粘石为缆。

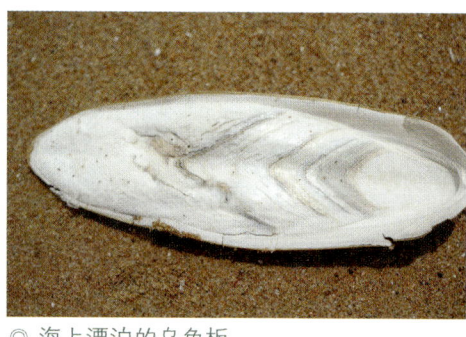

◎ 海上漂泊的乌鱼板

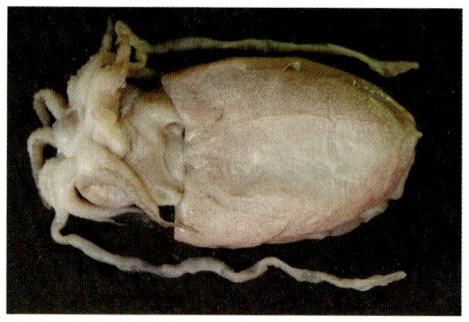

◎ 乌鱼两根带子似缆绳

乌贼形似墨斗，内储墨汁，头腹交界处有凸起的嘴子，像木匠用的墨斗，俗名墨斗鱼。遇到危险，喷出一团墨汁，制造黑暗，乘机逃窜。

墨鱼善于算计，还因为它是秦始皇东游丢弃的筹策囊袋。东海人认为，秦王东游，弃算袋子于海，化为此鱼，其形亦如算袋，两带极长，筹策外露（墨鱼爪），墨犹在腹。

乌贼鱼腹中有墨汁，也被奸诈之人算计利用。陶弘景时代作好墨用之，但一年多就自行消失了，旧时行诈之人用它写文契，称作乌贼契。如今也用它染色，墨鱼汁和面，墨鱼肉为馅，做成鲜美的墨鱼水饺。雄乌贼鱼的生殖腺，俗名乌鱼蛋。赵学敏："乌鱼蛋，产登莱，乃乌贼腹中卵也。"《药性考》："即雄鱼白。味咸，开胃利水。"

乌贼鱼背面内壳为骨状，亦曰螵蛸，名海螵蛸、乌贼骨。《神农本草经》："乌贼鱼骨，味咸，微温。主女子漏下赤白经汁，血闭，阴蚀肿痛，寒热，癥瘕，无子。"《名医别录》："乌贼鱼骨，主惊气入腹，腹痛环脐，阴中寒肿，令人有子。又止疮多脓汁不燥。肉，味酸，平。主益气强志。生东海池泽。"《日华子》："心痛甚者，炒其墨，醋调服也。"

乌贼嘴子喷水，肛门喷墨，其象如水泄，喷薄而通利，黑色入下焦下部，取其象则曰乌贼鱼通月事，其骨主腹部不通之血闭、癥瘕，惊气入腹，腹痛环脐，心腹疼甚。乌贼骨形似小舟，两头

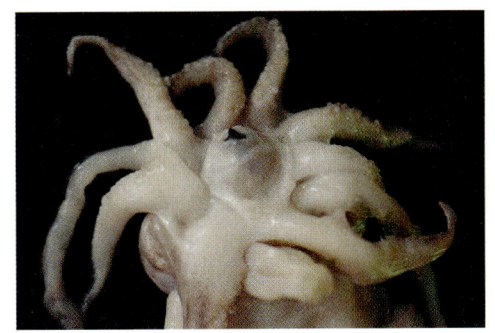

◎ 带子中间是嘴

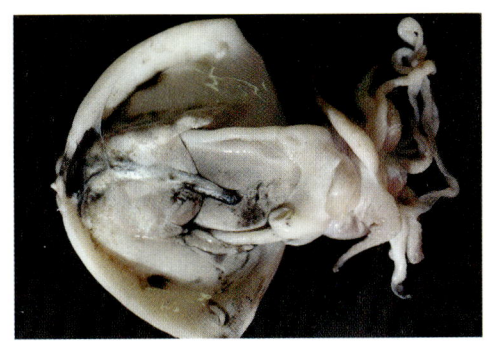

◎ 破开腹面，见墨囊

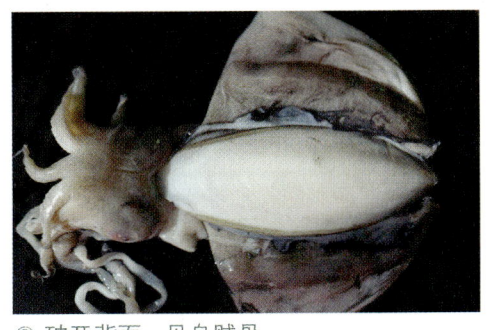

◎ 破开背面，见乌贼骨

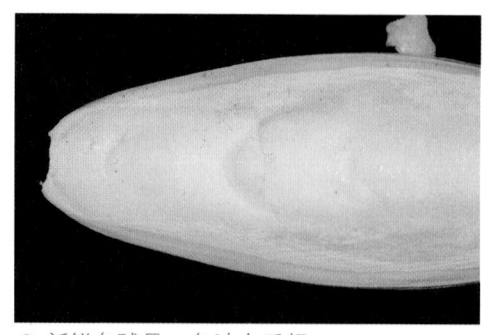

◎ 新鲜乌贼骨，色洁白质轻

尖，色白，疏松质轻，以指甲可刮为末，脆如通草。背面有凸起小点，疙疙瘩瘩，内侧有重重锋纹，轻轻掰断，断面触之碍手，舔之涩舌，一派涩象。

古人认为，有其象则有其用。涩可收敛，故可收敛止血，固精止带，收湿敛疮。因黑色入下焦，故乌贼骨多用于下焦滑脱，治女子漏下赤白经汁，疗血崩。湿处生虫，收湿即杀虫，故治阴蚀肿痛，阴中寒肿之类。海螵蛸色白糙涩，可以磨翳，故主目中一切浮翳，细研和蜜点之。

乌贼有算计，有智谋，故以贼名，而食其肉则益气强志。古代辟邪有二色，红色和黑色。乌贼以墨避敌，炒其墨避邪气，治猝然心痛。

乌贼属软体动物门头足纲乌贼目，分头、足、躯干三部分。头位于体前端球形，顶端为口，外周有五对腕。漏斗位于头的腹侧，基部宽大，隐于外套膜内，前端呈筒状水管，露在外套膜外，海水自套膜孔流入外套腔，关闭套膜孔，套膜收缩，压水自漏斗的水管喷出，为乌贼运动的动力。乌贼足已特化成腕和漏斗。躯干相当于内脏团，外被肌肉性套膜，内壳为乌贼骨骼，位于体背侧皮下，船型，石灰质，孔隙多。乌贼直肠末端有一梨形小囊，即墨囊，囊内腺体分泌墨汁，经导管由肛门排出。皮肤中有色素小囊，可随情绪改变颜色。

19. 䗪虫：伊威在室，蟏蛸在户

萧瑟西风起，草木气敛时。海边凤凰山，木通藤上树，八月炸裂开，正是采集种子的好时节。何首乌、络石藤、蝙蝠葛上树攀岩，全缘叶贯众、胶东景天，静静藏在崖缝里。菝葜结果，如朱砂小丸。玉竹果子，像紫珠缀线。

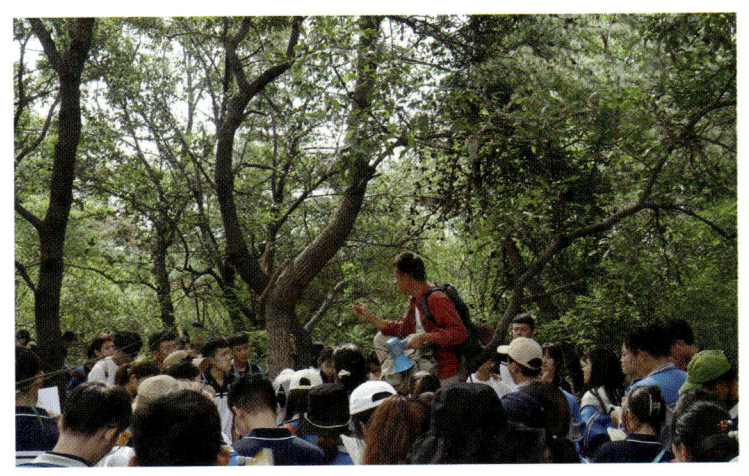

◎ 秋日山中采药

树下小憩，挪动乱石。啊！跑出两个又大又圆的虫子。队长："是土元。"再扒拉扒拉石下土，还有小虫子。怎么不动呢？队长拿起来哈哈笑："土元的卵。"嗯？所谓卵圆，怎么像个酱豆瓣呢？定睛细瞧，卵包上纵生细纹，横出梳齿，

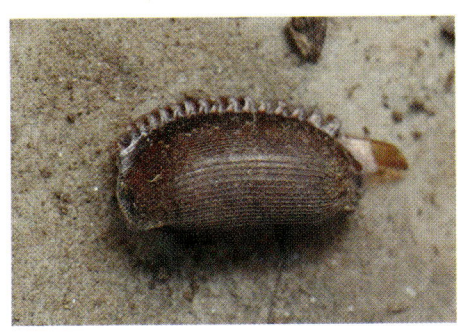

◎ 䗪虫卵包

顶上长嘴如蚬。说话间，装死的土鳖已经翻身，急着往石缝里快钻。

《诗经·东山》："果赢之实，亦施于宇。伊威在室，蟏蛸（xiāo shāo）在户。"栝楼爬上房，果实青或黄。土鳖鼠妇墙根拱土，喜蛛壁钱窗角结网。土坯房木棱窗，好是阴凉。屋门后的松土里，就藏着土元。小手轻拨，就能取出玩耍。手心里爬，指缝里钻，那种痒痒的快乐，就是幸福童年。

苏敬："䗪虫，生河东川泽及沙中、人家墙壁下土中湿处。状似鼠妇，而大者寸余，形扁如鳖，但有鳞而无甲，故一名土鳖。今小儿多捕以负物为戏。"小时候，还经常看到同窝俊俏生翅的土元。原来是雄虫啊！土鳖，又名地蜱虫，簸箕虫，过街。切开它形如簸箕的身体，流出清水。将断将离的身子，很快黏住，不留痕迹。

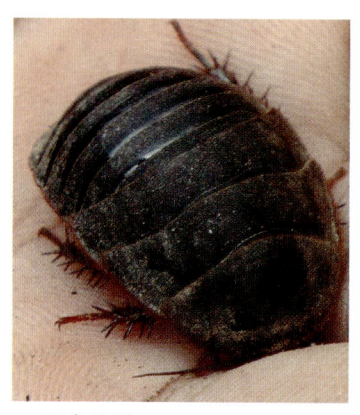
◎ 䗪虫雌性

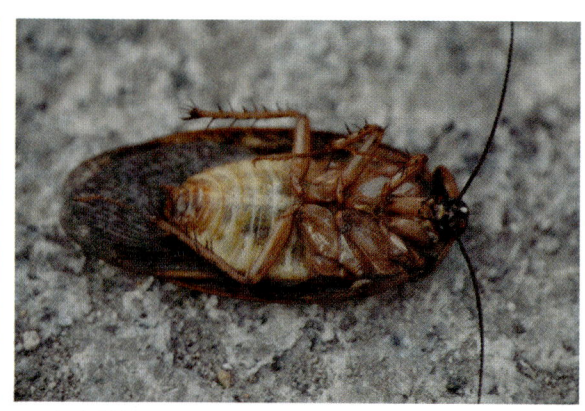
◎ 䗪虫雄性

《神农本草经》："䗪虫，味咸，寒，有毒。主心腹寒热洗洗，血积癥瘕，破坚，下血闭，生子大良。一名地鳖。"李时珍："行产后血积，折伤瘀血。"土元善钻，具破利之性，故治血积癥瘕，心腹寒热洗洗；能破坚积，下血闭通月水，而生子。切断背面或腹侧，又能黏结行走，故可接伤损，续筋骨。

《本草求真》："其物生于土中，伏而不出，善攻隙穴。以刀断之，中有汁如浆，

䗪虫，形扁如鳖，成虫时，雄性长出翅膀，乍看像蟑螂。药用雌虫，能破癥瘕，下血闭，治折伤瘀血。

汁接即连，复能行走，故书载跌仆损伤，续筋接骨，义由此耳。真奇物也。
且人阴血贯于周身，虽赖阳和，亦忌燥烈。若热气内郁，则阴阳阻隔而经络
不通，因而寒热顿生，得此咸寒入血软坚，则凡血聚积块癥瘕，靡不因是而除。
而血脉调和，营卫畅达，月事时至，又安有血枯血闭，而不见其生育者乎？
故又能治诸般血证而使挟孕而有子也。"

土鳖（中华真地鳖）*Eupolyphaga sinensis* Walker，雌虫体近黑色，身体
扁平，椭圆形，背部稍隆起似锅盖。体长 2.5~3.5 厘米，体宽 2.0~3.0 厘米。
背面赤褐色至黑褐色，稍有灰蓝色光泽。头小，隐于前胸下，口器咀嚼式，
触角丝状，黑褐色；雄虫前翅具褐色网状斑纹。主要分布于我国，喜欢在
阴暗潮湿、腐殖质丰富的松土中活动。有较强的避光性，昼伏夜出，白天
隐伏在潮湿的松土中，到黄昏时才出来活动、觅食、交配。

中药土鳖虫为鳖蠊科昆虫地鳖或冀地鳖 *Polyphaga plancyi* Bolivar 的雌
虫干燥体。捕捉后，置沸水中烫死，晒干或烘干。

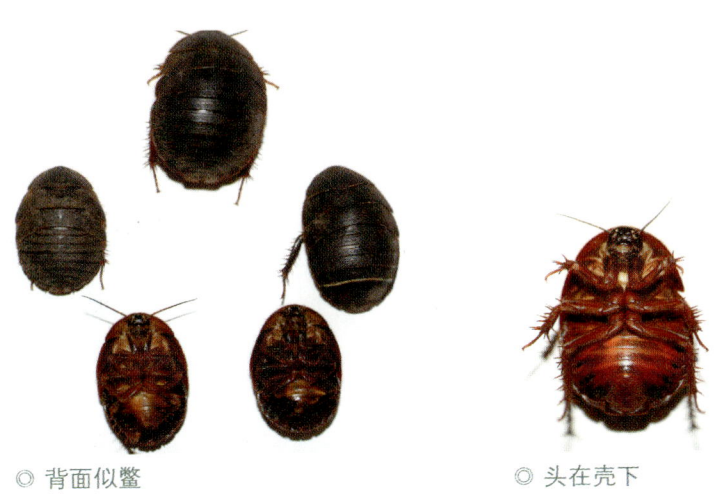

◎ 背面似鳖　　　　　　　　　　　◎ 头在壳下

20. 虫白蜡：小虫食树汁，吐涎化白蜡

"玄冥凌阴，蛰虫盖藏。草木零落，抵冬降霜。"（《汉乐府·玄冥》）斥山立于东海边，因了海风海浪，或云雾弥漫，或烟霞焕彩。今值隆冬，东北风起，越发云山雾罩，神秘莫测。

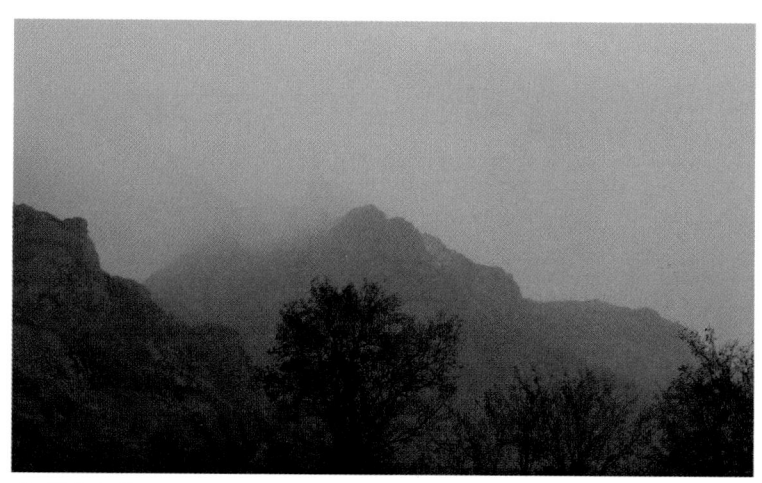

◎ 斥山之冬

入得山来，见石上贯众绿叶如锯，岩茴香颓败枯萎；坡下大叶胡颓子花果垂曳，菝葜丛缀满红色珠宝。乌云挪移，山中飘起了鹅毛，白雪青松，涛声阵阵。

看那树上，雪花早已裹住枝条！队长："蜡虫吐蜡！在花曲柳上。"尝尝，所谓"味如嚼蜡！粘牙！"

李时珍："其虫大如虮虱，芒种后则延缘树枝，食汁吐涎，粘于嫩茎，

化为白脂，乃结成蜡，状如凝霜。处暑后则剥取，谓之蜡渣。若过白露，则粘住难刮矣。其渣炼化滤净，或甑中蒸化，沥下器中，待凝成块，即为蜡也。"远望成片的虫蜡，如获至宝。一起动手，掰下蜡块，收入囊袋。

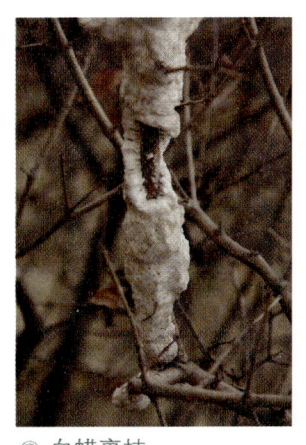

◎ 白蜡裹枝

盆中置少许热水，放入蜡圪垯，置于微火之上，就像釜中煮雪一样，眼看着一堆白色碎块渐渐消融成水。滤掉杂质，置盆于冷水中，静静等待，它又慢慢凝固。好个漂亮的白玉盘！

《神农本草经》："蜜蜡，味甘，微温。主下痢脓血，补中，续绝伤，金疮，益气，不饥，耐老。"《名医别录》："白蜡，疗久泄澼后重见白脓，补绝伤，利小儿。久服轻身不饥。生武都山谷，生于蜜房、木石间。"

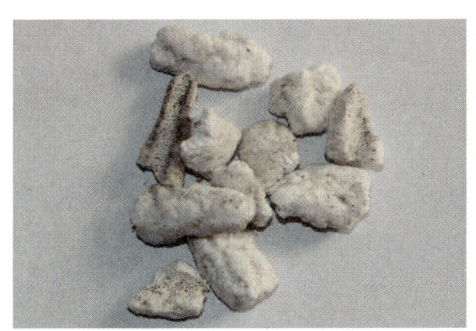

◎ 剥下白蜡，宣软如雪

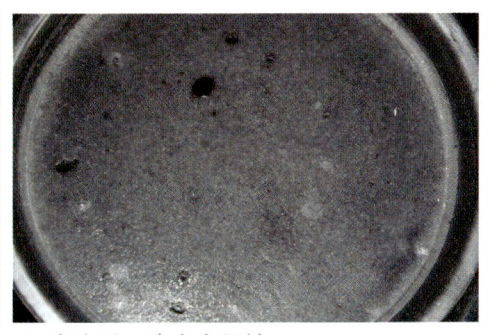

◎ 煮溶后，冷水中凝结

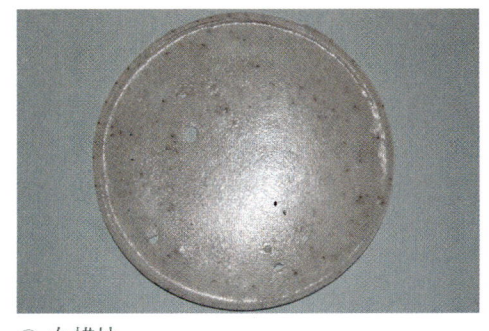

◎ 白蜡块

《名医别录》之白蜡，为蜜蜡色白者。此为虫白蜡，与蜜蜡之白者不同。蜜蜡可融可凝，其凝则坚固，补中，与体表相对言，使人脏腑结实紧致；续绝伤，金疮，亦取其坚凝之性。白蜡有收敛之性，故止泻痢；可融可凝，久置不腐，有不朽长生之象。神仙家服食，不饥，益气，耐老。

朱震亨："虫白蜡，生肌止血定痛，补虚，续筋接骨。禀受收敛坚强之气，为外科要药。"

白蜡因来源不同，气味性质有别。蜡树硬韧，制作器物农具，如蜡叉等，久久不损不坏。黄宫绣："蜜蜡本于蜂蜜之气，仅得甘之余气而成，而所主在胃。虫蜡得树收敛坚强之气，而所治专在筋肉骨血也。"

白蜡虫 *Ericerus pela* Chavannes，是蚧总科白蜡蚧属的一种介壳虫，雌雄异形。雌虫发育成熟后营固定生活；雄虫有一对翅，但生命短促，野外不易发现。分泌蜡主要靠白蜡虫幼虫，一龄雌幼虫全不泌蜡；二龄雌幼虫能分泌微量蜡粉。一龄雄幼虫能分泌微量蜡丝；白蜡虫产蜡以来自二龄雄幼虫为主。

中药虫白蜡，为昆虫白蜡虫的雄虫群栖于木犀科植物白蜡树 *Fraxinus chinensis* Roxb.、女贞 *Ligustrum lucidum* Ait. 或女贞属 *Ligustrum*、梣属 *Fraxinus* 其他种植物枝干上分泌的蜡，经精制而成。白蜡呈块状，白色或类白色，表面平滑，或稍有皱纹，具光泽。白蜡体轻，质硬而稍脆，搓捻则粉碎，其断面呈条状或颗粒状。气微，味淡。熔点为81~85℃。

虫白蜡是白蜡虫的雄虫分泌的蜡，经精制而成。白蜡生肌止血定痛，补虚，续筋接骨，为外科要药。

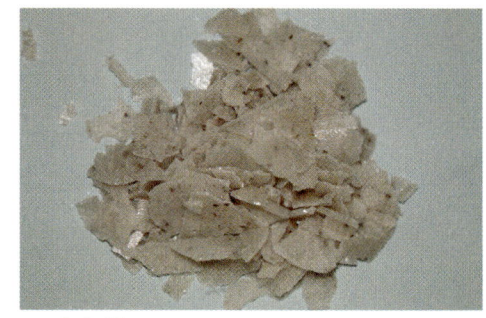

◎ 虫白蜡

21. 盐蓬碱蓬：滩涂上的红地毯

立秋后，沿海的滩涂上，一望无际的红色，如天边落下红霞。我们急匆匆地向着红色奔去。原来拥挤在一起的红草，是小时候的美食——蓬子菜。队长："碱蓬和盐地碱蓬。"绿色的叶子和茎秆，已经变成红色。圆滚滚的叶子，饱含汁液，用手一捏，沾满指间。舔舔，好咸啊。

记得小时候，麦收后稍有闲暇，父亲就一大早骑自行车去往近百里的大家洼，海边的盐碱地里，一下午就能薅回两麻袋蓬子菜。蓬子菜的棵子

◎ 翡翠样的滩涂

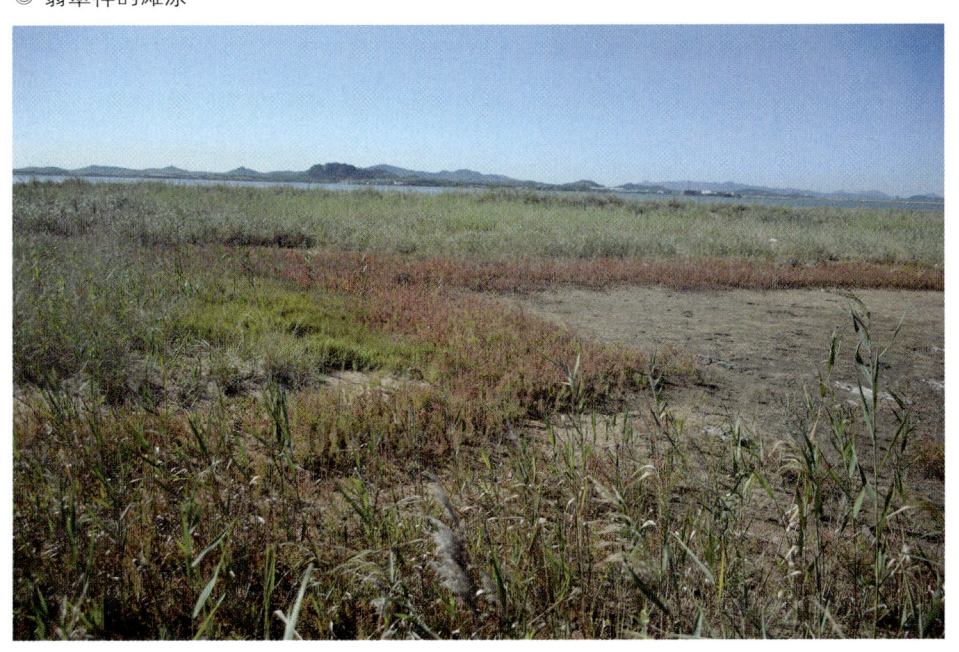

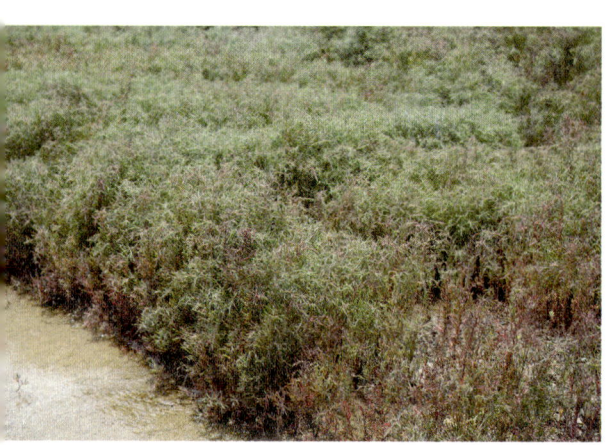

◎ 碱蓬、盐地碱蓬混生咸水中

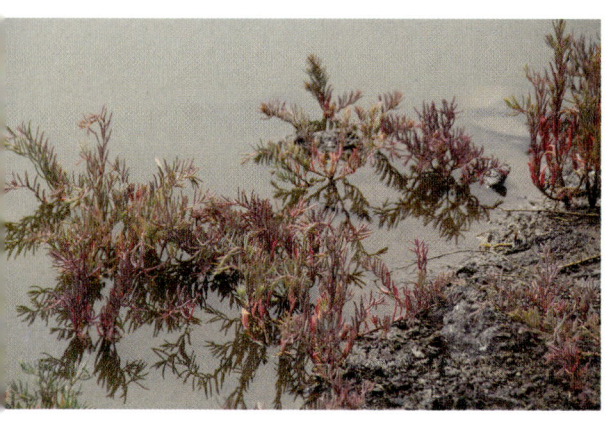

◎ 盐地碱蓬

不高大，叶子圆滚滚的，有的已经发红，现在才知道它是盐地碱蓬。在开水里煠过后，淘洗多遍，用蒜凉拌甚是美味。还有这么好吃的菜！傍晚时分，昏昏灯火，蝙蝠在低空翻飞，虫蛾绕灯火乱舞。一家人团座，细细品味父亲辛劳采回的美味。

忘记是蓬子菜本身的咸味，还是调味时盐放多了，小孩子吃多了会躺得咳嗽发喘。现今每每在东营、羊角沟靠港停泊，家人采摘蓬子菜成了最好的消遣。每年5月蓬子菜最嫩时采摘，洗净后用开水煠至色翠绿时取出，待凉后用器具盛装放冰箱冷冻柜储藏。这样人们一年四季就都可以吃上春天采的嫩苗了。

《本草纲目拾遗》："二种皆产北直咸地，土人割之，烧灰淋汤，煎熬得盐。其叶似蒿圆长，至秋时，茎叶俱红，烧灰煎盐，胜海水煮者。味咸性凉，清热消积。"咸咸的蓬子菜还可以省下食盐呢。

蓬子菜的咸味可使人泻下，故在食用时需洗净咸味（揉洗两三遍至口尝无咸味时止），待拌菜时重新加盐或酱油调味，才不致使人腹泻。如果保留蓬子菜部分咸味，热热地用蒜拌一下。那可不得了，食用后跟吃了芒消一样，泄泻起来没完，还可能出现水泄呢。确实，味咸性凉，清热消积，也是朴消、芒消的作用。蓬子菜烧的盐，不是一般的盐，大概含有消吧。

碱蓬 Suaeda glauca（Bunge）Bunge 为藜科

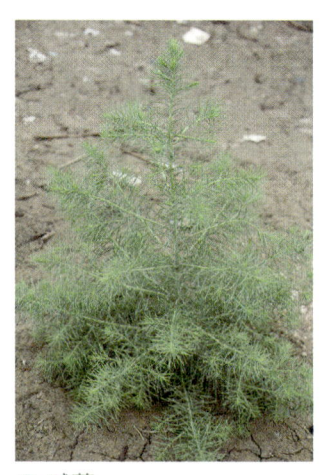

◎ 碱蓬

采药
东海上——
海洋本草文化

一年生草本植物，茎直立，粗壮，呈圆柱状，有条棱，上部多分枝。叶呈丝状条形，半圆柱状。两性花花被杯状，黄绿色；雌花花被近球形，花被裂片卵状三角形，先端钝，结果时增厚，使花被略呈五角星状，干后变黑色。胞果包在花被内，果皮膜质。种子双凸镜形，黑色。花果期 7~9 月。

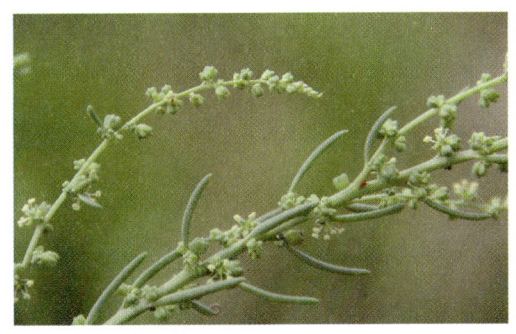
◎ 盐地碱蓬开花

　　盐地碱蓬 *Suaeda salsa*（L.）Pall. 为藜科一年生草本植物，呈绿色或紫红色。茎直立，圆柱状，有微条棱。叶条形，半圆柱状，枝上部的叶较短。团伞花序通常含 3~5 花，腋生，在分枝上排列成有间断的穗状花序；花被半球形，稍肉质，具膜质边缘，先端钝。胞果包于花被内；果皮膜质，果实成熟后常常破裂而露出种子。种子双凸镜形或歪卵形，黑色。花果期 7~10 月。

22. 汤液：千顷稻禾翻绿浪，一群白鹭舞翩迁

　　炎热的七月，一行人去往海阳市大闫家海滩。穿过庄稼地后，芦苇和荻草渐渐多起来。小麦已经收获，麦蒿已经干枯，怎么还有绿油油的麦苗呢？就近看时，是水田啊，原来是稻子。盐碱地里怎么能种水稻呢？循着稻田埂子细看水里的稻根，猛抬头，一群什么动物藏在稻田里，探头探脑地张望。白色的大鸟！"白鹭！"刹那间，白鹭展开巨翅，扶摇而上，直冲青天。

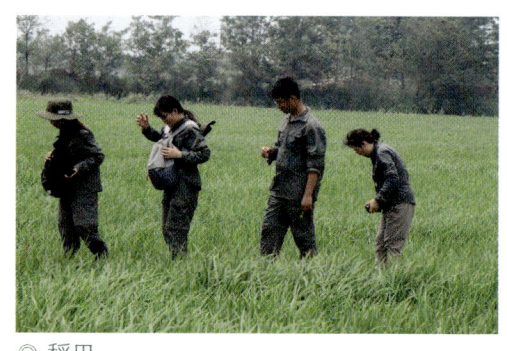

◎ 稻田

◎ 白鹭起飞

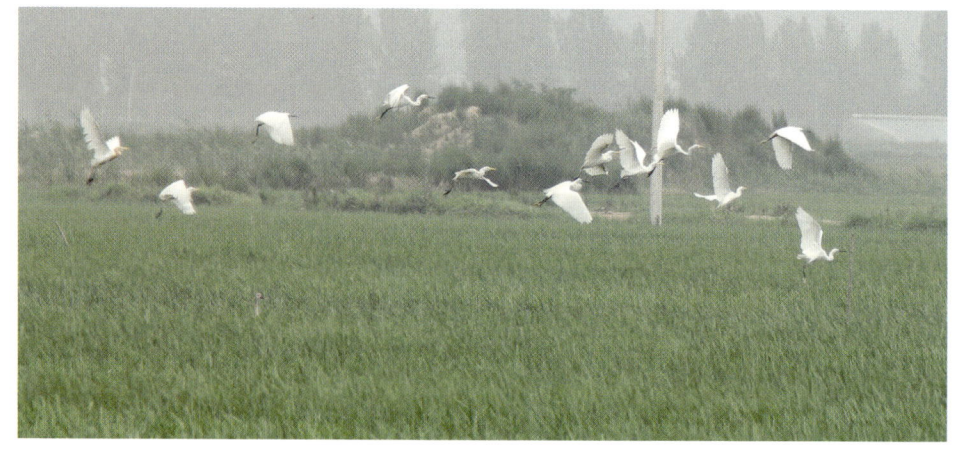

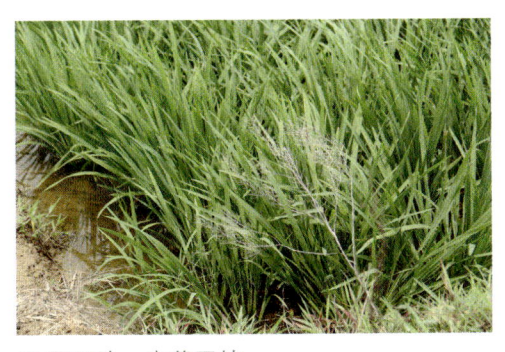

◎ 稻田边，麦蒿干枯

《本草图经》："稻米，有粳稻，有糯稻。旧不载所出州土，今有水田处皆能种之。"胶东沿海，不止盐碱地可种水稻，山间泉流处亦有水稻种植。盐碱地和山间旱田，亦有旱稻种植。

稻为五谷之一，五行属金，在时应秋。《素问·金匮真言论》："西方白色，入通于肺，开窍于鼻，藏精于肺，故病在背。其味辛，其类金，其畜马，其谷稻，其应四时，上为太白星。是以知病之在皮毛也。其音商，其数九，其臭腥。"作为治病的五谷汤液及醪醴，用稻薪炊稻米而成。

《素问·汤液醪醴论》："黄帝问曰：为五谷汤液及醪醴，奈何？岐伯对曰：必以稻米，炊之稻薪，稻米者完，稻薪者坚。帝曰：何以然？岐伯曰：此得天地之和，高下之宜，故能至完，伐取得时，故能至坚也。帝曰：上古圣人作汤液醪醴，为而不用，何也？岐伯曰：自古圣人之作汤液醪醴者，以为备耳！夫上古作汤液，故为而弗服也。中古之世，道德稍衰，邪气时至，服之万全。"东汉以前，以食物为原料煮成的汤液，作为药物使用。

在《周礼》中，滑与酸、苦、甘、辛、咸一样，是味的一种。用药理论则是，"凡药，以酸养骨，以辛养筋，以咸养脉，以苦养气，以甘养肉，以滑养窍"。人身上的孔窍都有分泌黏液的功能，以起到润滑作用。古人认为孔窍中这些涎滑的液体也是长养孔窍的。如果孔窍有了疾病，就用具有涎滑性状的液体或药物治疗。《素问》治病，汤液其实是五谷煮成的涎滑汤汁，以滑养窍是其理论支撑。马王堆医书中药物均治末吞服，而用食物治疗疾病时，均将其煮成汤汁。《五十二病方》治尿窍不利或不通的"癃"病，"以醯、酒三乃煮黍稷而饮其汁"。治后窍不利

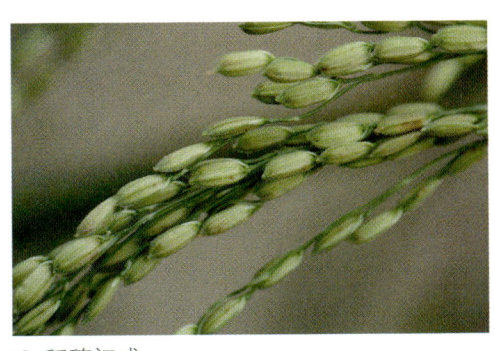

◎ 稻穗初成

三　本草文化　一

131

肛门瘙痒，则"取石大如拳二七，熟燔之，善伐米大半升，水八米，取石置中，伐米熟，即啜之而已"。五谷汤液及醪醴，"必以稻米，炊之稻薪"，从以滑养窍视角审视《伤寒杂病论》，便知粳米的真正用意正是以汤液养窍。

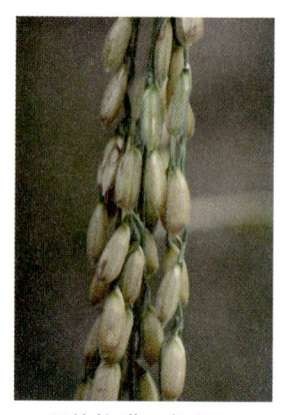

◎ 稻粒饱满，将熟

　　《伤寒杂病论》有五个方子用粳米，其本义为：白虎汤治邪传阳明，汗出，口渴舌燥。汗出，为毛窍不利，口渴舌燥，为口窍不利。煎煮方法，"以水一斗，煮米熟，汤成去滓"。着重在米熟汤成，这个汤含有涩滑之意。去滓，药渣和米粒都去掉了。竹叶石膏汤治暑伤元气，口渴，汗出。方用竹叶、粳米、半夏、石膏、人参、麦冬、甘草。"上七味，以水一斗，先煮六味，取六升，去滓，纳粳米，煮取米熟，汤成。"该方煎煮法，仍着意在汤，无米不成汤，本方仍与口窍毛窍有关。桃花汤治少阴病，腹痛，小便不利，下利不止便脓血者，方用赤石脂、干姜、粳米。"上三味，以水七升，煮米令熟，去滓，温服七合。"该方用于阴窍不利，火候是煮米令熟，后去滓服汤。麦门冬汤治咳而上气，咽喉不利，脉数者。方用麦冬、半夏、人参、甘草、粳米、大枣。"上六味，以水一斗二升，煮取六升，去滓。"咳而上气，咽喉不利，亦为窍病。本方也用半夏粳米，去滓服汤。附子粳米汤治腹中寒气，雷鸣切痛，胸胁逆满，呕吐。方用附子、半夏、甘草、大枣、粳米。"上五味，以水八升，煮米熟，汤成去滓。"该方也为利窍而设，用半夏粳米做汤，煎煮法中也着意米熟成汤。上五方中有三方用含有涩滑液汁的半夏、粳米共煮，立意同半夏汤。否则很难解释伤暑及脉数的热证为何用半夏这类热药。《伤寒杂病论》还用涩滑的半夏治疗胃窍不利的呕吐、干呕，咽窍不利的咽中痛、咽中伤生疮不能言语等窍病。

　　从以上论述看出，虽然中药的"味"因为五行归类而去掉了滑味，

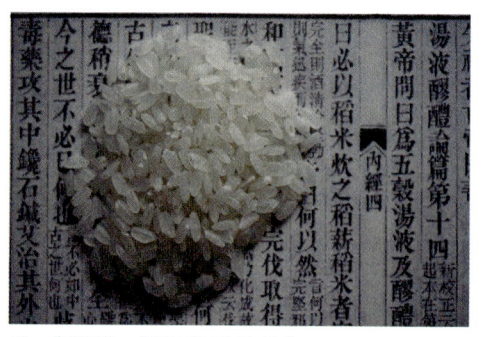

◎ 《素问·汤液醪醴论篇》

丢弃了只用谷物的汤液，但以滑养窍的理论还煮在《伤寒杂病论》的药锅里。正是借助谷物汤液的煎煮，药物剂型完成了从冶末吞服向煮汁饮用的过度。《伤寒论》用猪苓汤治小便不利。成无己注云："滑利窍，阿胶滑石之滑，以利水道。"《儒门事亲》："凡人久病，大便涩滞不通，及痔漏之人，宜常食菠薐、葵菜之类，滑以养窍，自然通利。《内经》云：以滑养窍是也。"《素问》《灵枢》并无"以滑养窍"，然而《周礼》这样的经典，是宋以后以医为业的儒者所熟知的，所以，以滑养窍的理论并未被抛弃。

23. 柘树：莫怨春归，莫愁柘老

秋日晴朗，海风送爽，静悄悄的浅滩碧水，海鸟在悠闲地觅食。茂密的植物，给沙地披上绿装。毛鸭嘴草、狗牙根已经结穗，兴安胡枝子、美丽胡枝子还开着黄色和粉色的蝶样花朵。

走向沙地的尽头，是被海水半抱的山岩。挺拔的松树下，扶芳藤攀援而上。不远处，碧树婆娑，缀满红果。越走近越觉得是荔枝呢？队长："是柘树。"

这柔韧如革的绿叶，将果子衬托得彤红。果子表面，细致规则的纹理，像刻画一般。摘个果子尝尝，"如桑椹般甘美多汁，甜到心里。"可以美餐一顿了。宋代赵以夫《二郎神》："莫怨春归，莫愁柘老。"春去柘老，黄花成蜜果。

《说文解字》："柘，桑也。"段玉裁注："柘，柘桑也。山桑、柘桑，皆桑之属。古书并言二者则曰桑柘，单言一者则曰桑曰柘。柘，亦曰柘桑。"

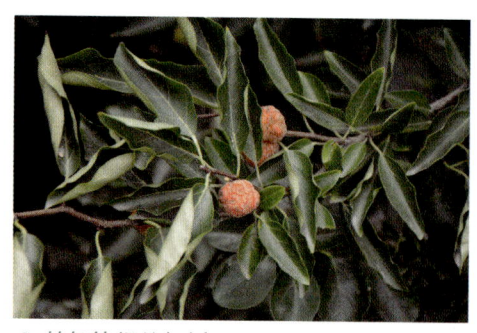
◎ 怡红快绿的柘树

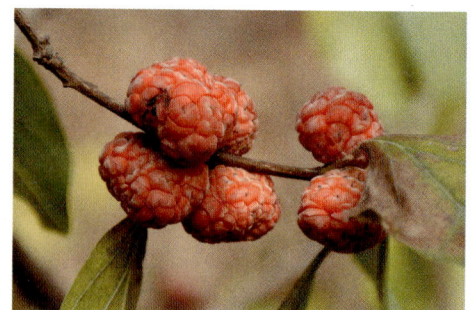
◎ 柘树果成熟，味甜美

柘树木材细致坚韧，可制弓。木汁可染赤黄色，名柘黄，唐代以来为帝王色。唐王建《宫中三台》："日色柘袍相似，不着红鸾扇遮。"李时珍："处处山中有之，喜丛生。干疏而直。叶丰而厚，团而有尖。其叶饲蚕，取丝作琴瑟，清响胜常。《尔雅》所谓棘茧，即此蚕也。《考工记》云：弓人取材以柘为上。其实状如桑子，而圆粒如椒，名佳子。其木染黄赤色，谓之柘黄。"

《本草衍义》："柘木，里有纹，亦可旋为器。叶饲蚕曰柘蚕。叶梗，然不及桑叶。"《嘉祐本草》："柘木，味甘温，无毒。主补虚损。取白皮及东行根白皮，煮汁酿酒。主风虚耳聋，劳损虚羸瘦，腰肾冷，梦与人交接泄精者。取之服之，无刺者良。木主妇人崩中血结，及主疟疾，兼堪染黄。"

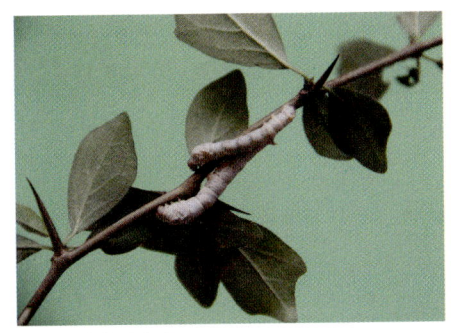

◎ 蚕食柘树叶

柘树的功用，与桑类似？《典术》："箕星之精，散而为桑。"最早的风神被称为箕星或箕伯，《风俗通》中称"风师者箕星也。箕主簸扬，能致风气，故称箕伯"。天地间的大风由天上的大簸箕簸扬而生，所以古人云"好风者箕星"。桑具风之通利之性，故桑枝桑叶能利五脏，通关节，下气，能发散出汗，除寒热，治一切风。桑为东方神树，禀东方生生之气。因桑主生发之气，故桑根白皮与桑中白汁能补虚。《神农本草经》："味甘，寒。主伤中，五劳六极，羸瘦，崩中脉绝，补虚益气。"

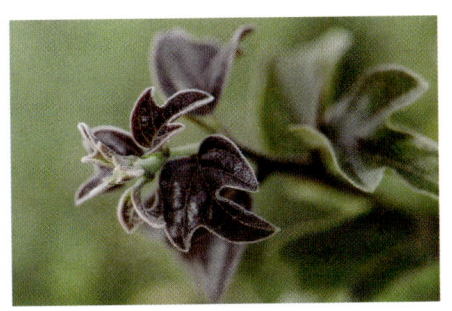

◎ 柘树嫩芽，色紫赤

柘树名柘桑，亦为箕星所化，禀

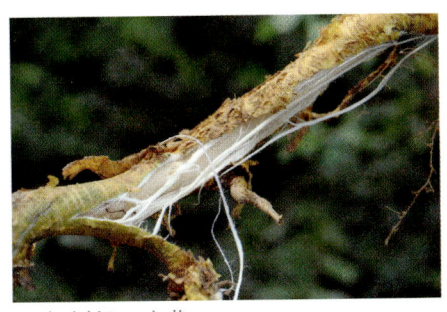

◎ 柘树根，皮黄

风之气，治虚邪贼风所致耳聋。柘树亦具生生之气，故柘木补虚损，白皮及东行根白皮，主劳损虚羸瘦，腰肾冷，梦与人交泄精者。有刺则通利泄气，故补虚无刺者良。色赤入血，刺通结滞，而木主妇人崩中血结。

柘 *Maclura tricuspidata* Carriere 为落叶灌木或小乔木。树皮灰褐色，茎生棘刺，刺长 5~20 毫米。叶卵形或菱状卵形，偶为三裂，长 5~14 厘米，宽 3~6 厘米，叶柄长 1~2 厘米，被微柔毛。雌雄异株，雌雄花序均为球形头状花序，单生或成对腋生，具短总花梗；聚花果近球形，直径约 2.5 厘米，肉质，成熟时橘红色。花期 5~6 月，果期 6~7 月。

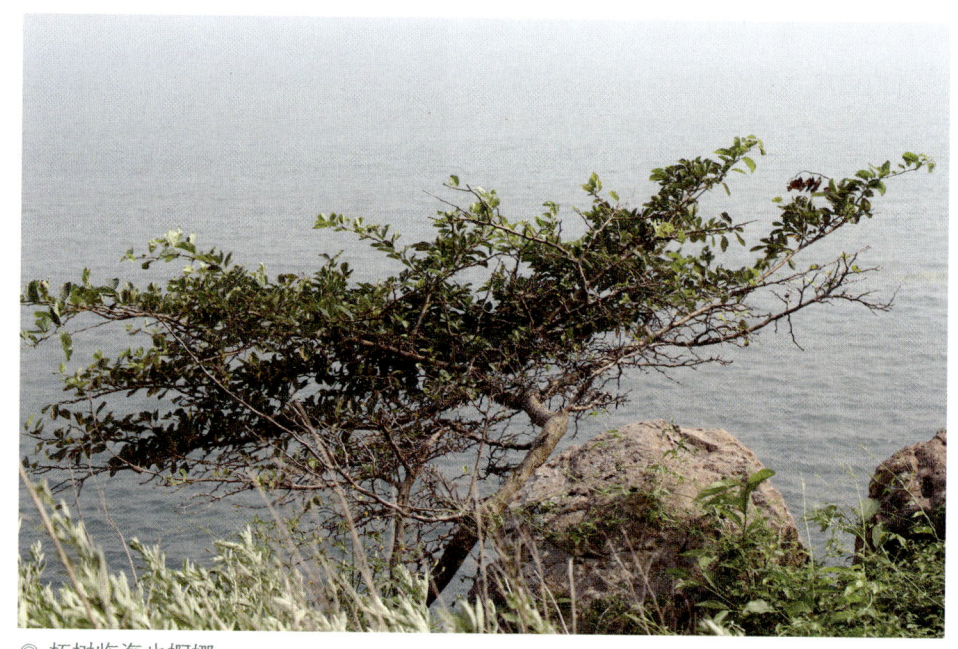

◎ 柘树临海也婀娜

24. 蔓荆：诸子皆降蔓荆升

　　七月溽暑，潮湿闷热的渤海湾南岸。穿过郁郁黑松林，豁然见远处浩渺的大海。林缘至沙滩间，是辽阔的滩地，它几乎被绿色覆盖。刺果甘草和达乌里黄耆，是沙地里的大个子，甘草挂着芒芒绿果，黄耆摇着穗穗紫苞。筛草、节节草、刺沙蓬直挺挺插在沙中，沙苦荬菜、菟丝子等匍匐在地，好个沙地风光。

　　不远处，大片翠绿盖住沙地，众人奔跑过去。定睛看时，一枝枝绿叶亭亭而立，顶端开着紫色花穗，看那花儿羞怯的样子，像吐露的舌尖。队长："单叶蔓荆。"细看叶底，果然有粗大的蔓子铺在沙地上，节节生根扎在沙里，拽了一下，没能提起蔓子。

◎ 海滩上的单叶蔓荆，一眼望不到边

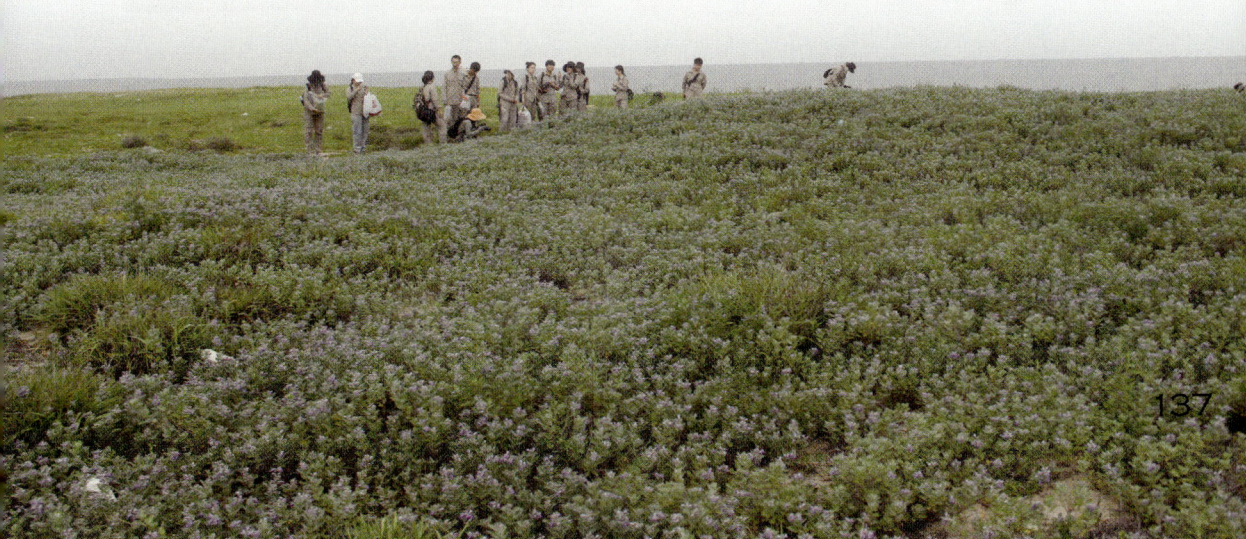

因为撸破了叶子，馨香之气弥散开来。举起厚嫩的叶片，可清楚地看到油点，那是凝固的香气。揉搓一下清冷的花瓣，也是香的。尝一下花叶，满口生香，辛热温暖。众人穿越蔓荆丛，馥郁的香气喷薄而起，仿佛要熏染整个沙滩。

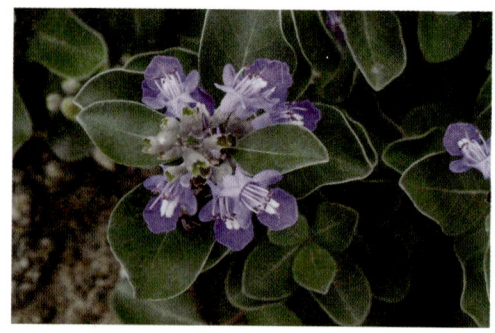

◎ 单叶蔓荆开花，下唇长

苏敬："蔓荆蔓生水滨，苗茎蔓延。春因旧枝而生小叶，五月叶成，如杏叶。六月有花浅红色，蕊黄。九月有实，黑斑，大如梧子而虚轻。冬则叶凋。"

蔓荆虽为灌木，其枝韧如蔓，铺地而生，且花实如荆，故曰蔓荆。它整株气馨香，果实轻虚，嚼之亦辛辣，药用其实。

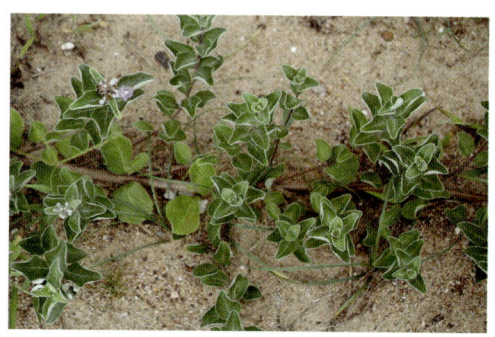

◎ 枝条在沙滩匍匐，像蔓子

《神农本草经》："蔓荆实，味苦，微寒。主筋骨间寒热，湿痹拘挛，明目坚齿，利九窍，去白虫。久服，轻身耐老。"《名医别录》："辛，平、温，无毒。去长虫。主风头痛，脑鸣，目泪出，益气。令人光泽，脂致。"

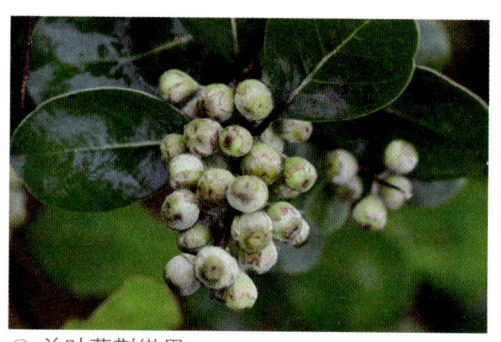

◎ 单叶蔓荆嫩果

蔓荆生于水湿之地，故却水湿。其枝蔓像筋，故主筋骨间寒热，湿痹拘挛。辛热散寒，香则通散，故主风、寒、湿三气杂合之痹，痹通则轻劲有力，宛如益气。辛香走窜，可通利九窍，明目坚齿。虫由湿生，蔓荆辛辣如椒，故燥湿杀虫。

古人所言之风，实为寒邪，寒气致病，上袭头面，则头痛，脑鸣，目泪出。蔓荆实辛香如姜如椒，故去寒风，治风头痛，脑鸣，目泪出。

　　诸子皆沉而降，蔓荆子轻虚，气香味辛，升而走散，故蔓荆独升，而主寒风上袭头面之疾。正如李时珍言："蔓荆气清味辛，体轻而浮，上行而散。故所主者，皆头面风虚之证。"

　　中药炮制，可改变或增减其药性。酒性辛散上头，以酒炮制，可助其上行及温散之性。雷敩："凡使，去蒂子下白膜一重，用酒浸一伏时后，蒸，从巳至未，出，晒干用。"

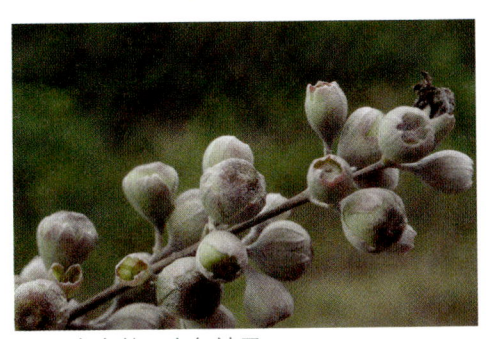

◎ 果实含羞，在包被里

诸子皆降，蔓荆独升。辛香轻浮，
上走头面，治寒风上袭，头痛，
脑鸣，目泪出。

　　单叶蔓荆 *Vitex rotundifolia* L. f. 为马鞭草科牡荆属落叶灌木。茎匍匐，节处常生不定根。有香味。单叶对生，叶片倒卵形或近圆形，背面密被灰白色绒毛。圆锥花序顶生，花冠淡紫色或蓝紫色，二唇形，下唇中间裂片较大；核果近圆形，径约 5 毫米，成熟时黑色。花期 7~8 月，果期 8~10 月。

　　中药蔓荆子为马鞭草科落叶灌木单叶蔓荆或蔓荆 *Vitex trifolia* L. 的成熟果实，秋季果实成熟时采收。

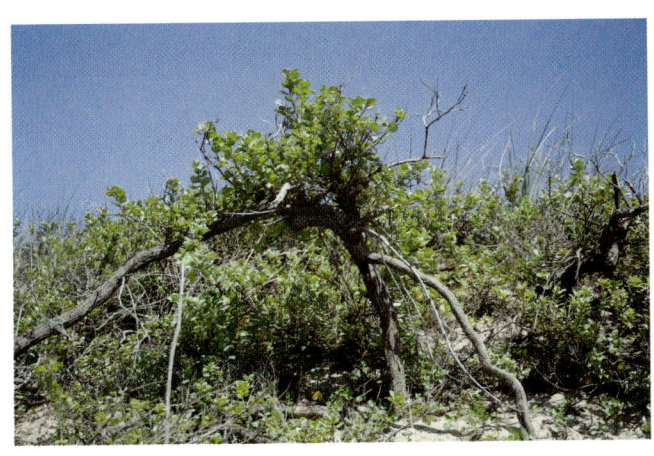

◎ 历经沧桑，站起来

25. 麻黄：火山岩上草麻黄

伏季休渔，大小渔船静静漂浮在港湾里。海里的柘岛，隐隐约约，飘飘渺渺。小船几十分钟的航程，就靠近岛屿。岛四周的礁石都是黑色的，大概是火山活动的遗存。

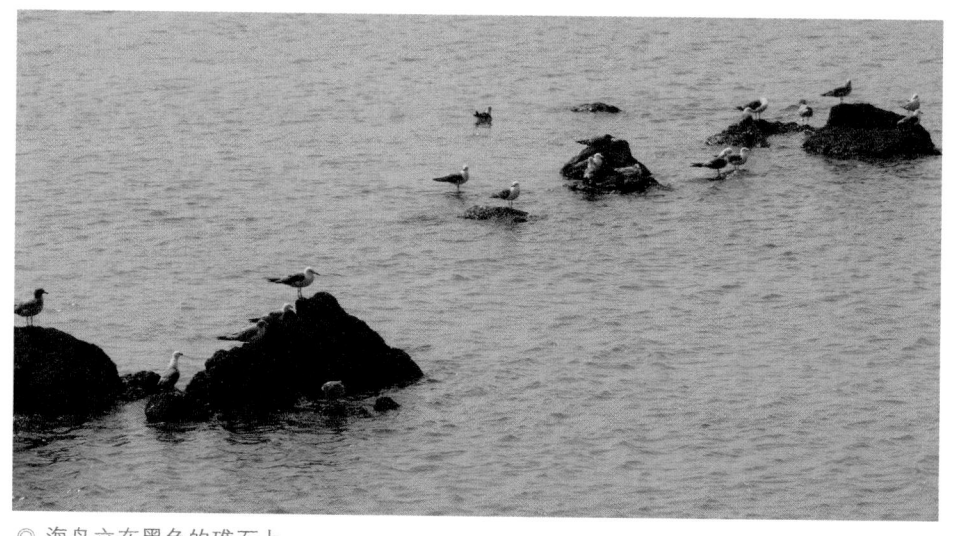

◎ 海鸟立在黑色的礁石上

矗立的礁岩，像一面高耸的黑色幕墙。上面长着高大的柘树和低矮的酸枣树。行色匆匆，差点儿碰到酸枣树上的一窝蜂。一行人陆续攀登至高处，眺望水中栖息的海鸟。行至悬崖尽处，队长回转身，看着我的鞋惊呼："蚂蟥！"一时没反应过来，海边还有蚂蟥？低头看脚，确实没有。只是脚下踩着问荆、木贼之类的小草。

看着队长急匆匆地过来，摸着脚下的草，突然明白，这是"麻黄"。队长离得那么远，怎么看出来的呢？胶东并非麻黄产地，况且又是海中礁石，怎么会长麻黄呢？

石头里钻出的麻黄，像披散的绿发，下部是黄褐色的木质。细看麻黄绿色的枝子，着色不一，每节有或黄或绿的斑块。小心触摸这礁岩上的稀有之品，硬硬的枝条，表面糙涩。剪断绿茎，中空如管。"吃麻黄了！""味苦。"

麻黄与问荆的区别？问荆整株绿色，柔软，无木质部，根软色黑。

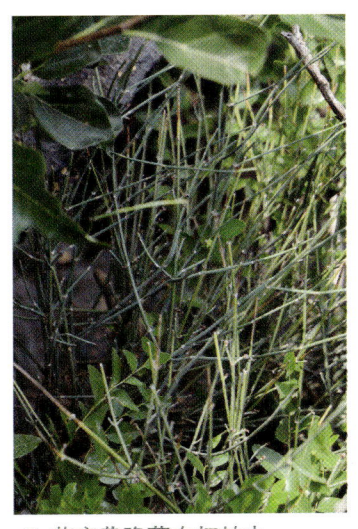

◎ 草麻黄隐藏在柘棘中

《神农本草经》："麻黄，味苦，温。主中风伤寒头痛，温疟，发表出汗，去邪热气，止咳逆上气，除寒热，破癥坚积聚。一名龙沙。"《名医别录》："微温，无毒。主五脏邪气缓急，风胁痛，字乳余疾，止好唾，通腠理，疏伤寒头痛，解肌，泄邪恶气，消赤黑斑毒。不可多服，令人虚。一名卑相，一名卑盐。生晋地及河东。"

《日华子》："通九窍，调血脉，开毛孔皮肤，逐风，破癥癖积聚，逐五脏邪气，退热，御山岚瘴气。"

麻黄所生之地，冬不积雪，麻黄性温。其性温可散寒邪，主中风伤寒头痛。《本草崇原》："植麻黄之地，冬不积雪，能从至阴而达阳气于上……

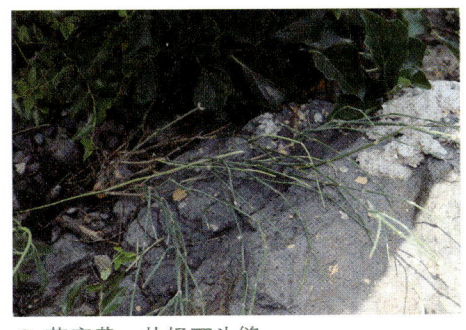

◎ 草麻黄，扎根石头缝

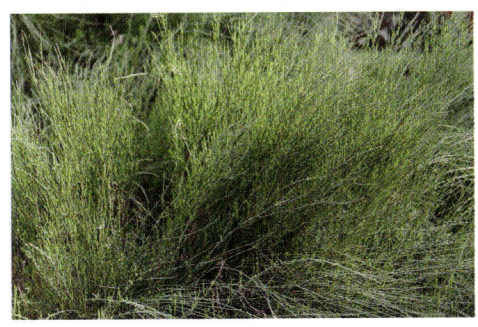

◎ 中麻黄发芽

141

太阳之气，本膀胱寒水，而气上行于头，周遍于通体之毛窍……治咳逆上气者，谓风寒之邪，闭塞毛窍，则里气不疏而咳逆上气。麻黄空细如毛，开发毛窍，散其风寒，则里气外出于皮毛，而不咳逆上气矣。"

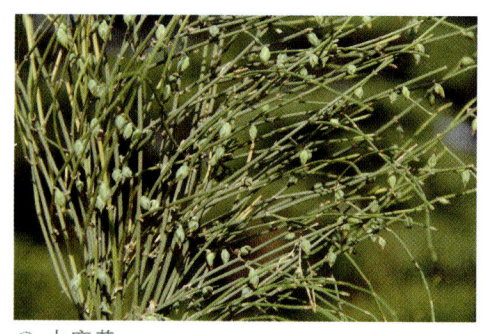

◎ 中麻黄

取象比类是中国人的思维方式，也是中医的思维方式。《本草问答》："以其苗细长中空，像人毛孔，而气又轻扬，故能发汗，直走皮毛。"麻黄中空，通腠理，开毛窍，发表出汗，去在表邪气，治温疟，去邪热气，除寒热。疏伤寒头痛，解肌，泄邪恶气。皮肤赤黑斑毒，亦是邪瘀着于皮腠。麻黄中空，入肺管而通利，故止咳逆上气。

麻黄中空，能利小便。张锡纯："凡利小便之药，其中空者多兼能发汗，木通萹蓄之类是也。发汗之药，其中空者多兼能利小便，麻黄柴胡之类是也。"空则去实，麻黄中空温散，故破癥瘕积聚。

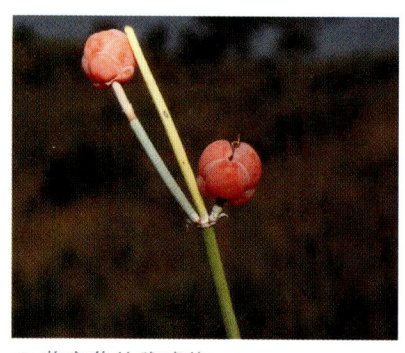

◎ 草麻黄的雌球花

麻黄中空性温，通利散寒，通九窍，调血脉，开毛孔皮肤，逐风寒，破癥瘕积聚。

《说文解字》："字，乳也。从子在宀（mián）下，子亦声。"段玉裁注："人及鸟生子曰乳。"产后多瘀血积滞，与癥瘕积聚相类。有的本草文献将"字乳余疾"更作意义相同的"产乳余疾"，而今人越容易认为其是产后乳汁疾病。

用药理论，清代徐大椿讲得最明白："凡药之用，或取其气，或取其味，或取其色，或取其形，或取其质，或取其性情，或取其所生之时，或取其所成之地，各以其所偏胜而即资之疗疾，故能补偏救弊，调和脏腑。深求其理，可自得之。"

麻黄属裸子植物，为麻黄科灌木、亚灌木或草本状灌木，雌雄异株。以草麻黄、木贼麻黄、中麻黄的草质茎入药，生用、蜜炙或捣绒用。草麻黄 *Ephedra sinica* Stapf 为草本状灌木，高 20~40 厘米；木质茎短或呈匍匐状，小枝直伸或微曲，表面细纵槽纹常不明显。叶 2 裂。雄球花多成复穗状，雌球花单生，雌球花成熟时肉质红色，近于圆球形。

26. 珊瑚菜：沙地深埋莱阳参

　　弯弯曲曲的海岸，生机勃勃，沙生植物各显风姿。毛茸茸的沙滩黄芩紫花如唇开启，叶短开叉的沙苦荬黄花绽放，砂引草则花叶均似紫草，还有筛草、碱菀、盐地碱蓬、烟台补血草、肾叶打碗花等，虽形态各异，都有耐盐碱、根系发达的特点。

　　沙滩上的草丛里，绿叶间堆着白球，格外耀眼。走近看时，觉得像没长成的菜花，白花簇拥。

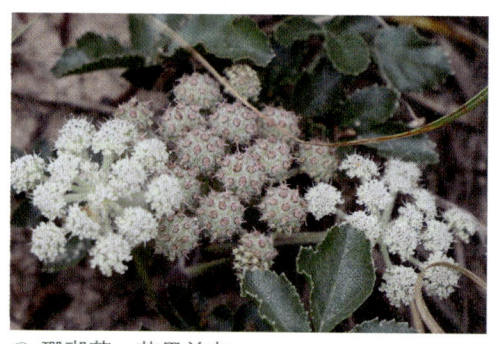

◎ 珊瑚菜，花果并存

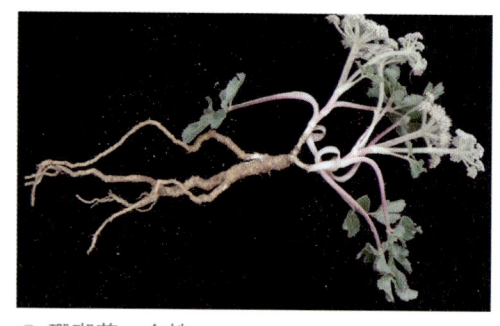

◎ 珊瑚菜，全株

　　翠绿而厚实的叶子伸展在沙地上，绯红的梗子埋在沙里，翡红翠绿衬托银白，与众草不同。队长："是珊瑚菜，即北沙参。"以参为名，应该大根甘美吧？

　　深深地挖洞，沙子不断塌落，好不容易见到黄白色的根，挖井一般，二尺多深才将根提出。海水洗刷过的沙地，有的根已经半露，轻易就能得到它。轻轻软软的根，折断后色白疏松，可见孔洞。嚼之则甘而多汁。

　　珊瑚菜，又名海沙参、辽沙参、莱阳参。以山东莱阳产者著名。它生于滨海沙滩，得沙参之名。

采药
东海上——
海洋本草文化

质地润泽，又名水人参。

张锡纯："沙参以体质轻松，中心空者为佳，然必生于沙碛（qì）之上，土性松活，始能如此。渤海之滨，沙碛绵亘，纯系蚌壳细末，毫无土质，其上所长沙参，粗如拇指，中空大于藕孔。其味且甘于他处沙参，因其处若三四尺深即出甜水，是以所长之沙参，其味独甘，鲜嚼服之，大能解渴，故以治消渴尤良。"

《神农本草经》："主治血积，惊气，除寒热，补中，益肺气。久服利人。"

北沙参味淡微甘，色白质松软空虚，多汁水润。肺多管孔，与白色相应，沙参因形虚色白入肺，益肺气。其形似参，多汁生津，补中利人。其叶梗花葶色赤如血而入血，形虚体空，虚能去实，治血积惊气寒热。

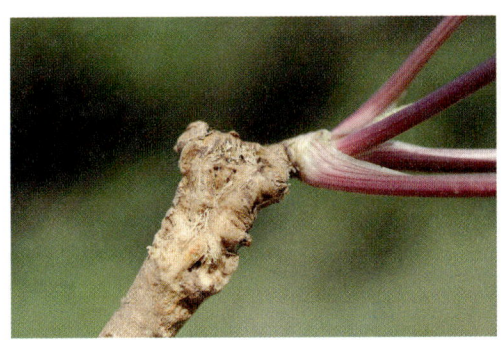

◎ 根黄茎赤

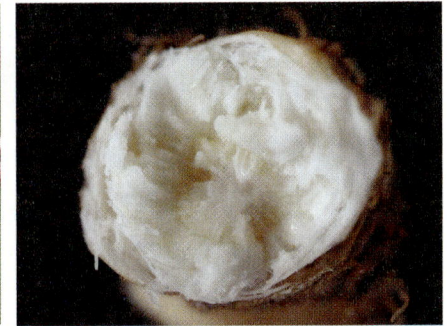

◎ 根，肥白多汁

《神农本草经百种录》："主血积，肺气上逆之血。惊气，心火犯肺。除寒热，肺家失调之寒热。补中，肺主气，肺气和则气充而三焦实也。益肺气，色白体轻，故入肺也。久服利人，肺气清和之效……惟沙参为肺家气分中理血之药，色白体轻，疏通而不燥，润泽而不滞，血阻于肺者，非此不能清也。"

珊瑚菜 *Glehnia littoralis* F. Schmidt ex Miq. 为伞形科珊瑚菜属多年生草本。根细长，圆柱形或纺锤形，表面黄白色。

珊瑚菜生海滩沙地，茎叶可食，根长大，疏松甘美多汁。药用其根，补肺气，活血化瘀。

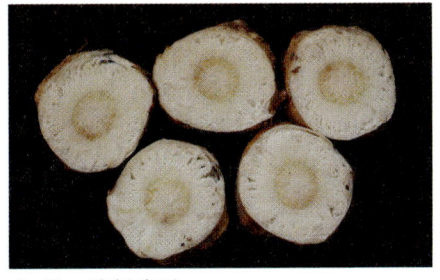

◎ 根，疏松多孔

茎露于地面部分较短，地下部分伸长。叶多数基生，厚质，长柄，叶片三出式分裂至三出式二回羽状分裂，边缘有缺刻状锯齿；复伞形花序顶生，密生浓密的长柔毛，花白色；花瓣 5。果实近圆球形或倒广卵形，果棱有木栓质翅。花果期 6~8 月。

　　中药北沙参为伞形科多年生草本植物珊瑚菜的根。夏、秋二季采挖，除去须根，洗净，稍晾，置于沸水中烫后，除去外皮，干燥，或洗净直接干燥。

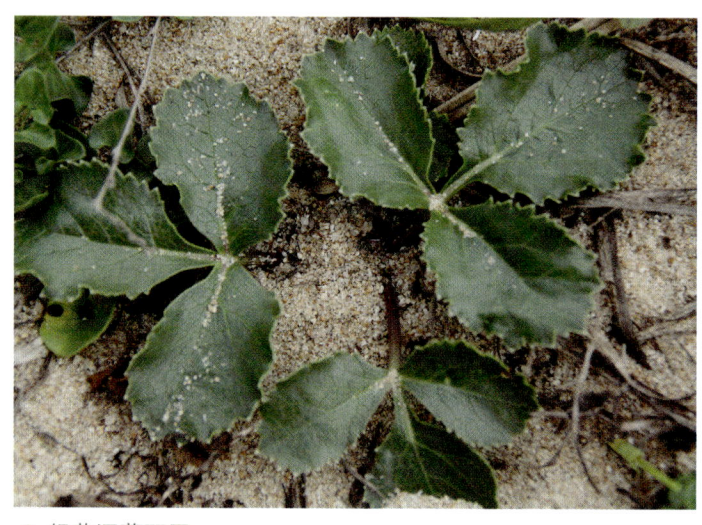

◎ 根茎深藏不露

27. 列当：蒿下寄生草苁蓉

六月的威海，蓝天碧海，凉风习习。海叉子漫进黑松林，在沙地里渐渐变得窄浅。清浅的水里，一片片菖蒲挺着利剑样的叶子，矮矮的花葶藏在叶丛中。沙地里，合掌消随风摇曳，两两相对的叶片间，缀满紫色花穗。它那婀娜的样子，宛若羞怯的少女，手捧粉腮，顾盼生姿。

逆流而上，离大海越来越近，补血草也散枝开花，正好切作簪花。队长在一丛蒿草边蹲下，应该有新发现。"列当！"

六七支紫花棒直挺挺地拥在高大的猪毛蒿下，仿佛找到了庇护所。拔出一

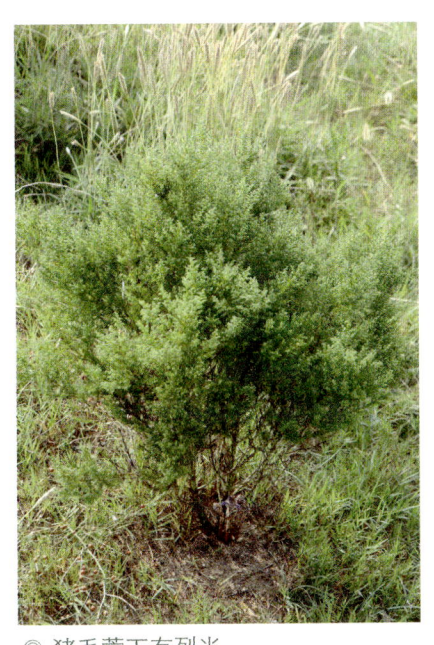

◎ 猪毛蒿下有列当

棵仔细瞧瞧，见紫色的喇叭花粘缀棒上，下有鳞片衬托。褐黄色的杆子，下部膨大，如臼杵一般。即使花穗干黑，茎秆枯老，圆圆的杆头内还是水润水润的。

奇怪的是，不断被发现的列当，为何都藏在猪毛蒿、茵陈蒿、白莲蒿里呢？队长："列当为寄生植物，寄生在蒿草根上。"挖开看看，果然，脆嫩的根金丝样扎在蒿草的根上。

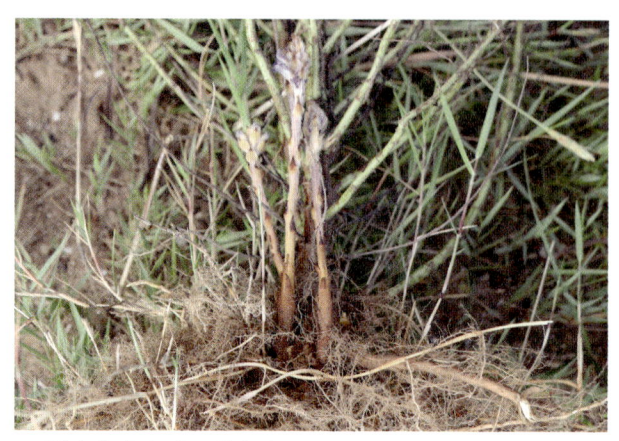
◎ 列当寄生在猪毛蒿根上

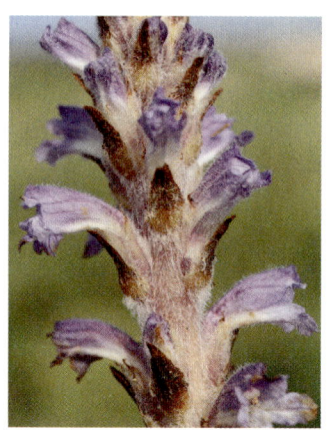
◎ 列当花

　　刚冒出的列当，身体肥硕，头顶蘑菇，覆盖鳞片，状似男根。窜秆开花后，根部仍膨大似鼓槌。

　　韩保昇："暮春抽苗，四月中旬采取，长五六寸至一尺以来，茎圆白色，采取压扁日干。"采挖列当，应在初生之时，彼时花未开，列当如紫色棍棒，水润多津，上覆鳞甲。

　　《本草原始》："列当，茎花俱紫色，与肉苁蓉极相类，故名草苁蓉。《日华子》名花苁蓉。"苏颂："草苁蓉根与肉苁蓉极相类，刮去花压扁以代肉者，功力殊劣。"列当与肉苁蓉均为列当科植物，形相似，列当开花时茎秆变细，更像草，且其花相对更大，故有草苁蓉、花苁蓉之称。

　　徐大椿："肉苁蓉，此以形质为治也。苁蓉像人之阴而滋润黏腻，故能治前阴诸疾，而补精气。"肉苁蓉像粗大的男根，且滋润多汁，取象比类，以其形其质而得其主治。

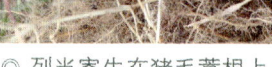

列当多寄生于蒿草根上，与肉苁蓉形似而功同，但力逊。主男子五劳七伤，补腰肾，令人有子，去血风。

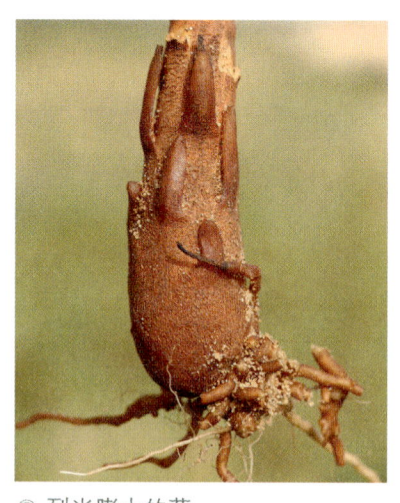
◎ 列当膨大的茎

《神农本草经》："肉苁蓉，味甘，微温。主五劳七伤，补中。除茎中寒热痛，养五脏，强阴，益精气，多子，妇人癥瘕。久服轻身。"《日华子》："肉苁蓉，治男绝阳不兴，女绝阴不产。润五脏，长肌肉，暖腰膝，男子泄精、尿血、遗沥，带下阴痛。"

肉苁蓉所主病状主要为两个方面：一者使人强壮，二则壮男女之阴，治疗男女阴部疾病。列当不如肉苁蓉强壮，所主病状亦有所简化。

《开宝本草》："列当，味甘，温，无毒。主男子五劳七伤，补腰肾，令人有子。去风血。煮及浸酒服之。生山南岩石上，如藕根。初生掘取阴干。亦名栗当，一名草苁蓉。"《食医心镜》："主兴阳事。栗当二斤，一名列当，捣筛毕，以酒一斗浸经宿，遂性饮之。"

列当主治五劳七伤，有其具体所指。《武威汉简》："何谓七伤？一曰阴寒，二曰阴痿，三曰阴衰，四曰囊下湿而痒、黄汁出，辛痛，五曰小便有余，六曰茎中痛如淋状，七曰精自出。"

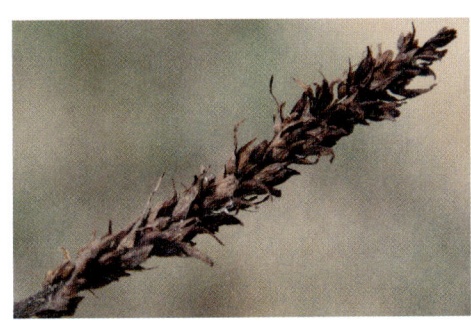
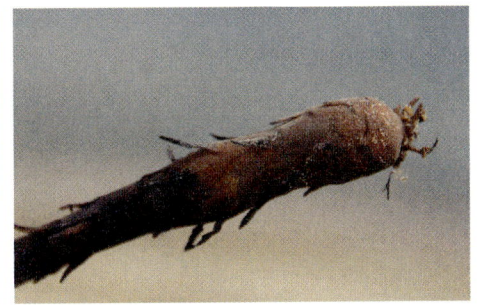

◎ 折取果穗，收种子 　　　　　　　◎ 老而不衰，根部仍有水分

七伤为劳而致伤。《诸病源候论》有"虚劳阴痿候、虚劳阴痛候、虚劳阴肿候、虚劳阴疝肿缩候、虚劳阴下痒湿候。"腰为肾府，肾主生殖，开窍于前阴，前阴之疾，与腰肾、生子密不可分。

草苁蓉亦以形为治，初生之时，肉质而棒形，顶似蘑菇，有男阴之状，故兴阳而治男子五劳七伤，补腰肾，令人有子。

血风顽疮，为风湿流注腿脚，致生紫黑瘙痒。紫红同类，色紫入血。列当初生，肉棒色紫，表皮如松子鳞甲栉比，鳞甲芒刺，属风应风神句芒，故去皮肤血风。

列当 *Orobanche coerulescens* Steph. 为列当科二年生或多年生寄生草本，全株密被蛛丝状长绵毛。茎直立，不分枝，基部常稍膨大。花多数，排列成穗状花序，花冠二唇形，深蓝色、蓝紫色或淡紫色。蒴果卵状长圆形或圆柱形，干后深褐色。种子多数，不规则椭圆形或长卵形，表面具网状纹饰，网眼底部具蜂巢状凹点。花期 4~7 月，果期 7~9 月。

　　中药列当为列当及同属多种植物的根及全草。

28. 柽柳：天之将雨，柽先知之

　　威海北海，踩着海水浴场松软的沙滩东行，是河道的入海处。宽阔的河道边，散落着开花的补血草，它的幼苗已经铺地而生。河的东岸是耸起的山岩，岩上开满粉色的石竹花，岩边挂满柘树和山枣。登上岩顶东望，阡陌纵横，碧波万顷。这就是传说中的海边牧场吧！

　　阡陌上，海堤外，一丛丛绿树婆娑，宛若翠云坠落。一行人急切切奔跑而至，见它粉衣绿裳，随风婀娜。队长："柽柳。"

　　柽柳的粗干细枝都红红的。叶子宛若侧柏，像细碎的沙子粘在枝上。顶端粉色的花穗，远望如变了色的叶子样细碎。仔细瞧，密集的花苞如米粒一般，绽放的花朵像笑脸样挤拥在一起，虽生得渺小，却开得灿烂。

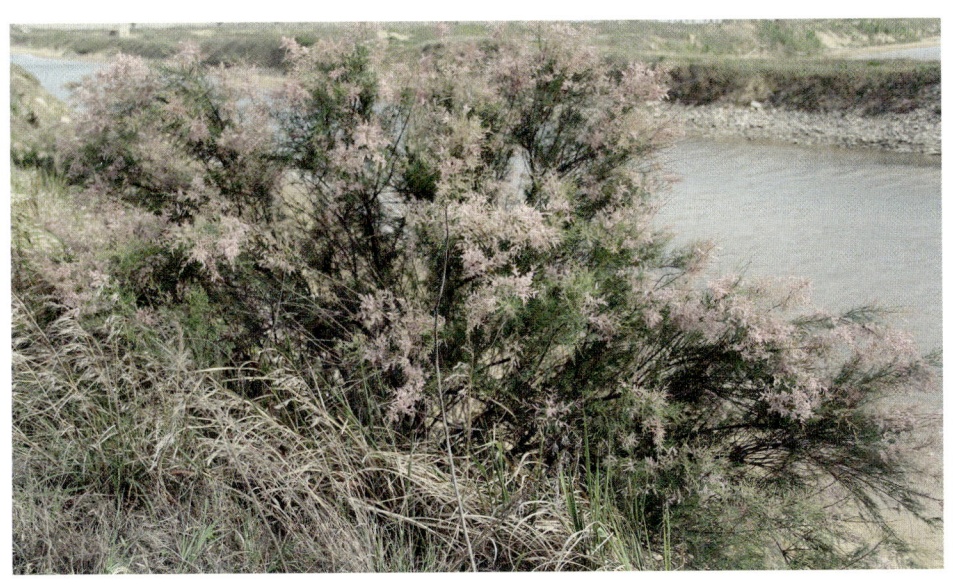

◎ 海叉边，柽柳拂风

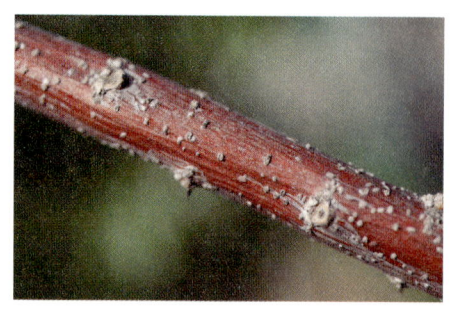

◎ 柽柳枝赤，名红柳

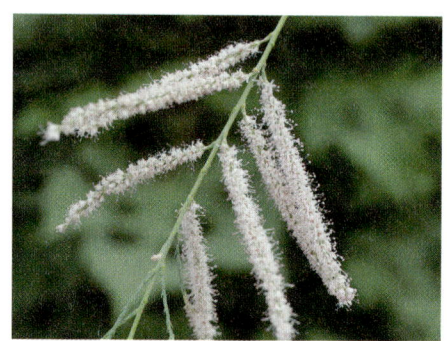

◎ 柽柳花细碎

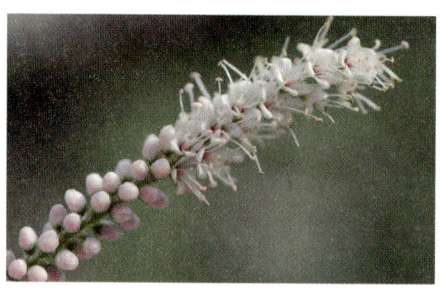

◎ 花虽小，也要怒放

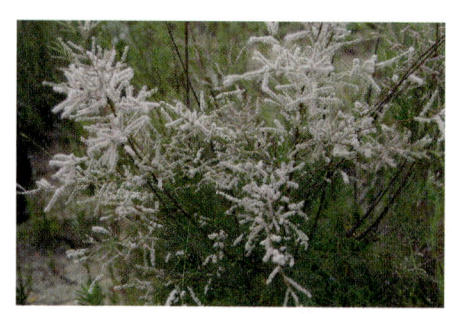

◎ 夏日里，花开二度

柽柳又名观音柳、红筋条、红荆条、三春柳、西河柳。陆机："生水旁，皮正赤如绛，一名雨师。枝叶似松。"《尔雅翼》："天之将雨，柽先知之，起气以应。"天之将雨，柽柳起气以应之，故柽柳为雨师。观音手持柽柳，轻轻一拂，即甘霖普降。

寇宗奭："又谓之三春柳，以其一年三秀也。花肉红色，成细穗。"一年三秀，即一年多次开花，故称三春柳。柽柳春天在去年的老枝上已经开过花，现值夏季，于新枝上花开二度。

李时珍："柽柳小干弱枝，插之易生。赤皮，细叶如丝，婀娜可爱。一年三次作花，花穗长三四寸，水红色如蓼花色。"

柽柳气味辛平，能发汗透疹，解酒毒，利小便。皮赤如绛，枝叶如柏，而细碎如沙粒密集如鳞，望之青虚如绿烟。开细碎小花成穗状，水红色，犹如人体痧疹泛出肌肤。一岁三花，泛若细沙，与麻疹痧疹三隐三显有相同之象，故用于发表透疹。

《本草备要》："赤柽柳，一名西河柳。能使疹毒外出。末服四钱，治痧疹不出，喘嗽闷乱。沙糖调服，治疹后痢。"

柽柳喜生水旁，与雨气相应，故

采药
东海上——
海洋本草文化

解热毒，解酒毒，祛湿却水，利小便。

柽柳 *Tamarix chinensis* Lour. 为柽柳科柽柳属乔木或灌木。叶鲜绿色，鳞叶，先端尖，披针形，基部背面有龙骨状隆起，每年开花两三次，春季开花：总状花序侧生在去年生木质化的小枝上，夏秋季开花：花序较春生者细，生于当年生幼枝顶端，组成顶生大圆锥花序，疏松而通常下弯；总状花序，花瓣 5，粉红色，较花萼微长，果时宿存；子房圆锥状瓶形，蒴果圆锥形。花期 4~9 月。

中药柽柳为柽柳科落叶灌木或小乔木柽柳的嫩枝叶。5~6 月花未开时割取细嫩枝叶，阴干。

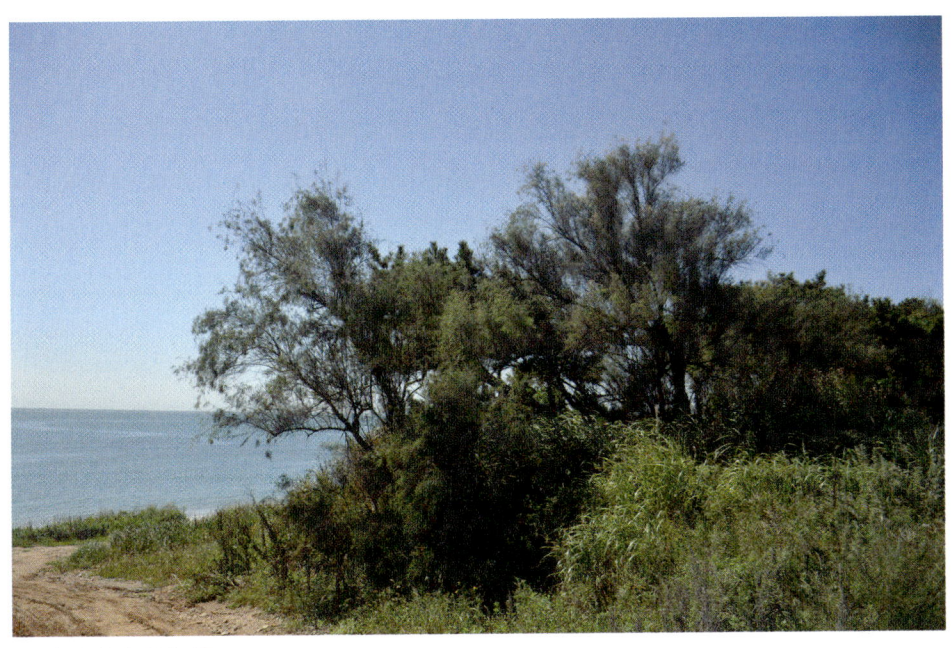

◎ 海边高大的柽柳

29. 白茅：昼尔于茅，宵尔索绹

初秋的南海边，隔着海叉远望，被海水环绕的山岭，宛若海中巨大的轮船。海叉边上，长满水草隰草，凉风拂过，绿波荡漾。

高大的是近水的荻草、菅草，低矮的是尼泊尔蓼、莎草。成片的盐地碱蓬已经变赤，宛如红毯曲折地铺在滩地。一起变红的还有茅草，长长的叶子，或绿或赤，或翡翠相间。成熟的茅花，多已随风飘荡而去，不多的白色花穗，还在茅草丛中摇曳。

◎ 海滩上的白茅草

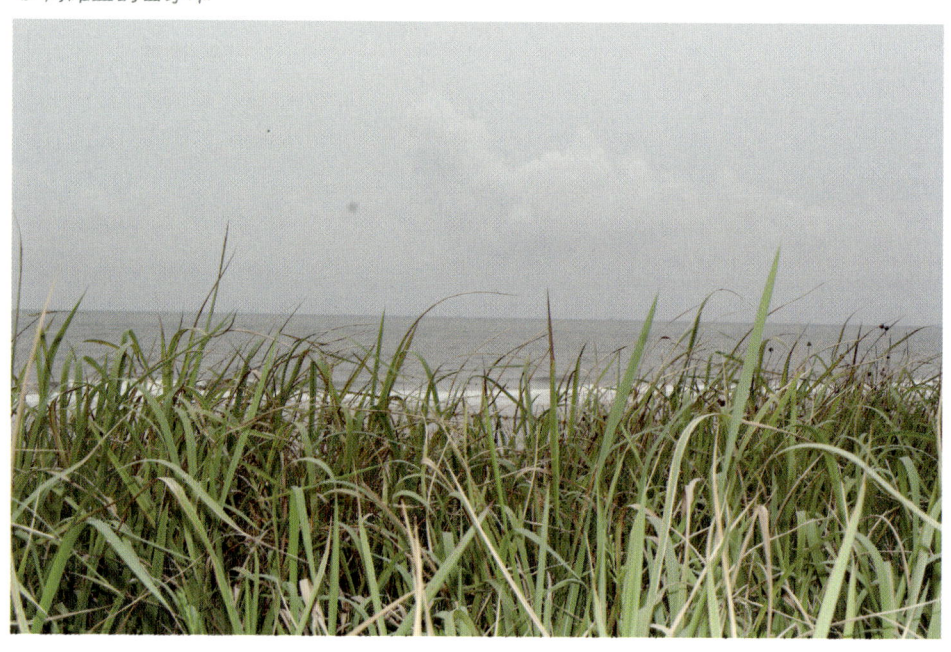

"挖茅根啦！"一锨下去，嚓嚓作响，铁锨就像被套住了，无法翻动。扒开松动的土，见白白的茅根交织在地下，宛若网络。去掉外皮，莹润光亮的茅根，节上生根，尖端锐利。嚼嚼茅根，甘甜多汁。

今在秋日，花落叶黄，茅草的津气开始收敛，复归其根。秋后春初，是挖茅根的好时节。

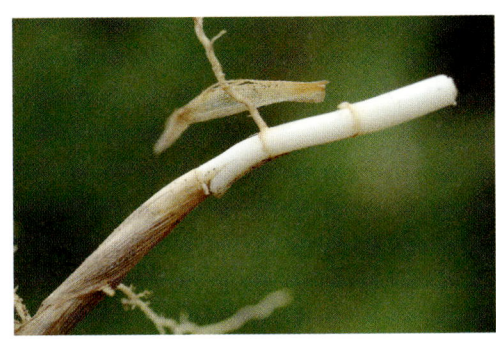

◎ 白茅根

白茅根甚长，白软如筋而有节，味甘。补中益气，除瘀血血闭、寒热，利小便。

《本草图经》："春生芽，布地如针，俗谓之茅针，亦可啖，甚益小儿。夏生白花茸茸然，至秋而枯，其根至洁白，亦甚甘美，六月采根用。"初生叶片尖锐如矛，花穗密着白色茸毛，根柔韧莹白得名。

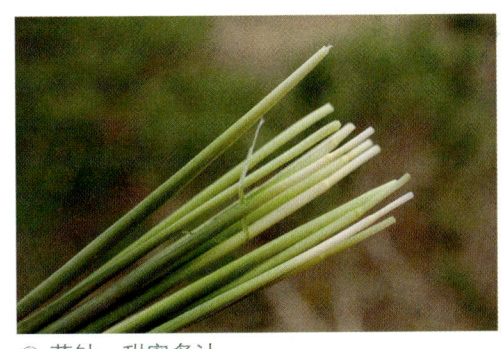

◎ 茅针，甜蜜多汁

暖暖春阳中，茅芽初生，披红裹绿，如矛如针，密布成毡。轻捏慢提，一个嫩嫩的茅针（姑荻）就出来了。剥去外皮，是白嫩柔软的蜜汁糖心。此时茅根也甜，它的先端也锋利如矛，在地下穿行无阻。茅针吐穗，像绛紫色扫帚，渐渐老去后，成为雪白的毡绒。每颗种子都天生有飞行的伞具，只待春风鼓荡。

《诗经》："白华菅兮，白茅束兮。之子之远，俾我独兮。英英白云，露彼菅茅。"卷卷舒舒的白云下，菅草茅草开着白花，君子远去，使我孤独。

昼尔于茅，宵尔索绹（táo）。白天割茅草，夜晚搓绳索，农夫的日子真逍遥。《本草纲目》："其根甚长，白软如筋而有节，味甘，俗呼丝茅，

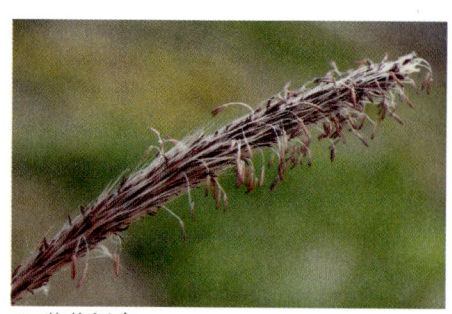
◎ 茅花新出

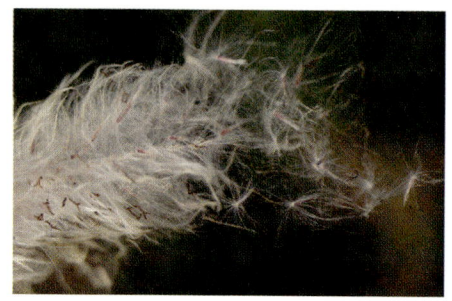
◎ 种子起舞

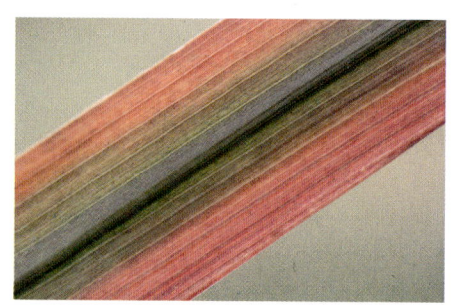
◎ 秋天，白茅叶变红

可以苫盖及供祭祀苞苴之用。"《诗经》："野有死麕（jūn），白茅包之。"獐皮作求爱礼物，以珍贵的白茅成其礼。普通而易得的白茅，用在祭祀和求爱的隆重场合。

《神农本草经》："茅根，味甘，寒。主劳伤虚羸，补中益气，除瘀血血闭，寒热。利小便。"《名医别录》："下五淋，除客热在肠胃，止渴，坚筋，妇人崩中。久服利人。一名地菅，一名地筋。"陈藏器："茅针，味甘，平。无毒。主恶疮肿未溃者，煮服之，服一针一孔，二针二孔。"

白茅针红、花紫、叶红，红紫入血。茅针，为初生苗，其形如针，尖锐通利，色绛如血，故能入血破血，治恶疮痈肿软疖未溃者。茅根于地下窜生，其根分叉，叉末尖锐如针，亦能除瘀血血闭，通小肠，利小便，下五淋，治水肿。茅根多汁味甘，多汁为水象，水能灭火去热，故能治吐衄诸血，解酒之热毒，除客热在肠胃，止渴。茅根柔韧而形如人体之筋，得名地筋，故可坚筋。

白茅 Imperata cylindrica var. major（Ness）C. E. Hubbard 为禾本科白茅属多年生草本。具粗壮的长根状茎。秆直立，叶舌膜质，紧贴其背部或鞘口，具柔毛，圆锥花序稠密，小穗长 4.5~5（~6）毫米，基盘具长 12~16 毫米的丝状柔毛；两颖草质及边缘膜质，顶端渐尖或稍钝，常具纤毛，脉间疏生长丝状毛，颖果椭圆形。花果期 4~6 月。

中药白茅根为禾本科多年生草本植物白茅的根茎。春、秋二季采挖，洗净，晒干，除去须根和膜质叶鞘。

30. 芦苇：蒹葭苍苍，白露为霜

　　滕河向南奔流，在高山下挣脱河堤约束，分叉入海。丰美的水草长满河叉，一条旧船，见证了海纳百川，潮汐漾溢。"有漼（cuǐ）者渊，萑（huán）苇淠（pèi）淠。"（《诗经》）湛湛滕河水，苍苍嫩苇叶，浅水深渊，宛若湖泊。成群的水鸟，或嬉戏水面，或潜游水底。芦苇丛中，也传来小鸟的鸣叫声。

　　芦苇于深水中丛生竖立，于浅水中横卧行鞭，我的地盘我做主，一副不拘形骸的样子。《诗经·七月》："七月流火，八月萑苇。"七月黄昏，大火星挂在中天，每日向西流动，天气转凉。八月芦苇成熟，可以编织席笠。

　　芦苇中空，内有薄薄的白膜。葭莩（fú）成灰，节气与律相应。芦苇里的薄膜，称作葭莩，烧苇膜成灰，置于律管中，放密室内，以占气候。某一节候至，某律管中葭灰即飞出，示该节候已到。具体做法见晋代司马彪《续汉书》："候气之法，于密室中，以木为案，置十二律管，各如其方，实以葭灰，覆以缇縠（hú），气至则一律飞灰。"节候与葭莩准确相应，

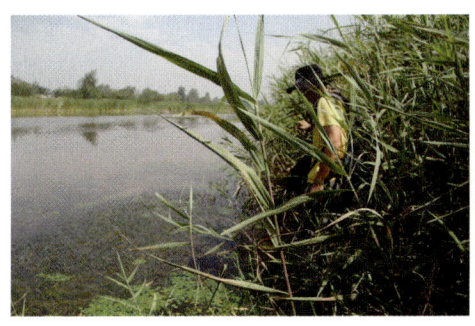

◎ 钻行于河边芦苇丛

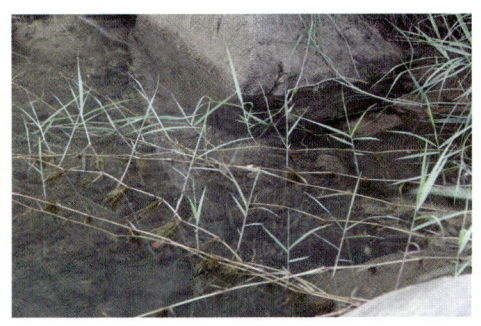

◎ 山溪中，芦苇行鞭

故南唐李璟："春气昨霄飘律管，东风今日放梅花。"

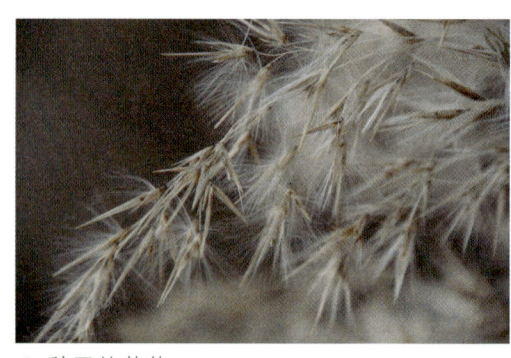

◎ 秋天的芦花

《本草图经》："生下湿陂泽中。其状都似竹，而叶抱茎生，无枝。花白作穗若茅花。根亦若竹根而节疏。"

芦苇具有粗壮横走的地下茎，长可达十几米。芦苇黄白色，节间中空，节上有多数须根，每节生一芽。药用逆水芦，其根逆水生并黄泡肥厚，味甘，挖得后去节须，切细用。

其根甘而多汁，寒而无毒，能生津清热，故《名医别录》："芦根，味甘，寒。主消渴，客热，止小便利。"实为消渴病，消渴而多尿。《药性论》："解大热，开胃，治噎哕不止。"

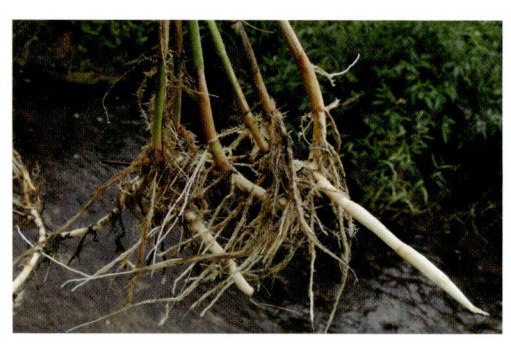

◎ 芦苇根

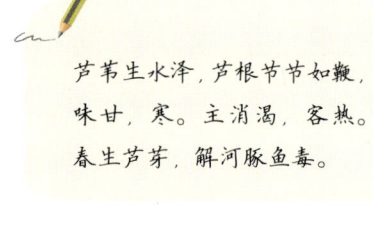

芦苇生水泽，芦根节节如鞭，味甘，寒。主消渴，客热。春生芦芽，解河豚鱼毒。

芦苇中空而通，其茎叶亦具甘寒通利之性，用治霍乱呕逆，肺痈烦热，痈疽。体空而生水中，自能行水而利小便。

李时珍："笋，气味小苦，冷，无毒。治膈间客热，止渴，利小便，解河豚及诸鱼蟹毒。"伫立河边望芦锥，不由想起"蒌蒿满地芦

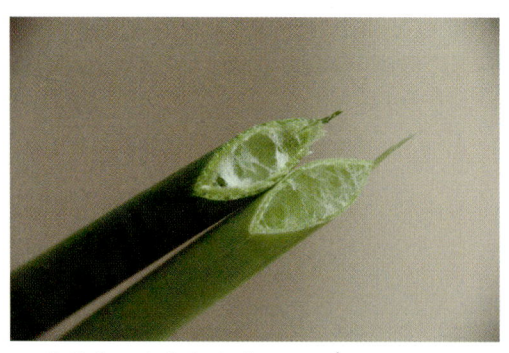

◎ 芦苇茎，中空有白膜

芽短，正是河豚欲上时"，蒌蒿芦芽，均解河豚鱼毒。

　　芦苇 *Phragmites australis*（Cav.）Trin. ex Steud. 为禾本科芦苇属多年生草本。其根状茎十分发达。秆直立，具二十多节，基部和上部的节间较短。叶片披针状线形。圆锥花序大型，着生稠密下垂的小穗；小穗柄长 2~4 毫米，无毛；小穗长约 12 毫米，含 4 花，第二外稃基盘延长，两侧密生等长于外稃的丝状柔毛，成熟后易自关节上脱落；颖果长约 1.5 毫米。

　　芦苇为禾本科多年生草本植物，其根、茎、叶均可入药。

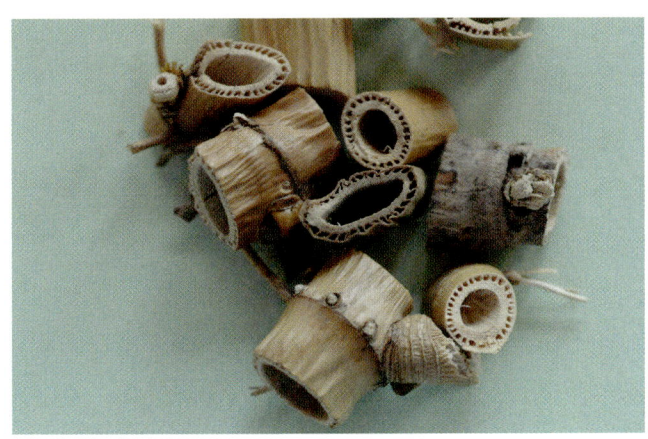

◎ 芦根中空，多孔

31. 海藻：浪里摇摆，屋顶飞扬

　　铁槎山立于东海边，宛若被海浪推上岸的巨筏。为问乘槎人，三壶沧海中，仙踪今安在？清冷的日子里，和队长翻越山岭来访仙赶海。

　　山下的小渔村，寂静而美丽。依山临海居，住着草房子。那厚厚的屋顶，就像戴了尖尖的皮绒帽，看着就暖和。细看这草有些轻浮，飘飘扬扬像丝带。

　　"啥草？"队长："海里的草，学名大叶藻。经历百年不烂。"好神奇，快去海上看看。

　　但见，海阔天远，淼淼无边。礁石耸立，细浪拍岸。大潮刚退去，拉下啥宝贝？

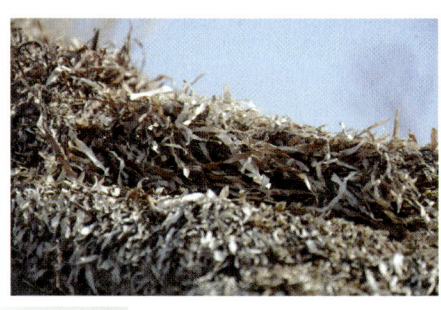

◎ 海草苫屋顶

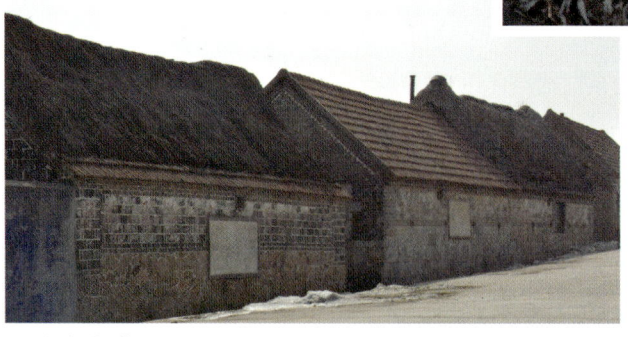

◎ 山东荣成民居

鹅卵石上，躺着一串串玉珠，晶莹透亮，光鲜诱人。滑溜溜地，尝尝，好咸哎！队长："是海蒿子，一种海藻。"

海滩上，留下一堆堆的海草。叶子像韭菜，根如白茅。队长："这就是房上的大叶藻。"新鲜的海草这么绿。

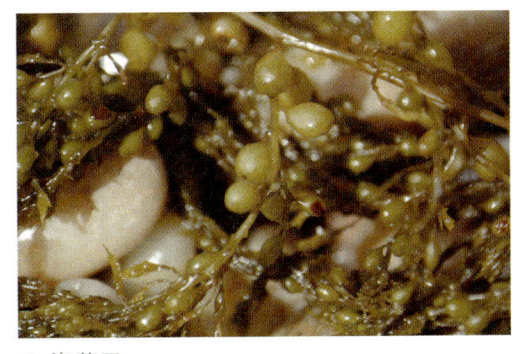
◎ 海蒿子

《本草图经》："海藻生东海池泽，今出登、莱诸州海中。""海人取大叶藻，正在深海底，以绳系腰没（mò）水下，刈得，旋系绳上。"我们得来全不费工夫，不用下海捞呢。

你看蚝山下，绿绿的大叶藻蓬乱成团？队长："这是黑纤维虾海藻。"哎，傻傻分不清呢。

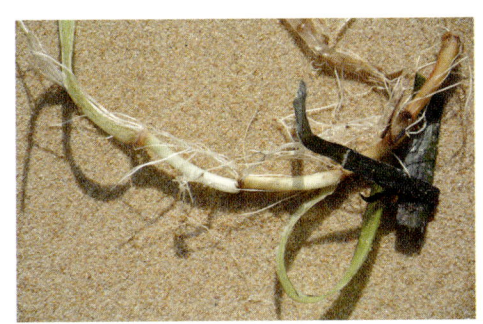
◎ 大叶藻

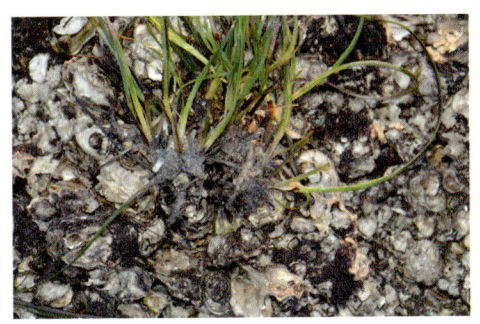
◎ 黑纤维虾海藻

浅水里，海燕儿藏在礁石下，水下的石台上，墨绿色的襞（bì）带随波摇摆。队长："是礁膜，一种海藻，滑而鲜美。"

远望海中那孤独的巨石，也有海菜附着作伴。有点远，不能细睹真容。队长："那是鼠尾藻。"

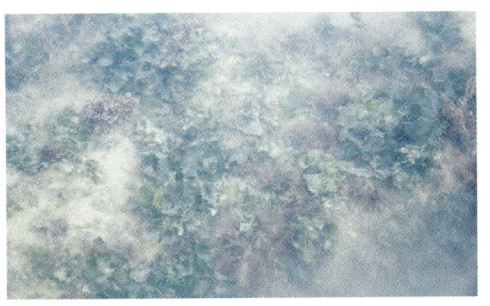
◎ 礁膜

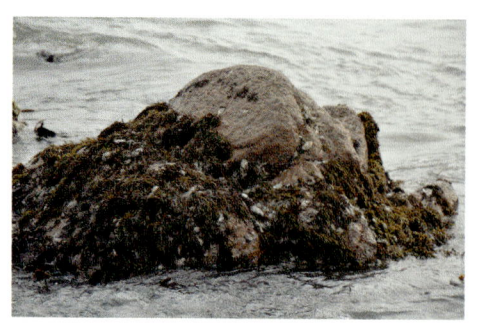
◎ 鼠尾藻

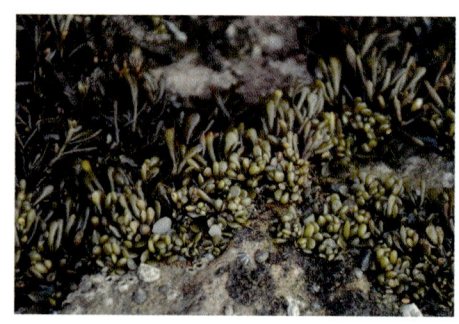
◎ 羊栖菜幼苗

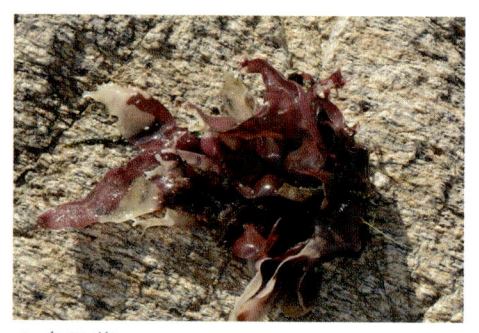
◎ 角叉藻

快快跑啊，前面裸露的大片礁石，也抹了苍黛，长着绿发。海水里的多肉，胖嘟嘟水嫩嫩地拥在一起。队长："羊栖菜的嫩苗。"

看这里海菜覆盖，堪作毡毯。队长："成年的羊栖菜。"果然，肉疙瘩已经伸展，长出了锯齿样的叶子，也是滑溜得不可捉摸呢。看上去好吃的样子，"呸呸！"以为甘滑味道美，不想海菜好个咸。

海人爱海草，晒在金沙滩。海滩上都是羊栖菜啊。

我爱这堆红飘带，我爱这团绿刺猬。"哈哈，角叉藻和刺松藻。"还是海藻哈。

《神农本草经》："海藻，味苦，寒。主瘿瘤气，颈下核。破散结气，痈肿，癥瘕坚气，腹中上下鸣。下十二水肿。一名落首。"

《名医别录》："味咸，无毒。疗皮间积聚，暴溃，留气热结，利小便。生东海池泽。七月七日采，暴干。"

滑可通利，滑可去着。故主瘿瘤气，颈下核；疗皮间积聚，破散结气，痈肿，癥瘕坚气，腹中上下鸣。

海藻生于水中，禀性寒凉，性滑且雄，下气最速，故去留气热结，利小便，下十二水肿。海中诸菜，其味甚咸，可解沪（hù）散结。陶弘景："凡海中菜，皆可疗瘿瘤结气。"

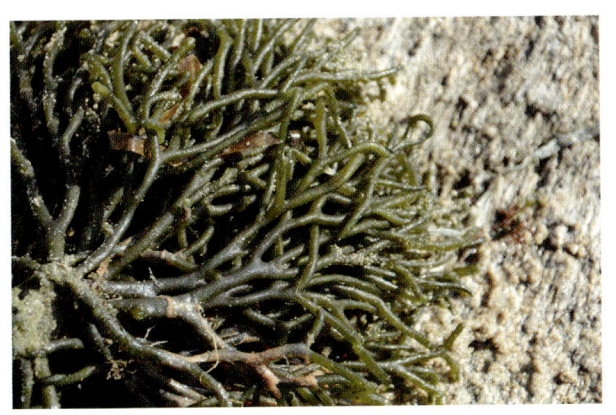

◎ 刺松藻

　　海蒿子 *Sargassum confusum*（Turn.） C. Ag. 为马尾藻科多年生褐藻，肉质，暗褐色，高 30~100 厘米，叶状体基部的固着器呈扁盘状或短圆锥状，主干直立，羽状分枝。初生叶状突起为披针形，生长不久即脱落；次生叶状突起为线形、针形、或羽状分裂。气囊生于末枝腋间，球形或椭圆形。

　　羊栖菜 *Sargassum fusiforme*（Harv.）Setch. 为马尾藻科多年生褐藻，肉质，黄色，株高 30~50 厘米，最长达 3 米以上。叶状体基部的固着器纤维状似根；主干圆柱形，从周围长出分枝，成二叉状，小枝先端有时膨大成纺锤形气泡，枝上有疏生柱状突起，突起腋部有纺锤状气囊和丛生的生殖器托。

　　中药海藻为马尾藻科植物海蒿子或羊栖菜的干燥藻体。前者习称"大叶海藻"，后者习称"小叶海藻"。夏、秋二季采捞，除去杂质，洗净，晒干。这两种海藻均可食用，可凉拌或炒食。

32. 防风：劲风吹过玉屏风

　　八月，乌云笼罩，一行人登上陆家岛西北角。对面的小岛名团岛，因为海水退去，露出砺石。渔民说正在涨潮，半小时海水涨满两岛间。急匆匆上岛，在团岛上稍作探视，大雨点噼里啪啦地追着，就跌跌撞撞地踩着水奔回陆家岛。陆家岛西面，散在的黑松，在茂密的植被中挺立。风雨中，在岛的西南角登上崖边小路，海水在脚下撞击嶙峋礁石，澎湃有声。

　　东望陡峭的坡崖，简直是高原草甸啊！大叶胡颓子、菝葜突兀成丛。碧草中，隐藏着黄芩、地榆、徐长卿。其中最显眼的莫过于一堆堆的细碎白花，它真像满天繁星。队长："是防风。"

　　好生奇怪！防风都长成大大的一丛，每丛都倒向西方，东半侧都半干发黑了呢。队长："大风吹倒了防风，吹干了半侧。"海上的大风，就是前些日子东南来的台风吧，还有今日的风吹雨打。

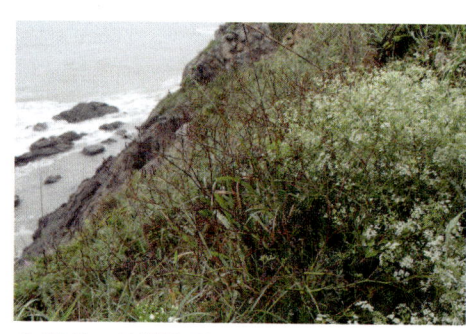

◎ 防风，沐浴海风

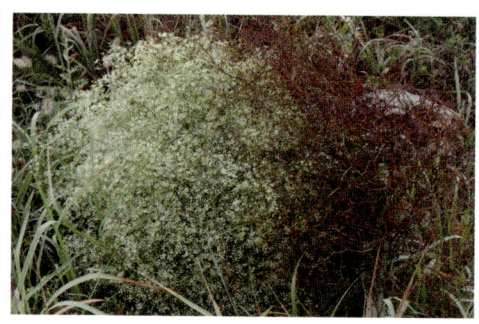

◎ 防风，一半干枯

人已经被雨浇透，海风吹来有些凉意，快挖棵根尝尝。防风的根像胡萝卜，嚼之甘甜，香气亦如胡萝卜。《本草图经》："防风，根土黄色，与蜀葵根相类，茎叶俱青绿色，茎深而叶淡，似青蒿而短小。初时嫩紫，作菜茹，极爽口。五月开细白花，中心攒聚作大房，似莳萝花。实似胡荽而大。"

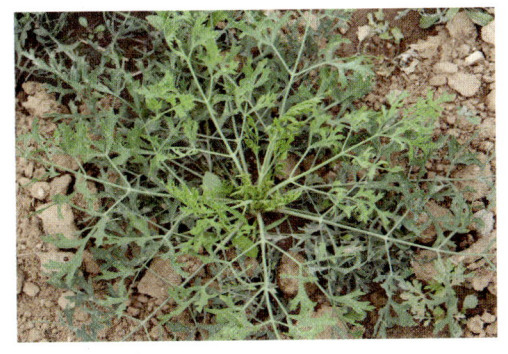

◎ 防风，叶如屏风

防风叶柄长扁，叶片羽状分裂，厚而坚韧。因单支扁平若羽扇、屏风状，故又名屏风，可挡风、防风，防风真似屏风。开花前先窜花葶，其花葶叉分无数，攒聚作大房，故防风又名百枝。

《神农本草经》："防风，味甘，温。主大风，头眩痛，恶风，风邪，目盲无所见，风行周身，骨节疼痹，烦满。久服轻身。一名铜芸。"《名医别录》："味辛，无毒。主胁痛胁风，头面去来，四肢挛急，字乳金疮内痉。叶，主中风热汗出。一名茴草，一名百枝，一名屏风，一名蕳（jiān）根，一名百蜚。"

防风所主，多为风病。古人所谓大风，即冬季西北之地刮来的寒风，今之寒邪。恶风即麻风病。风邪上受，则目无所见，风行周身，则骨节痛痹，头面去来，四肢挛急，烦满。风在胁，胁痛胁风。字乳即妇人生产，与金疮一样容易发痉动风。防风可治外风、内风、破伤风。风行周身，骨节疼痛，则四肢沉重，祛风止痛含有轻身之义，据此则久服轻身。

防风叶如屏风，药用其根，能御风寒，主大风，头眩痛，恶风，风邪目盲无所见，风行周身，骨节疼痹。

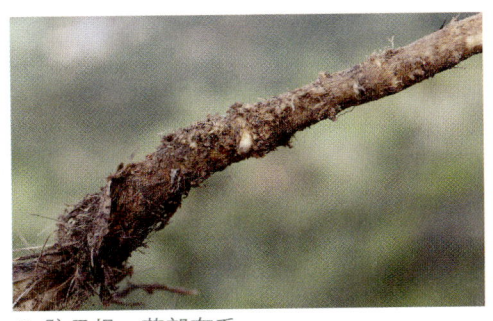

◎ 防风根，芦部有毛

《灵枢·九宫八风》虽有避八方不时风之说，但起于西北昆仑的不周之风是致病的主要原因，为百病之长，所以早期的主大风之药，均为治寒风而设。防风芸芸，翠绿如玉，可谓玉屏风。以防风屏风实腠理，以黄芪实卫气御风，以白术健脾胃，培土以宁风。三药组方为散，朱丹溪称之为玉屏风散。

防风 *Saposhnikovia divaricata*（Turcz.）Schischk. 为伞形科多年生草本植物，根粗壮，细长圆柱形，淡黄棕色。根头处被有纤维状叶残基及明显的环纹。茎常单生，自基部分枝较多。叶片卵形或长圆形，二回或近于三回羽状分裂。茎生叶与基生叶相似，但较小。复伞形花序多数，生于茎和分枝，花瓣倒卵形，白色。双悬果狭圆形或椭圆形，幼时有疣状突起，成熟时渐平滑；花期8~9月，果期9~10月。

中药防风为伞形科多年生草本植物防风的根。

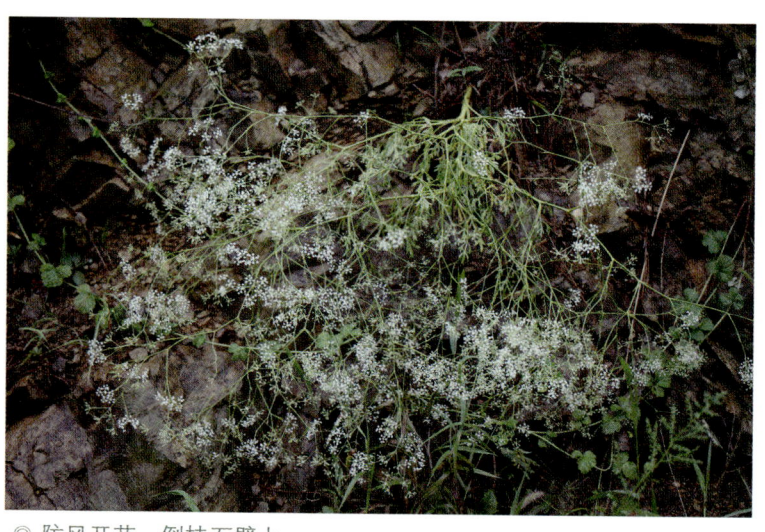

◎ 防风开花，倒挂石壁上

采药
东海上——
海洋本草文化

33. 青葙：斜风细雨里，邂逅昆仑草

　　淅沥沥的秋雨，从早上直到傍晚没停。一行人从岛的西北角，沿着海岸山崖转到了东北角，从荒野草丛回到烟火人间。透过挂满水滴的青纱帐，远眺东南。乌云缓缓挪移，漫上海中仙山。青纱帐外的小渔村，左水右山，风水上佳。山脚下零散的毛芋头、长生果，绿意正浓，堤堰上三五成堆的荞麦，开着一簇簇细碎白花。因了海风细雨，百草都水灵灵的。

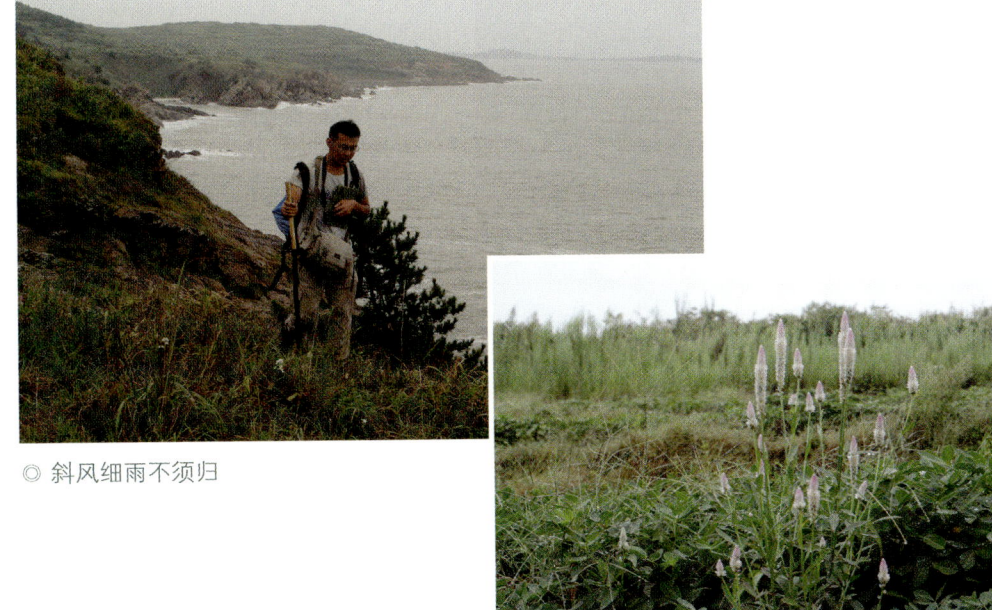

◎ 斜风细雨不须归

◎ 青葙开花，在花生地里

167

"看那一只只粉色花棒！"白里透红，娇羞含泪，似曾相识呢。队长："青葙。"它叶如苋菜，花若鸡冠。花序由下向上次第开放，花色由粉变白。顶端含苞未放，中部正吐芳蕊，绿色的种子藏在下部的包被里。

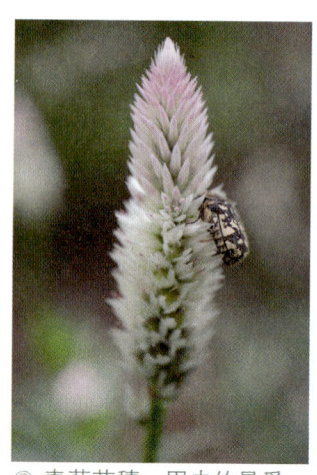
◎ 青葙花穗，甲虫的最爱

青葙，又名昆仑草、野鸡冠、鸡冠苋，子名草决明。《本草图经》："二月内生青苗，长三四尺。叶阔似柳软，茎似蒿，青红色。六月七月内生花，上红下白。子黑光而扁，有似莨菪。根似蒿根而白，直下独茎生根。六月八月采子。"

苏敬："子黑而扁光，似苋实而大，生下湿地，四月、五月采，荆襄人名为昆仑草。"凡药所生，各有境界。凡药所用，或以其所生之时，或以其所生之地，或以其形，或以其质，或以其色。

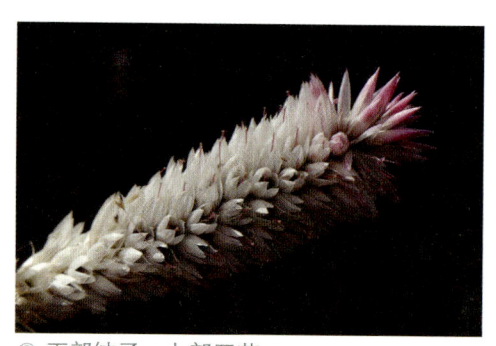
◎ 下部结子，上部开花

《神农本草经》："青葙，味苦，微寒。主邪气，皮肤中热，风瘙身痒，杀三虫。子名草决明，疗唇口青。一名草蒿，一名萋蒿。"《名医别录》："主恶疮，疥虱，痔蚀，下部𧏾疮。三月采茎叶。"

青葙生下湿之地，故可祛湿。而下湿生虫，祛湿即可杀虫。故青葙治痔蚀、下部𧏾疮。杀三虫，即驱各种虫，包括虫所致恶疮、疥、虱之疾。湿热或虫郁于皮肤，可致瘙痒。诸子明目，目睛为金气所聚，明若秋水，青葙子光滑黑亮似之，故可明目，而名草决明。李时珍："青葙子治眼，与决明子、苋实同功。《本经》虽不言治眼，而云一名草决明，主唇口青，则其明目之功可知矣。目者肝之窍，唇口青者，足厥阴之证，古方除热亦多用之，青葙子之为厥阴药，又可知矣。"

青葙 Celosia argentea L. 为苋科一年生草本，高 0.3~1 米，全体无毛；茎直立，叶片矩圆披针形、披针形或披针状条形。花多数，密生，在茎端

采药
东海上——
海洋本草文化

或枝端成无分枝的圆柱状穗状花序，花被片矩圆状披针形，初为白色顶端带红色，或全部粉红色，后成白色，花药紫色；子房有短柄，花柱紫色。胞果卵形，包裹在宿存花被片内。种子凸透镜状肾形，黑色。花期5~8月，果期6~10月。

中药青葙子为青葙的成熟种子，秋季采收。

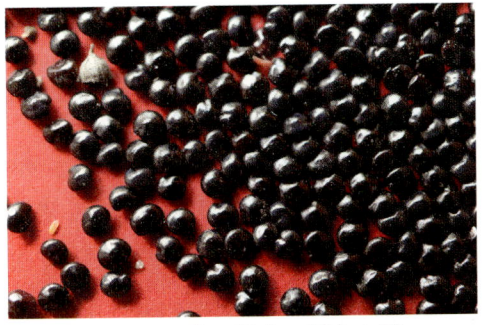

青葙生下湿地，其子黑滑明亮。下湿生虫，青葙子治疥虱，痔蚀，下部䘌疮，又明目。

◎ 青葙子，黑又亮。昆仑，黑色之谓

34. 射干：射人临海执箭竿

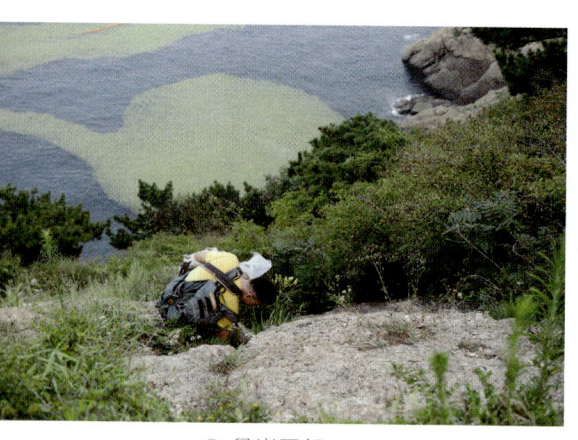

◎ 悬崖回望

站在岛的南端北望，海岛宛若大鱼摆尾北游。崖下是湛蓝的海水，碧绿的浒苔随波逐浪。沿着刀削样的崖壁边慢慢前行，陡峭的山坡树木稀少起来，可以抓附的只有草和砾石，回望碧海，有些心惊胆战。

仰望山顶，石凹里有红花儿在召唤。快快爬啊，快快爬！及至石凹，张口气喘。早有人喊："是射干！"定睛看时，射干叶层层如楼，扁扁如扇。窜出硬硬的花葶，实而坚劲，犹如箭竿。

大概其形"似射人之执竿"，而得射干之名。

那花，像绯红的脸，生有赤斑。那果，似翠绿的玉，温润光滑。内藏的种子，像紫黑色的珠子，明亮生辉。

《本草图经》："春生苗，高二三尺。叶似蛮姜，而狭长横张，疏如翅羽状，故一名乌翣（shà，用乌羽做的大扇），谓其叶中抽茎，似萱草而强硬。六月开花，黄红色，瓣上有细文。秋结实作房，中子黑色。根多须，皮黄黑，肉黄赤。"

用力拉拽，获得一枚赤黄色的大根，像大姜一样。

此姜多须根，块上皮黄，内里黄赤。"吃姜啦！"虽然外表有些干燥皱褶，但内里质润。"先小甘，再大苦，余味小辛。"

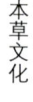

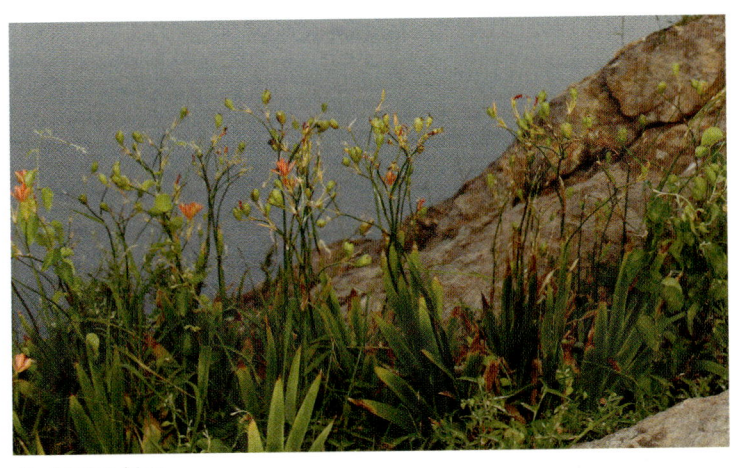

◎ 崖顶的射干

《神农本草经》："味苦，平。主咳逆上气，喉痹咽痛，不得消息，散结气，腹中邪逆，食饮大热。一名乌扇，一名乌蒲。"《名医别录》："微温，有毒。疗老血在心脾间，咳唾，言语气臭，散胸中热气。久服令人虚。一名乌翣，一名乌吹，一名草姜。"

其味辛苦性寒，所谓辛开苦降，治喉痹，降逆气，治咳逆上气，腹中邪逆，散胸中气。其花、其根黄赤，故入血，破血开结，疗老血在心脾间，咳唾，言语气臭。苦则泄热，疗食饮大热。

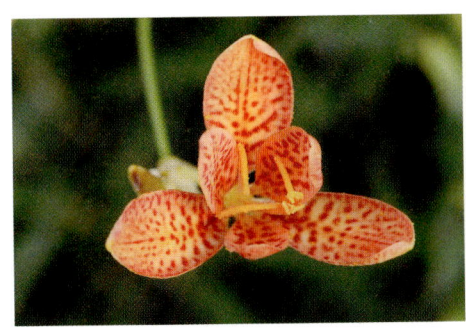

◎ 射干花，血色斑点

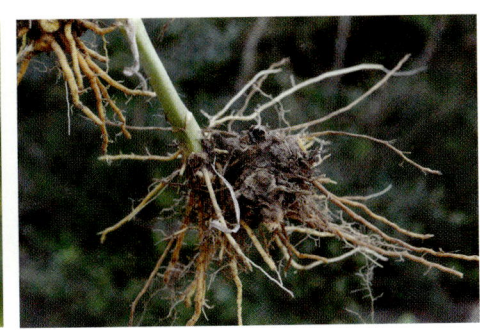

◎ 射干根

《日华子》："消痰，破癥结，胸膈满，腹胀，气喘，疬癖，开胃，下食。"因其性破利，久服令人虚，却为除满下气，破癥瘕积聚良药。

射干 *Belamcanda chinensis*（L.）DC. 为鸢尾科射干属多年生草本。根

状茎为不规则块状，黄色或黄褐色，须根多数。茎高 1~1.5 米，叶互生，嵌迭状排列，剑形，长 20~60 厘米。花序顶生，叉状分枝；花橙红色，散生紫褐色斑点，直径 4~5 厘米；蒴果倒卵形或长椭圆形，长 2.5~3 厘米，直径 1.5~2.5 厘米。种子圆球形，黑紫色，有光泽，直径约 5 毫米。花期 6~8 月，果期 7~9 月。

射干根如黄姜，味辛苦性寒，降逆气，治喉痹，咳逆上气，腹中邪逆，散胸中气。

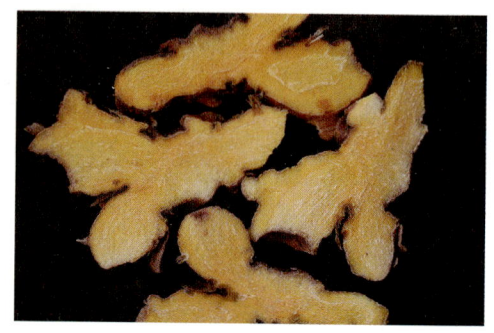

◎ 鲜射干切片

中药射干为鸢尾科多年生草本植物射干的干燥根茎。春初刚发芽或秋末茎叶枯萎时采挖，除去须根和泥沙，干燥。

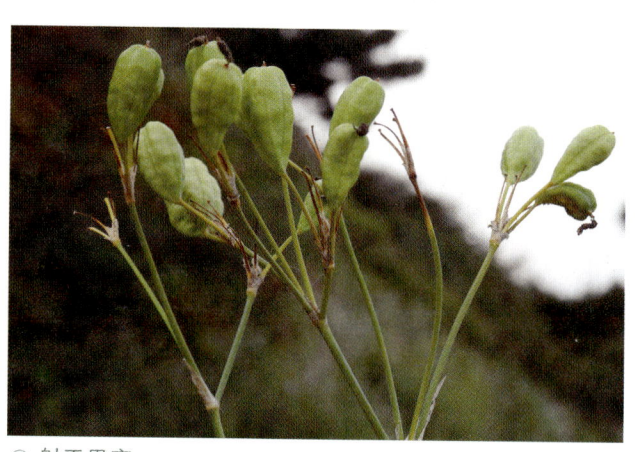

◎ 射干果实

35. 香附子：女岛沙滩莎草绿

秋风荡白云，海上起波涛。女岛的渔船停在避风港湾，随波涛轻轻摇摆。沙滩上的绿色植被，西风萧瑟里略生黄色。铺地的紫马唐有些鲜嫩，单叶蔓荆的果子开始干脱。珊瑚菜的嫩苗藏在沙子里，露出几片翠绿韧实的叶子。低矮薹草细窄的叶子有些弯曲，与莎草相似。

"哎！这个更像莎草。"队长："就是莎草。"李时珍："莎叶如老韭叶而硬，光泽有剑脊棱。五六月中抽一茎，三棱中空，茎端复出数叶。开青花成穗如黍，中有细子。其根有须，须下结子一二枚，转相延生。子上有细黑毛，大者如羊枣而两头尖。"

◎ 即墨女岛渔船

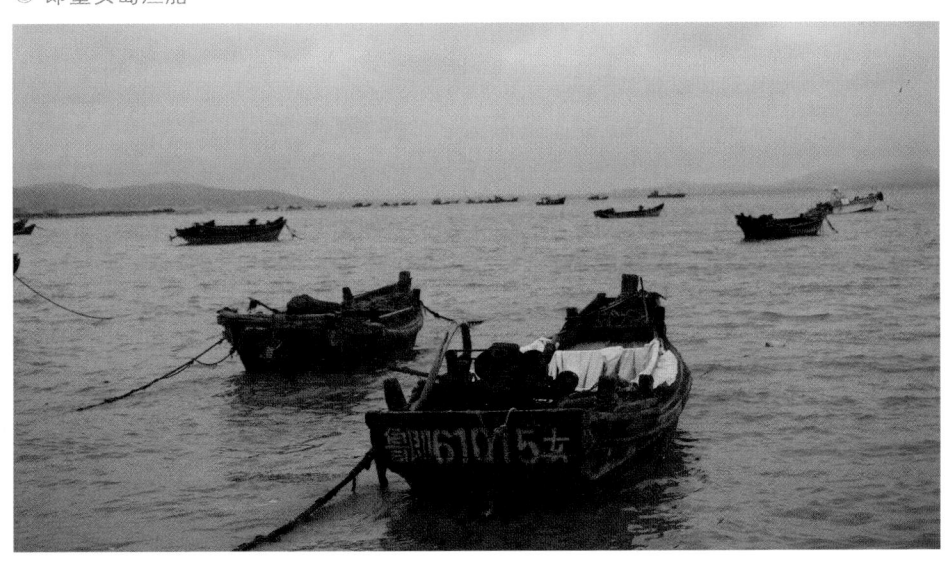

173

莎草，又名雀头香、草附子、水香棱、水莎、莎结、夫须、续根草、地毛等。莎草喜潮湿地区或河边海边沙地，故温庭筠言"远水斜如剪，青莎绿似裁"。《本草衍义》："莎草，其根上如枣核者，又谓之香附子，亦入印香中，亦能走气，今人多用。"

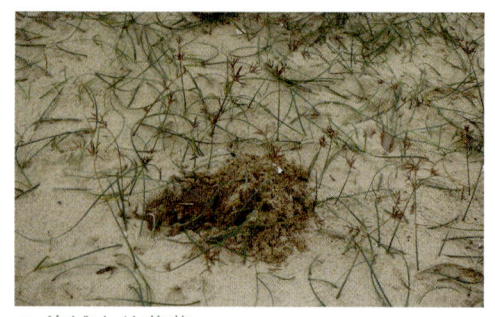

◎ 海滩上的莎草

其根相附连续而生，气馨香，可以合香，故名香附子。两头尖尖，似雀头，又名雀头香。雷公鸟首人身，又名雷公头。莎草根地下窜行，繁衍迅速，地之生莎如皮之生毛，得名地毛、夫须。

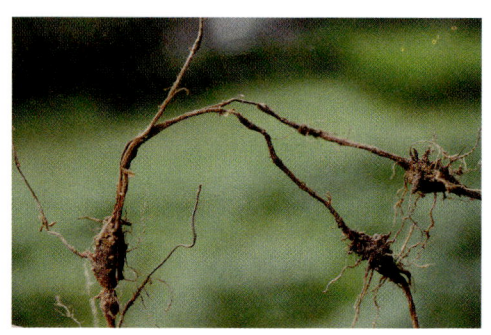

◎ 莎草根，相附而生

《名医别录》："莎草根，味甘，微寒，无毒。主除胸中热，充皮毛。久服利人，益气，长须眉。"李时珍："莎草根，散时气寒疫，利三焦，解六郁，消饮食积聚，痰饮痞满，胕肿腹胀，脚气。止心腹肢体头目齿耳诸痛，痈疽疮疡，吐血下血尿血，妇人崩漏带下，月候不调，胎前产后百病。"

《天宝单方图》："苗及花，主治丈夫心肺中虚风及客热，膀胱间连胁下时有气妨，皮肤瘙痒瘾疹，饮食不多，日渐瘦损，常有忧愁，心忪少气等证。"

莎草多年生，根系发达，根生块，块复长苗，迅速绵延成片，如地之长毛、丈夫之长须。其根其块均多附黑毛，故可充皮毛、长须眉。药用之始，用其全草，春收苗、花，阴干，冬收根。以其生长迅速，故久服利人，益气。地之生莎草，蔓延迅速，

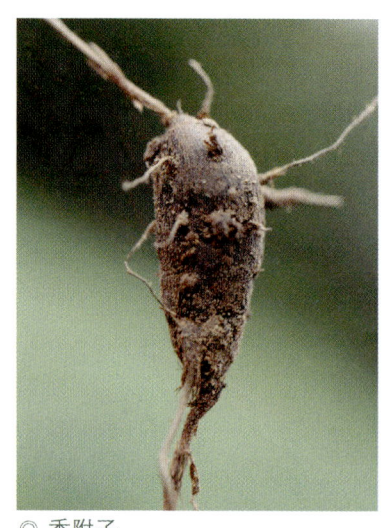

◎ 香附子

如皮之长毛，故外洗治皮肤瘙痒、瘾疹风。后世则用其根，以其辛烈清香，窜行迅速，而能行十二正经、奇经八脉。气厚于味，为血中气药，能开气郁，调血滞。善治心腹肢体头目齿耳诸痛，痈疽疮疡，利三焦，解六郁，消饮食积聚，癥瘕痞满，月经不调，崩漏淋沥，乃妇科珍品。香附辛散走窜，亦治丈夫心肺中虚风及客热，膀胱间连胁下时有气妨。莎草喜生下湿之地、河边海滨，故利水祛湿，治痰饮痞满，胕肿腹胀，脚气。

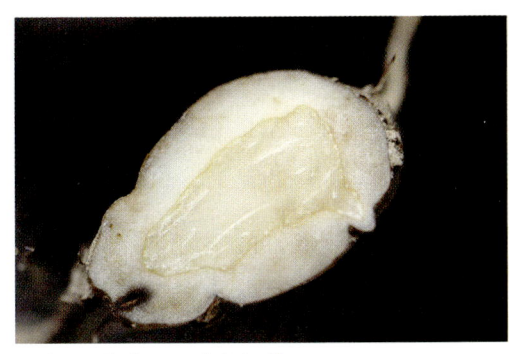

◎ 切开香附子，味辛气香

莎草的全草、根茎入药。其根相附连续而生，气馨香，可以合香，故名香附子，治妇科疾病，为圣药。

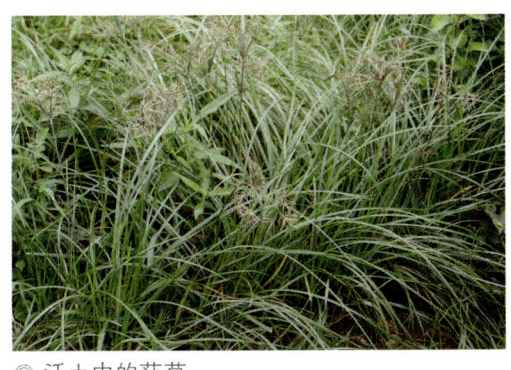

◎ 沃土中的莎草

莎草 *Cyperus rotundus* L. 为莎草科多年生草本植物，匍匐根状茎长，具椭圆形或纺锤形块茎。秆呈锐三棱形，基部呈块茎状。叶常基生，较多，短于秆，宽 2~5 毫米，平张；鞘棕色，叶状苞片 2~3 枚；长侧枝聚伞花序简单或复出，具 3~10 个辐射枝；辐射枝具 3~10 个小穗；小穗斜展开，线形，宽约 1.5 毫米，具 8~28 朵花；鳞片稍密地复瓦状排列，膜质，中间绿色，两侧紫红色或红棕色。小坚果长圆状倒卵形，三棱形。花果期 5~11 月。

中药莎草、香附，为莎草科多年生草本植物莎草的全草、根茎。

36. 椒：椒聊且，远条且

　　竹岛，因岛上茂密的竹子而得名。郁郁葱葱的岛上，古木参天，藤蔓攀树而上。挺拔的黑弹树，临海而立，麻栎依偎其下，枝叶婆娑。

　　密林深处，是恣意生长的大树。一株特别的，树皮上散生大钉子，巨大的树冠，仿佛冲破天际。"长钉子的大树！"队长仰望后说："野花椒。"没见过这么粗的野花椒树，大概有百岁了吧。试着往树上爬，坚硬的钉子让手足无处安放。

　　摘一片野花椒的叶子，香气立即飘散开来。阳光透过，能清晰地看到叶片中聚集的油点。再看枝丫间，野花椒的果子，一嘟噜一嘟噜的，红的

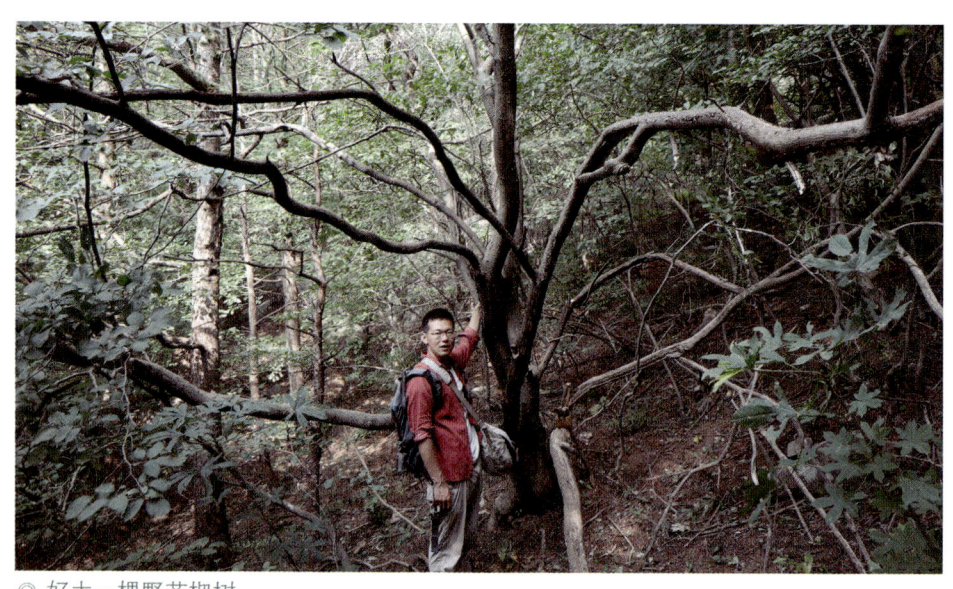

◎ 好大一棵野花椒树

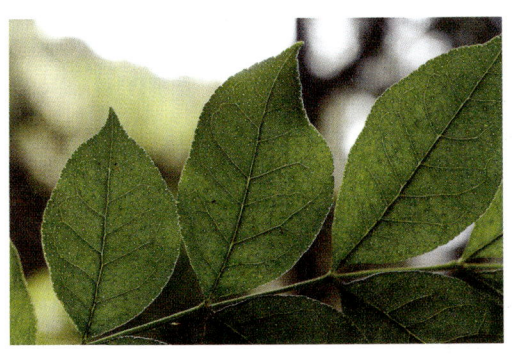

◎ 凝香，野花椒叶中的油点

或绿的果子，也都油油的，长满斑点。尝一颗，香气在舌齿间迸发，接着，辣得舌头疼，头上、脸上的汗就冒出来了。

将椒叶盖到酒上，取其香气。白居易："壶浆椒叶气，歌曲竹枝声。"以椒浸酒，名椒酒，农历元旦向长辈敬酒，以示祝寿拜贺。宋陈造："椒酒须分岁，江梅巧借春。"椒是爱情的表达，《诗经·东门之枌》："视尔如荍，贻我握椒。"

花椒多子，古人以其喻妇人多子多孙。《诗经·椒聊》："椒聊之实，蕃衍盈升。彼其之子，硕大无朋。椒聊且！远条且！椒聊之实，蕃衍盈匊。彼其之子，硕大且笃。椒聊且，远条且。"一串花椒难计数，结子两手捧不住。一串串花椒，香气飘得远。以椒和泥涂墙壁，取温暖、芳香、多子之义。皇后所居宫殿，名椒房、椒室，泛指后妃及其居住的宫殿。

古人用椒治病，历史久远。马王堆《五十二病方》有椒、蜀椒、秦椒之称。治瘛、痂、疽。而马王堆《养生方》以秦椒补中益气。马王堆《杂疗方》则用椒纳于中身孔（脐孔）中，以激发男子性欲，使性器官勃起。《武威汉简》称蜀椒，治久咳上气，治伤寒逐风，做膏药治百病，内服外涂。外摩治痈肿、金创、瘀血、妇人产后、头痛风、灸疮等各种疼痛。

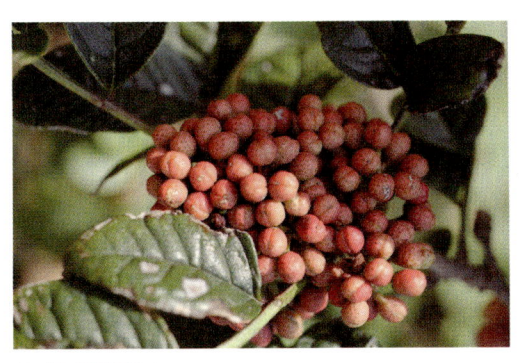

◎ 这嘟噜真大

花椒多子，气香味辛。温中散寒，治邪气咳逆，逐骨节皮肤死肌、寒湿痹痛。

177

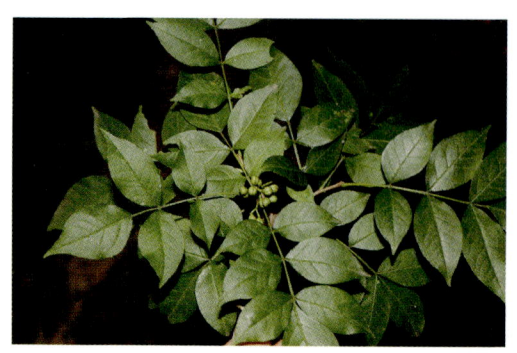

◎ 野花椒苗

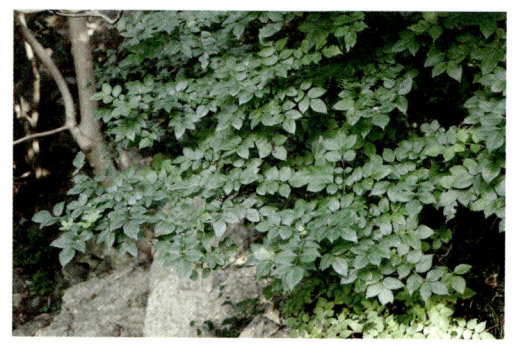

◎ 野花椒枝

李时珍："秦椒，花椒也。始产于秦，今处处可种，最易蕃衍。其叶对生，尖而有刺。四月生细花，五月结实，生青熟红，大于蜀椒。"椒味辛辣，气温，麻唇辣舌，气走全身。

《神农本草经》列秦椒、蜀椒。"秦椒，味辛，温。主风邪气，温中，除寒痹，坚齿发，明目。久服，轻身，好颜色，耐老增年，通神。""蜀椒，味辛，温。主邪气咳逆，温中，逐骨节皮肤死肌、寒湿痹痛，下气。久服之，头不白，轻身增年。"

因椒为纯阳之物，味辛而麻，气温以热，可逐在表之风寒，主风邪气，邪气咳逆；又可温中，下气；逐筋骨皮肤之寒，治死肌（肌肉萎缩而硬），寒湿痹痛；驱寒兴阳，则轻身，好颜色，耐老增年，坚齿发，明目，通神。

野花椒 *Zanthoxylum simulans* Hance. 为芸香科灌木或小乔木；枝干散生基部宽而扁的锐刺，一回羽状复叶，小叶对生，卵形、卵状椭圆形或披针形，叶片油点多，干后半透明且常微凸起。花序顶生；心皮 2~3 个。果红褐色，分果瓣基部变狭窄且略延长 1~2 毫米呈柄状，油点多。花期 3~5 月，果期 7~9 月。

中药花椒为芸香科植物花椒 *Zanthoxylum bungeanum* Maxim. 或青花椒 *Zanthoxylum schinifolium* Sieb. et Zucc. 的成熟果皮，野花椒的果皮可做中药花椒的代用品。

采药东海上——海洋本草文化

37. 香薷石香薷：夏月解表之首药

丝山顶上，海风习习吹来。因为海风海雾，草木格外葱茏。高高的化香树枝叶婆娑，带刺的球果浅绿深碧，矮矮的算盘树随风婀娜，算盘子样的果子红绿相间。

溪水自半山而下，涧边芳草青青，绵枣龙牙开得正艳，姹紫嫣红一片。定睛看时，石上草丛里，一棵棵小草，色近褐石，顶着紫色小花。队长："石香薷（róu）。"这细小的样子，与香薷差别真大。搓搓叶子，也是香气袭人，但气更清幽。尝尝叶子，辛味如刀，辣得舌头真疼。"嗯？满口生香，堵塞的鼻子也通气了。"

陶弘景："香薷，家家有此，惟供生食。十月中取，干之，霍乱煮饮，无不瘥。作煎，除水肿尤良。"《本草衍义》："香薷，生山野，荆湖南

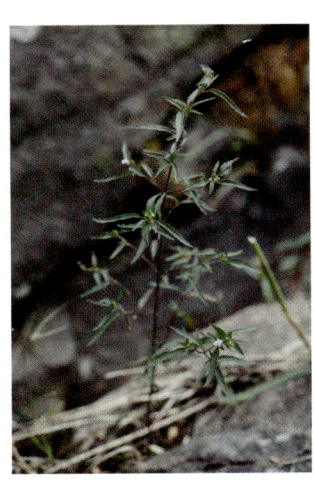

◎ 石香薷，植株细小

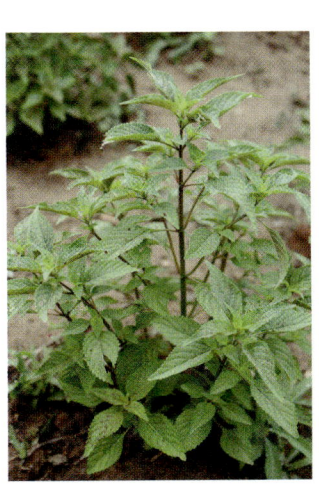

◎ 香薷，气香叶柔

香薷生水湿之地，气香，叶柔软。因其生湿地，故可利水消肿。气芳香去秽气，治霍乱吐下。

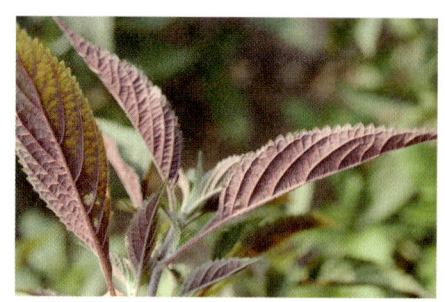

◎ 香薷，叶底色紫

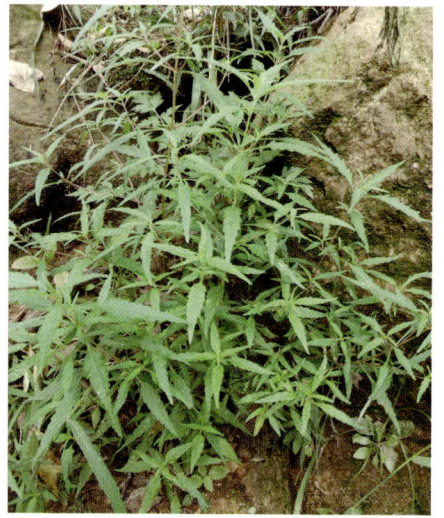

◎ 海洲香薷，生溪涧

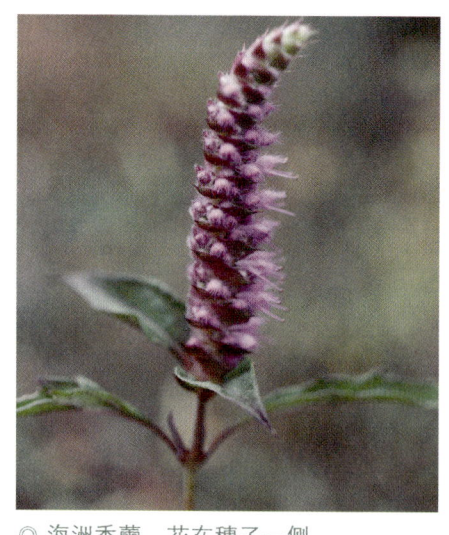

◎ 海洲香薷，花在穗子一侧

北、二川皆有。两京作圃种，暑月亦作蔬菜，治霍乱不可阙也，用之无不效。叶如茵陈，花茸紫，在一边成穗。凡四五十房为一穗，如荆芥穗，别是一种香。"因其气香，其叶柔而得名，又作香茸（róu），一名香茸、香菜、蜜蜂草。香薷整株含香，花香清雅，但搓破花叶时，浓香呛人。尝尝，味辛。

《四声本草》："今新定、新安有石上者，彼人名石香菜，细而辛，更绝佳。"寇宗奭："处处有之，不必山岩石缝中，但山中临水附崖处或有之。九月十月尚有花。"石香菜，生山涧石上，植株小，茎叶细，花穗虽小，仍香气浓郁，但辛味更甚。

李时珍："香薷、石香薷，一物也，但随所生而名尔。生平地者叶大，崖石者叶细，可通用之。"《开宝本草》："石香菜，辛香，温，无毒。调中温胃，止霍乱吐泻，心腹胀满，脐腹痛，肠鸣。"石香菜，又名石苏。辛香温暖，功同苏，温中暖胃，治霍乱吐泻腹痛。

《名医别录》："香薷，味辛，微温。主霍乱，腹痛吐下。散水肿。"《日华子》："香薷，无毒，下气，除烦热，疗呕逆，冷气。"香薷芬芳，触之香气四溢，香可辟秽。香薷生下湿之地，可去湿，故疗秽恶湿气所致霍乱，腹痛吐下，并散水肿。香薷味辛热，可

采药
东海上——
海洋本草文化

散寒，疗呕逆冷气；温中下气，疗下寒上热而烦。

《本草纲目》："世医治暑病，以香薷饮为首药。然暑有乘凉饮冷，致阳气为阴邪所遏，遂病头痛，发热恶寒，烦躁口渴，或吐或泻，或霍乱者。宜用此药，以发越阳气，散水和脾。若饮食

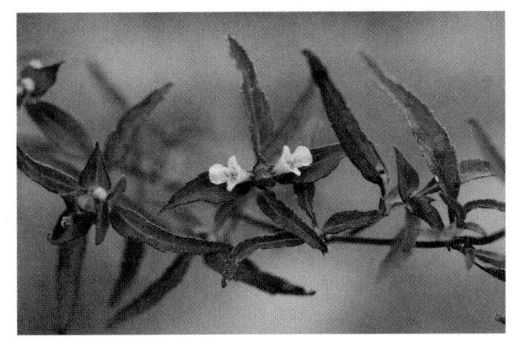

◎ 石香薷花

不节，劳役作表之人，伤暑大热大渴，汗泄如雨，烦躁喘促，或泻或吐者，乃劳倦内伤之证，必用东垣清暑益气汤、人参白虎汤之类，以泻火益元可也。若用香薷之药，是重虚其表，而又济之以热矣。盖香薷乃夏月解表之药，如冬月之用麻黄，气虚者尤不可多服。"

石香薷 *Mosla chinensis* Maxim. 为唇形科一年生直立草本。茎高 9~40 厘米，纤细，被白色疏柔毛。叶线状长圆形至线状披针形，边缘具疏浅锯齿，两面均被疏短柔毛及凹陷腺点。总状花序头状，长 1~3 厘米；苞片圆倒卵形，覆瓦状排列。花冠紫红、淡红至白色，长约 5 毫米，小坚果球形，灰褐色，具深雕纹，无毛。花期 6~9 月，果期 7~11 月。

中药香薷为石香薷或其栽培品种江香薷 *Mosla chinensis* Maxim.cv.'Jiang xiangru' 的地上部分。海州香薷 *Elsholtzia splendens* Nakai ex F. Maekawa 的地上部分也曾被作为中药香薷入药。

38. 茺蔚：中谷有蓷，暵其湿矣

　　龙须岛探进东海，山顶的大雨把一行人浇透，顺着溪流下行至谷底，流水中长满了灯心草。水边还有高大的唇形科植物呢？队长："益母草。"它又名蓷（tuī）、茺蔚、益明、贞蔚、郁臭草等。

　　《本草崇原》："今处处有之，近水湿处甚繁。春生苗如嫩蒿，入夏长三四尺，其茎方，其叶如艾，节节生穗，充盛蔚密。"故得名茺蔚。益母草苗凌冬不凋，得名贞蔚。

◎ 溪水在灯心草丛流过

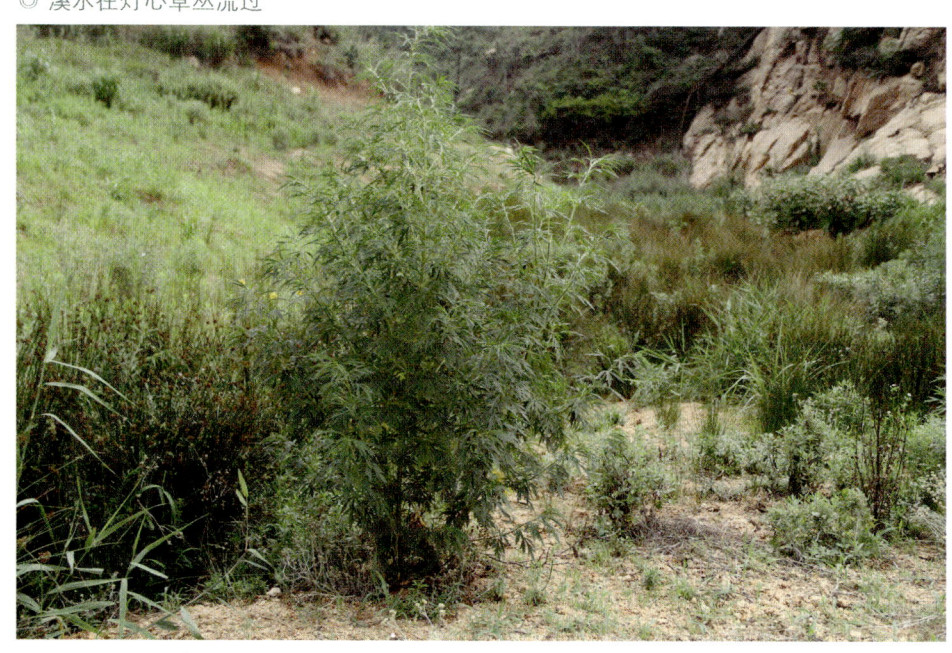

采药
东海上——
海洋本草文化

《诗经·中谷有蓷》："中谷有蓷，暵（hàn）其干矣。有女仳（pǐ）离，嘅（kǎi）其叹矣。嘅其叹矣，遇人之艰难矣。中谷有蓷，暵其脩矣。有女仳离，条其啸矣。条其啸矣，遇人之不淑矣。中谷有蓷，暵其湿矣。有女仳离，啜其泣矣。啜其泣矣，何嗟及矣。"谷中生长益母草，被水浸湿又渐干……谷中生长益母草，浸湿接着又吹干……谷中生长益母草，天干之后草尽枯。

《名医别录》："一名贞蔚，生海滨池泽。"生于山谷低洼水泽之地的蓷，和女人有怎样的联系呢?《神农本草经》："茺蔚子，

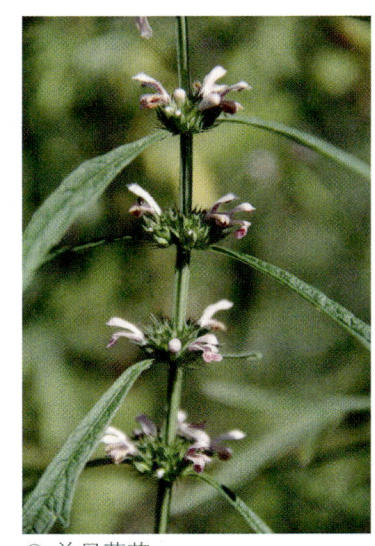

◎ 益母草花

微温。主明目益精，除水气。久服轻身。茎，主瘾疹痒，可用浴汤。一名益母，一名益明，一名大札。"其子入肾，可益精明目。因其生于近水处，故可除水气，水湿之气沉重，除水气即可轻身。其名益母，功用中未体现。

李时珍："治风解热，顺气活血，养肝益心，安魂定魄，调女人经脉，崩中带下，产后胎前诸病。久服令人有子。"其茎、苗、叶、根同功，后世用全草。此草，田野间人呼为郁臭草。其气臭，入浊阴之窍，又花色紫红入血，调女人经脉，崩中带下，产后胎前诸病。恶臭之气，与痈脓同气相求，又治乳痈恶肿痛。

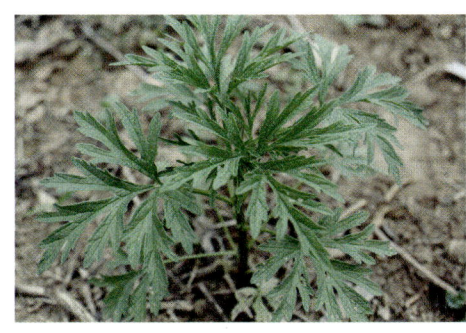

◎ 益母草苗

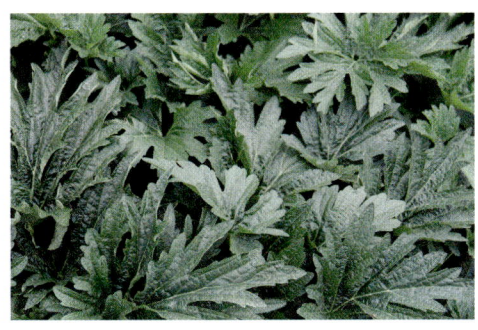

◎ 益母草叶

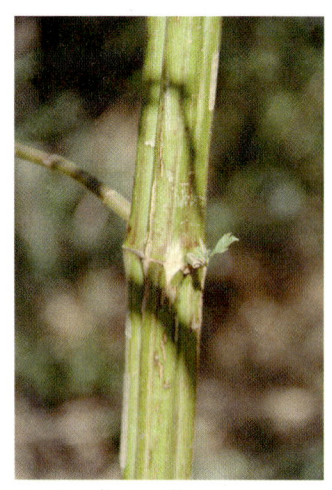

◎ 益母草的方茎

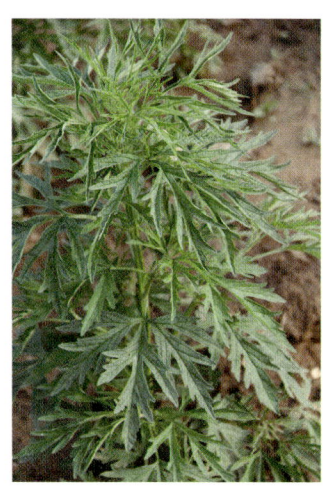

◎ 益母草，充盛蔚密

李时珍："茎，活血破血，调经解毒，治胎漏产难，胎衣不下，血晕，血风，血痛，崩中漏下，尿血，泻血，疳，痢，痔疾。打扑内损，瘀血，大便、小便不通。"茺蔚利水活血解毒，治胎前产后诸病，谓之益母。

益母草 *Leonurus japonicus* Houtt. 为唇形科益母草属一年生或二年生草本。茎直立，钝四棱形，叶轮廓变化很大，茎下部叶为卵形，基部宽楔形，茎中部叶为菱形，较小，花序最上部的苞叶近于无柄，线形或线状披针形，轮伞花序腋生，花冠粉红至淡紫红色，冠檐二唇形，下唇略短于上唇，小坚果长圆状三棱形，基部楔形，淡褐色，光滑。花期6~9月，果期9~10月。

益母草，茎、苗、叶、根同功。生水边，除水气。调女人经脉，崩中带下，产后胎前诸病，为妇科良药。

中药益母草为唇形科植物益母草的地上部分。春季幼苗期至夏季茎叶茂盛时或花期均可采割。

采药
东海上——海洋本草文化

39. 白鲜：有鱼有羊，还有花椒大料

　　耸立于南海边的玉皇山，人迹罕至，峰峦起伏，白云出没，大有仙境气象。淙淙小溪边，黑黑腐土上，有硕大的紫萁贯众、肥胖的太子参。金线草尚未抽穗，铃兰已摇曳有声。

　　队长前面行走，踏过绿豆棵子后，辛香雄烈之气一下子窜了出来，这味道似花椒又似枸橘，气香而浊。尝一下，"味苦，辛辣麻唇麻舌啊！"队长："是白鲜。"放眼望去，一丛丛白鲜棵子，散落周边，有的枝叶茁壮，有的密缀花苞。好个含香的山谷啊。

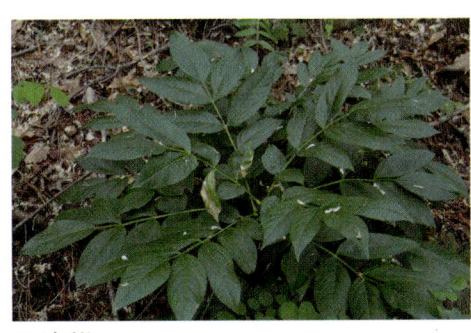

◎ 白鲜　　　　　　　　　　　　◎ 白鲜开花

　　履巉岩，登虬龙，终至山顶。原来玉皇古庙早已颓废，但玉皇遗落的芍药正在绽放，一旁是别样的野牡丹。队长："那不是牡丹，还是白鲜。""它的俗名多，白膻、白鲜皮、白羊鲜、臭骨头、臭烘烘、大茴香、地羊鲜、金雀儿椒、山牡丹等。"

　　"啊，什么样的鲜？又膻又臭。""光听这些名字，感觉腥膻臭气已经和着海涛阵阵袭来。"

《本草图经》："苗高尺余，茎青，叶稍白如槐，亦似茱萸。四月开花淡紫色，似小蜀葵。根似蔓菁，皮黄白而心实。"挖出白鲜的根，皮黄肉白，内有硬丝，这腥膻气味，果然是"鱼""羊"合体。吃一口，"味苦啊！"

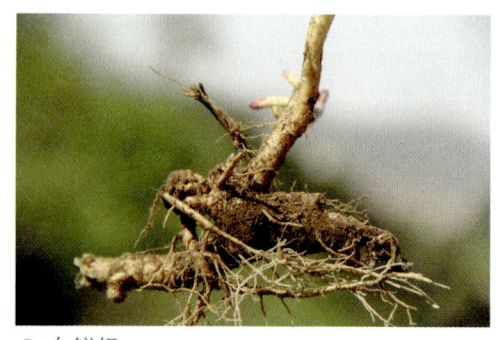

◎ 白鲜根

它花似牡丹，果似八角、牡丹果实，故又名大茴香、山牡丹。但其茎叶辛香似花椒（芸香科特点），故名金雀儿椒。

白鲜的根色白结实，尚未入口，好大的羊膻气味，回味也膻气，还有鱼腥味，真堪配这个"鲜"字。故名白膻、白鲜、白羊鲜、地羊鲜。白鲜臭腥色白坚实，又名臭骨头、臭烘烘。

白鲜，整株有鱼羊腥膻之气，根色白，味辛。辛香雄烈之气，散风寒，治头痛咳嗽，风寒湿痹。

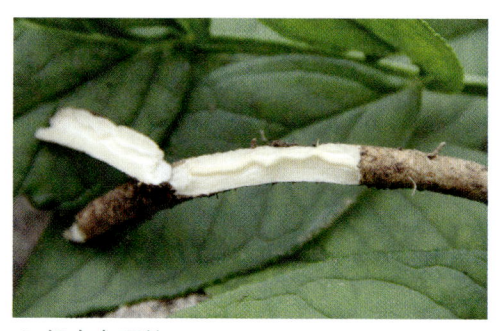

◎ 根中有硬筋

辛香的白鲜叶上，有个贪吃的绿色胖宝宝。队长："碧凤蝶的幼虫。"

《神农本草经》："白鲜，主头风，黄疸，咳逆，淋沥，女子阴中肿痛，湿痹死肌，不可屈伸、起止、行步。"

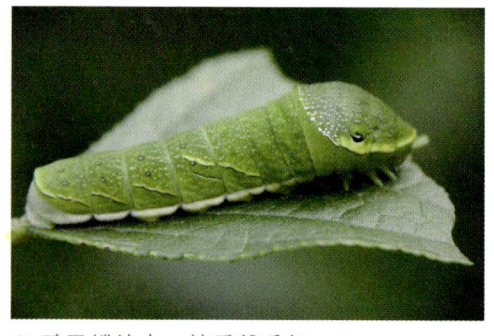

◎ 碧凤蝶幼虫，就爱馨香气

采药
东海上——
海洋本草文化

白鲜实则性热，故治寒风上袭之头风，寒邪犯肺之咳逆。寒湿闭塞经脉成湿痹，辛香腥膻雄烈之气，又可驱逐寒湿，故治痹久则肌死，而不可屈伸起止行步。雄烈之气又可逐湿退黄。

腥臊臭气又入浊阴之处，故治淋沥，女子阴中肿痛。因其腥乎乎、臭烘烘，如脓腥臭，后世多用于疮疡流脓、疮疥赤烂，故李时珍："世医只施之疮科，浅矣。"

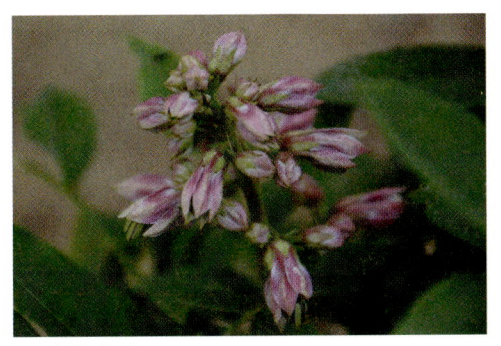
◎ 白鲜含苞

白鲜 *Dictamnus dasycarpus* Turcz. 为芸香科白鲜属多年生草本。茎基部木质化，根斜生，肉质粗长，淡黄白色。茎直立，幼嫩部分密被长毛及水泡状凸起的

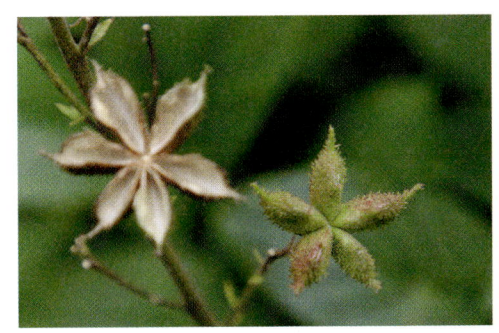
◎ 白鲜果实

油点。叶有小叶 9~13 片，叶缘有细锯齿，叶有透明腺点。花瓣粉红带紫红色脉纹，倒披针形；雄蕊伸出于花瓣外；萼片及花瓣均密生透明油点。成熟的果（菁荚）沿腹缝线开裂为 5 个分果瓣，每分果瓣有种子 2~3 粒。花期 5 月，果期 8~9 月。

中药白鲜皮为芸香科白鲜属多年生草本植物白鲜的根皮。春秋二季采挖根部，除去泥沙和粗皮，剥取根皮，干燥。

40. 白薇: 辟邪去惑老君须

"莫高匪山,莫浚匪泉。"(《诗经·小弁》)海边的大珠山,芳菲初绽。崖壁上,照山白像青翠的巨伞,绣线菊的花朵雪样堆在枝上。崖下溪流边,中国繁缕、球茎虎耳草也绽放白英,而落新妇、高山露珠草正萌发新芽。蒙山鹅耳枥(lì)的果穗千斤沉重,西北栒子豆大的花苞紧贴枝上。高大婆娑的紫椴,才是山腰最美的风景。

咦!石缝里这丛别样的草,宽大的叶子毛绒绒的。揪个叶子,乳汁很快渗出成滴。队长:"白薇。"它又名薇草、春草、白幕、骨美。《本草图经》:"茎叶俱青,颇类柳叶,六七月开红花,八月结实。根黄白色,类牛膝而短小。"但白薇的叶子并不像柳叶呢。

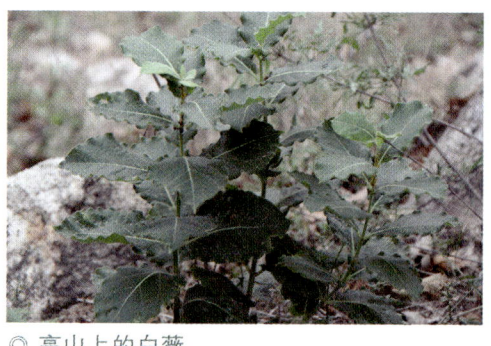

◎ 高山上的白薇

春风春雨里,白薇破土而出,它裹了一层厚厚的棉衣,朦胧的玉芽躲在白绒幕里。毛茸茸的花序,藏着怎样的花朵?棵子窜高后,花球绽放在叶腋,紫红色的花朵像簇集的星星。

白薇的根像胡须,一股臊气冲鼻而来。它又名老君须、知微老,像徐长卿,只是又粗又壮,但均气臊。尝尝根,"苦!"

《神农本草经》:"味苦,平。主暴中风,身热肢满,忽忽不知人,狂惑邪气,寒热酸疼,温疟洗洗,发作有时。"

白薇根的形状和气臭都与徐长卿相似，治疗亦相类同。臊臭之气可以辟邪恶，故治暴中风，忽忽不知人，狂惑邪气，及温疟洗洗发作有时犹如邪恶气者。其味苦性寒，用于身热肢满，寒热酸疼，温疟之类属热者。白薇大寒损胃，慎勿多用。

白薇外裹绒毛，内含乳汁，其根多须，气臊。辟邪恶，治暴中风，忽忽不知人，狂惑邪气，及温疟。

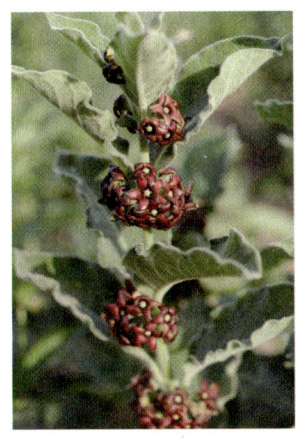

◎ 白薇开花

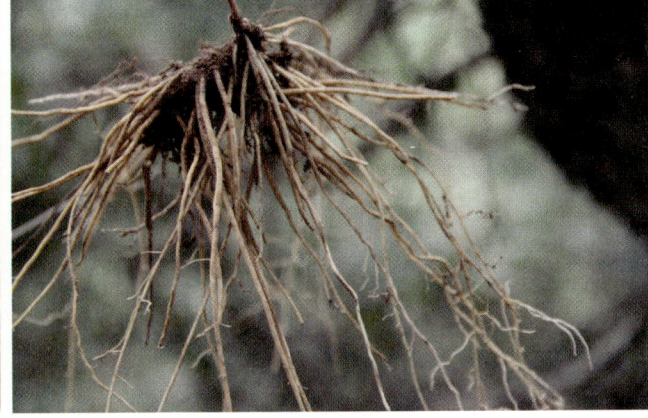

◎ 白薇多须根

陈士铎："夫邪病多热，白薇寒以解热而却邪，非补正消邪也。大寒之物，多乃损胃，所以戒之也。或问白薇功用止此乎？夫白薇功用不止此，而其尤效者，善能杀虫。用之于补阴之中，乃能杀劳瘵之虫也；用之健脾开胃之中，乃能杀寸白、蛔虫也。以火焚之，可以辟蝇断虱；以酒敷之，可以愈疥而敛疮也。"徐长卿治蛊毒，此则杀虫。

白薇 Cynanchum atratum Bunge 为萝藦科鹅绒藤属多年生直立草本。根须状，白色或淡黄色，有香气。叶卵

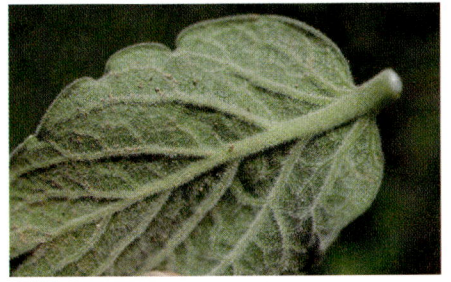

◎ 白薇叶，多毛多乳汁

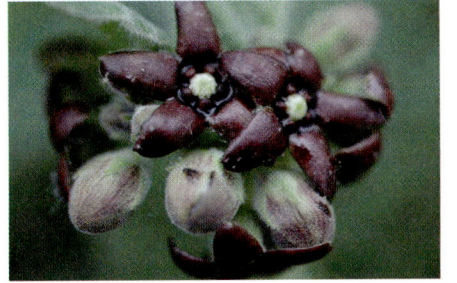

◎ 花中多蜜汁

形或卵状长圆形，对生，两面均被有白色绒毛；伞形状聚伞花序，无总花梗，花深紫色，花冠辐状；副花冠5裂。蓇葖单生；种子扁平；种毛白色。花期4~8月，果期6~8月。

中药白薇为萝藦科多年生草本植物白薇和蔓生白薇的根和根茎，春秋两季采挖，洗净，干燥。

蔓生白薇与白薇同属萝藦科鹅绒藤属植物，但其茎蔓生缠绕，叶两面毛被较少，茎叶内乳汁几不可见，花冠裂片幼时淡绿色，后期渐变紫色。

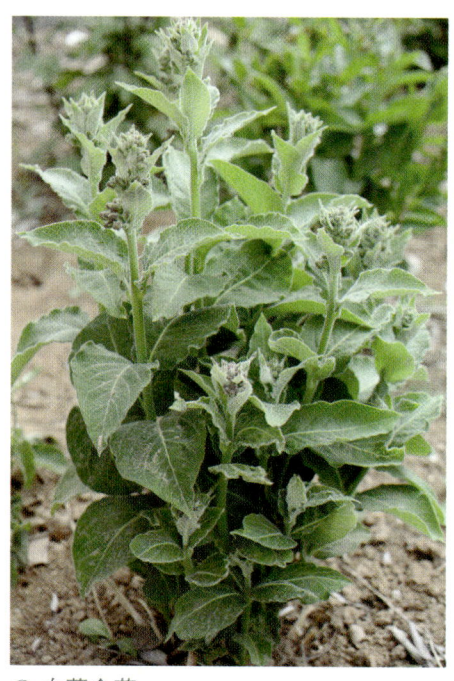

◎ 白薇全草

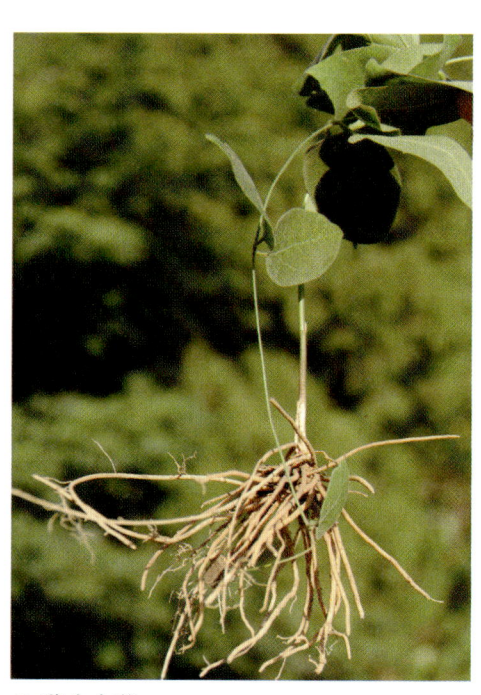

◎ 蔓生白薇

41. 龙胆草：胆色胆象壮胆气

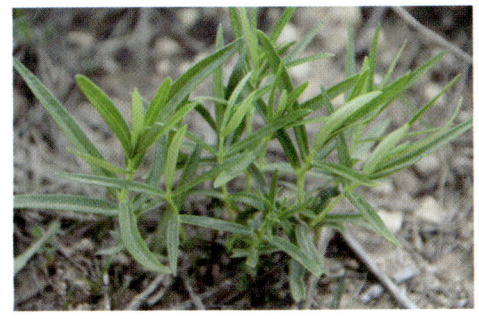

◎ 条叶龙胆苗

暮春时节茵陈白，小杏儿青青桃花开。龙胆草，长在东海仙山下。山海间已经百花绽放，龙胆草则嫩苗柔弱，藏身青草中难以辨认。队长："条叶龙胆。"还以为是黄芩苗子呢，这么普通，难副其美名啊。先尝尝叶子。"好苦啊！"

深秋时节，芦苇枯黄荻花白，山花凋零龙胆开。你看，山草高大，龙胆就隐藏在草莽中，悄悄地吐苞，静静地绽放。它翠秆一枝贯紫铃，或亭亭玉立，嫩黄蒙紫含娇羞，或斜躺歪倚，不拘形骸花怒放。

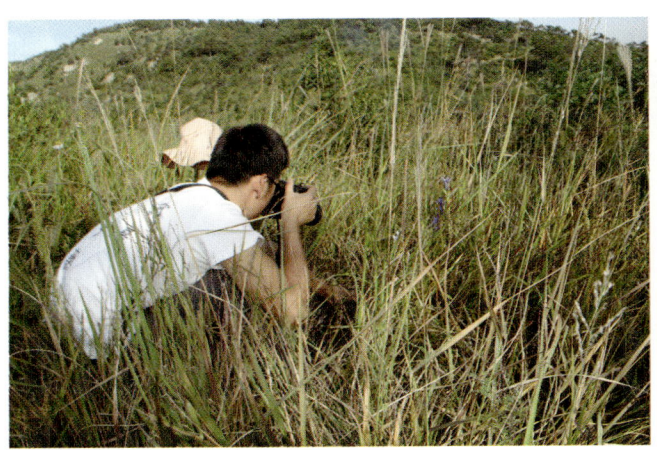

◎ 深藏草丛，难掩妩媚

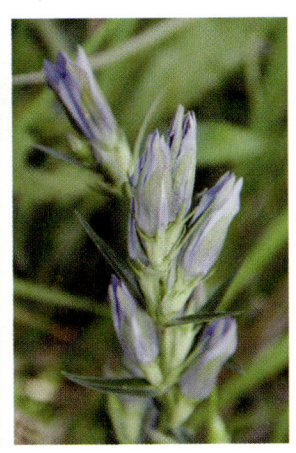

◎ 条叶龙胆花苞

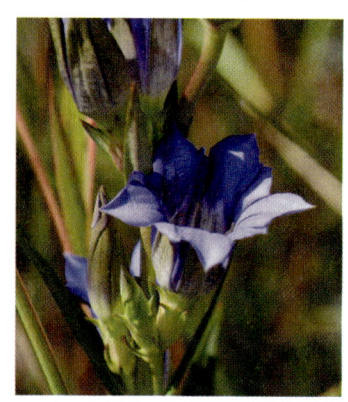

◎ 龙胆花开

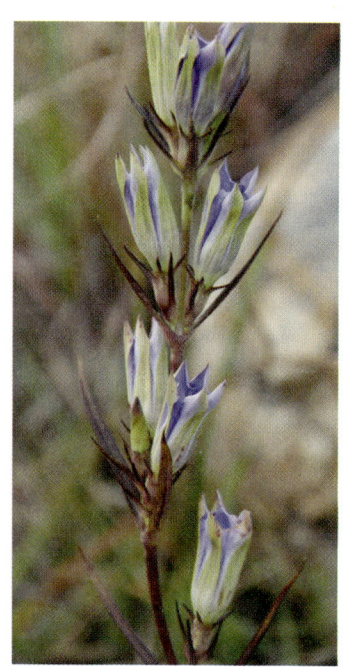

◎ 花瓣紧包种子

清秋碧空下，凝视这海一样的色彩，愈感天高水阔，宇宙浩渺，幻想着在这蓝色花朵里，与那个名唤"龙曜"的胆神邂逅。

其花苞，色黄藏碧，状如胆，花青碧色，有胆色，故以胆名。胆神龙曜，也许就藏在这花苞里，含笑在钟形的花朵里。吞食一个胆色胆象胆味的花苞，仿佛肝大以坚，胆满以旁，其气横溢，因胆大而生勇气呢！

龙胆花叶苦如胆，其根苦过胆汁。《本草图经》："宿根黄白色，下抽根十余本，类牛膝。直上生苗，高尺余。四月生叶，似柳叶而细，茎如小竹枝，七月开花如牵牛花，作铃铎形，青碧色。冬后结子，苗便枯。"

龙胆为仙境仙品，禀清寒之气。入秋即花开，直开到初冬，黯淡惨肃，百草凋残。你看寒霜厚裹，冷气坚凝，花瓣紧紧裹住果实。可谓：二十四番花信风，开到龙胆花事了啊。

《神农本草经》："味苦，大寒。无毒。主骨间寒热，惊痫，邪气，续绝伤，定五脏，杀蛊毒。久服，益智不忘，轻身耐老。一名陵游。"龙胆有胆象、胆色、胆味，可壮肝胆之气，故主骨间寒热，惊痫，杀邪气、蛊毒。"凡十一脏，取决于胆也"，胆气旺则五脏定，十一脏安，故续绝伤，益智不忘，轻身耐老。

《本草求真》："龙胆草，大苦大寒，性禀纯阴，大泻肝胆火邪。"

条叶龙胆 *Gentiana manshurica* Kitag. 为龙胆科龙胆属多年生草本。根茎平卧或直立，短缩或长达 4 厘米，具多数粗壮、略肉质的须根。花枝单生，直立，黄绿色或带紫红色，光滑。茎下部叶膜质；中上部叶近革质，无柄，线状披针形至线形。花 1~2 朵，顶生或腋生；花冠蓝紫色或紫色，筒状钟形。蒴果内藏，宽椭圆形；种子褐色，两端具翅。花果期 8~11 月。

中药龙胆为龙胆科植物条叶龙胆、龙胆 *Gentiana scabra* Bge.、三花龙胆 *Gentiana triflora* Pall. 或坚龙胆 *Gentiana rigescens* Franch. 的干燥根和根茎。前三种习称"龙胆"，后一种习称"坚龙胆"。春秋二季采挖，洗净，干燥。

龙胆草，花紫如钟铃，全株味苦。药用其根，大寒，性禀纯阴，大泻肝胆火邪。

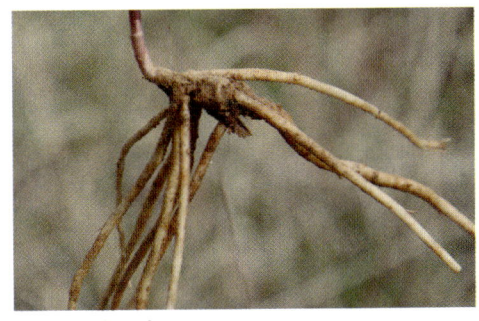

◎ 条叶龙胆根

42. 白及：冰清玉洁兰姑娘

　　人间正是湿热熏蒸，海上来风在罗山群峰呼啸，仿佛要把风化的石柱吹倒。流水淙淙，鸟鸣啾啾。湿润的石壁上，长着柔软的华北石韦、妖冶的中华秋海棠。

　　无柱兰藏在蒙古野韭丛中，已经结果，还有一棵正开着花呢！队长："是羊耳蒜。"正是，幽兰佳气，仙山深涧。我从山中来，带着兰花草。种在小园里，盼得花开早。

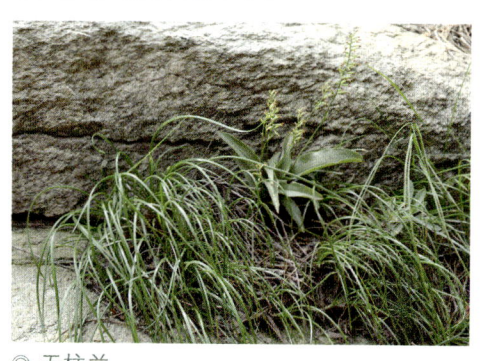
◎ 无柱兰

　　又是一年春满园。藜芦宽宽的叶子间，怎么就窜出花葶，开出紫色的兰花呢？队长："哈哈，是白及。"

　　《本草图经》："白及，生北山川谷，又宛句及越山，今江淮、河、陕、汉、黔诸州皆有之，生石山上。春生苗，长一尺许，似棕榈及藜芦，茎端生一薹，叶两指大，青色。夏开花紫。七月结实，至熟黄黑色。至冬叶凋。根似菱米，有三角，白色，角端生芽。"

　　凝神看，它粉唇微启，笑靥生。李时珍："一科止抽一茎。开花长寸许，红紫色，中心如舌。其根如菱米，有脐，如凫茈（fú cí，荸荠）之脐，又如扁壳螺旋纹。性难干。"

　　"及"者，相连之义，其色白相连，得名白及。又名连及草。

挖开黑土，见棵棵白及根部相连，断取一棵。剪掉蓬乱的黑根，得到一个褐色的胖菱角。轻轻搓洗，越来越白，且表面滑溜溜的。好个冰清玉洁的兰家姑娘！

不舍得尝呢！轻轻咬下白及的角，黏黏糊糊的，微苦，嚼着嚼着，大牙快被粘住了。捣碎就成了胶糊，用手捏捏，黏糊糊的。

苏敬："山野人患手足皲拆，嚼以涂之有效。"《本草蒙筌》："名擅外科，功专收敛……作糊甚黏，裱画多用。"其质黏，是很好的黏合剂，如漆器的制作中加入白及

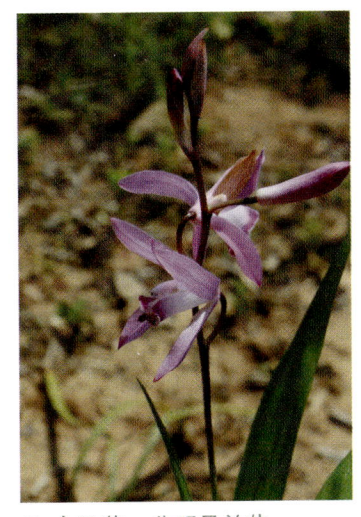

◎ 白及花，分明是兰花

和胶黏的鳔胶，能使漆器漆皮牢固，不破层不剥落。装裱字画时也用它做糨糊。

《神农本草经》："白及，味苦，平。主痈肿恶疮败疽，伤阴死肌，胃中邪气，贼风鬼击，痱缓不收。一名甘根，一名连及草。"白及性黏，黏合有力，治痈肿恶疮败疽，促其及早黏着愈合。因其性黏着坚固，使阴痿死肌变为坚挺，并治肢体痱缓不收。

《诸病源候论》："鬼击者，谓鬼厉之气击着于人也。得之无渐，卒着如人以刀矛刺状，胸胁腹内绞急切痛，不可抑按，或吐血，或鼻中出血，或下血。"鬼厉之气击着于人，使人内中碎裂，故上下出血，白及可黏着之。

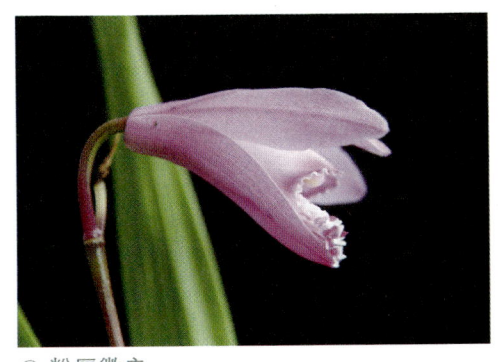

◎ 粉唇微启

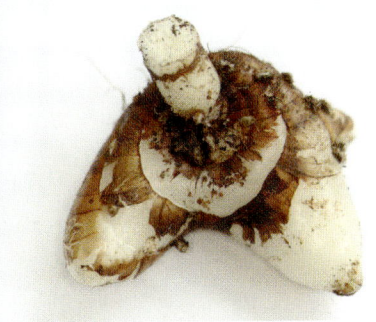

◎ 刚出土的白及

《神农本草经百种录》："此以质为治，白及气味冲淡和平，而体质滑润，又极黏腻。"《药性论》："主阴下痿，治面上皯疱，令人肌滑。"其色白，故去面上皯疱。其性紧致，故令人肌滑。（外用）

白及 *Bletilla striata*（Thunb. ex Murray ） Rchb. F. 为兰科多年生草本植物，植株高 18~60 厘米。假鳞茎扁球形，假鳞茎的侧边常具 2 枚突起。茎粗壮，劲直。叶 4~6 枚，基部收狭成鞘并抱茎。花序具 3~10 朵花，常不分枝或极罕分枝；花大，紫红色或粉红色；花期 4~5 月。

中药白及为白及的干燥块茎（假鳞茎）。夏秋二季采挖，除去须根，洗净，置沸水中煮或蒸至无白心，晒至半干，除去外皮，晒干。

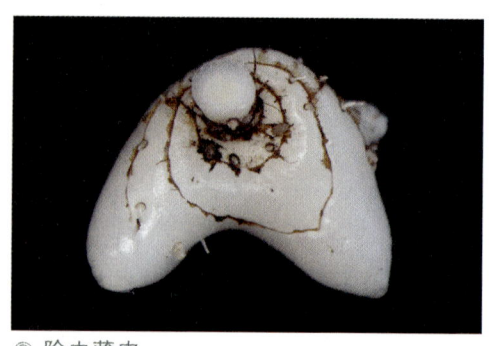

◎ 除去薄皮

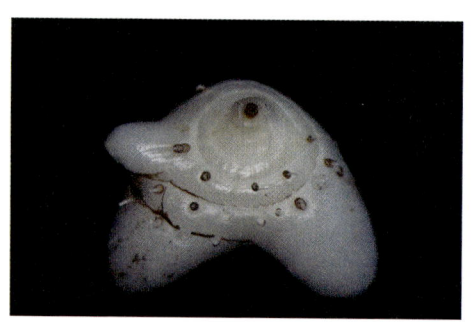

◎ 白滑似玉

白及为兰科植物，块茎相连，色白
黏滑，用于黏结。治疮疡久不收口，
击扑出血。色白而滑，可以美颜。

采药
东海上——
海洋本草文化

43. 姑榆：皮实合渍，酿成芜荑

"青阳开动，根荄（gāi）以遂。膏润并爱，跂（qí）行毕逮。"（《汉乐府·青阳》）春神有脚，青山新绿。甘霖滋润，虫兽齐出。

临海的山崖，石缝里钻出的老榆树长成巨伞，厚实翠嫩的大榆钱滑润香甜。"人间榆钱已干白，此榆叶实并发且青嫩？"队长："此为旱榆。"

石壁上斜生着榆树，它叶子好大，有七八厘米长呢。队长："大果榆。"果然，榆钱有三四厘米长，还长了厚厚的绒毛。

吃榆钱啦！嫩嫩的榆钱薄翼生毛，中间隆起的果仁也甜滑香美。巨大的果仁，杏核的模样，葵花子的味道。多多采撷，收入囊中。大果榆树上有臭虫吗，为何有阵阵臭味？

这些小榆树枝上生羽翼呢？队长："也是大果榆。"黑黑的枝干，看上去锋利尖锐。

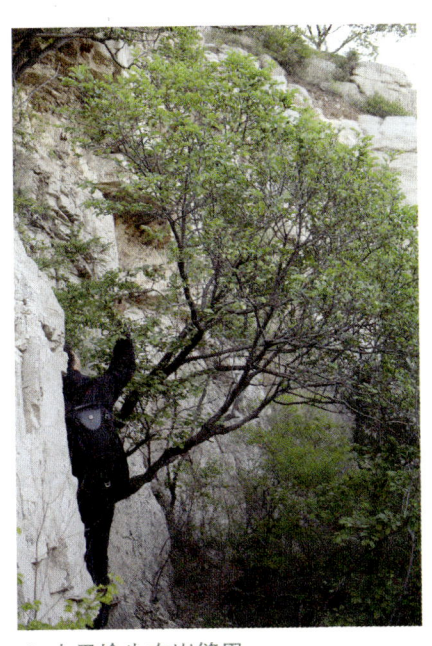

◎ 大果榆生在崖缝里

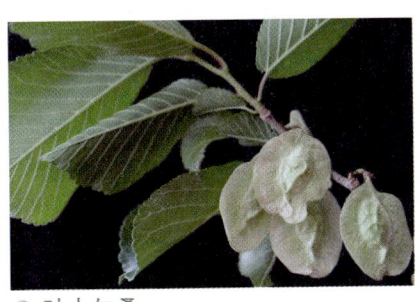

◎ 叶大如桑

翌日清晨，打开囊袋，好生惊讶！囊中满是臭脚丫味呢？更像臭臭的败酱味。陶隐居："今惟出高丽，状如榆荚，气臭如狋（xìn），彼人皆以作酱食之。性杀虫，置物中亦辟蛀，但患其臭。"《广韵》："狋，小兽，有臭，居泽，色黄，食鼠。"《本草纲目·狸》："一种似猫狸而绝小，黄斑色，居泽中，食虫鼠及草根者，名狋。"

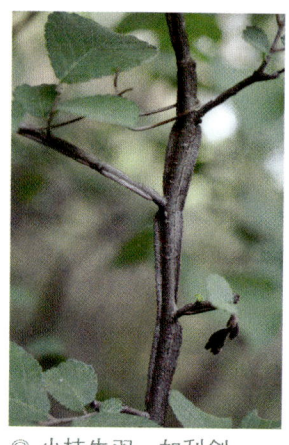
◎ 小枝生羽，如利剑

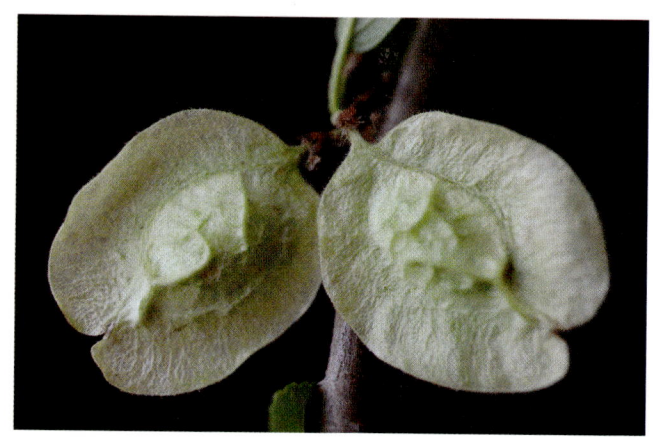
◎ 果子有毛，大三四厘米

大果榆，古名姑榆、无姑。《尔雅·释木》："无姑，其实夷。"郭璞注："无姑，姑榆也。生山中，叶圆而厚，剥取皮合渍之，其味辛香，所谓无夷。"无姑的果实名夷，果实与树皮合渍成酱，才叫无夷。

打开树皮，像剥榆树皮一样，轻轻一拽，皮骨分离，白皮有些涎滑，逊色榆白皮不少。稍置几个时辰，轻轻刮掉外面的粗皮（粗干上厚的外皮），或揪掉自己分离的外皮（小枝上薄的外皮），晒干打粉，和成熟的种子，一起做芜荑和芜荑酱吧。

芜荑曲：果实晒干，搓去膜翅，取出种子。将种子浸入水中，待发酵后，按 11:2:6:1 的比例，加入家榆树皮面、红土、菊花末，加适量温开水混合均匀如糊状，放板上摊平约四分厚。上下以苘麻叶或楮树叶包裹，置于阴处，继续发酵。半干时切成约二寸方块，阴干。

水浸种子后，立马散发出败油（或怪怪的巧克力）的气味。涎滑的质感，在发酵后愈发明显。再加上榆皮面的涎滑，虽然加入大量红土，调和后的糊糊攥在手里如泥鳅一般不好拿捏。发酵阴干后的芜荑曲，色褐红。

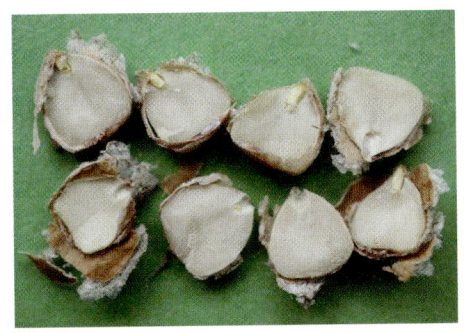

◎ 果仁

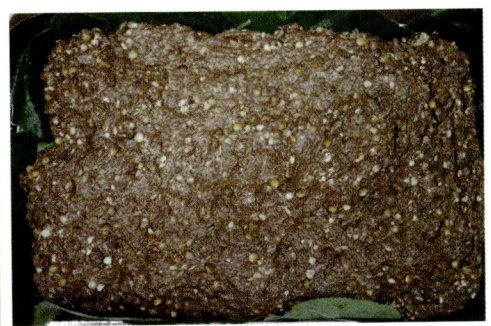

◎ 做芜荑曲

芜荑酱：取芜荑仁水浸一伏时，揉洗去涎七遍，以辣蓼末、无姑树皮粉，同发过面曲，如造酱法，下盐晒之。（以每一升，曲四斤、盐一斤、水五斤的比例。）闷晒一个月，酱成褐色，种仁也变色了。气臭甚过芜荑曲，味咸、辛，刺喉。

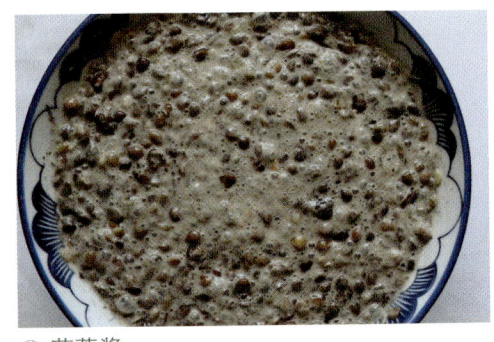

◎ 芜荑酱

《神农本草经》："味辛，主五内邪气，散皮肤、骨节中淫淫温行毒，去三虫，化食。"《药性论》："味苦、辛。能主积冷气，心腹癥痛，除肌肤节中风，淫淫如虫行。"大果榆的果实气臭，所谓香臭之气、黑红之色可以辟邪气，而其枝又有剑刃之形，亦可辟邪气。

五内邪气或邪气客于心腹之疾，多指心腹疼痛或癥块。《诸病源候论·心腹痛候》："心腹痛者，由腑脏虚弱，风寒客于其间故也。邪气发作，与正气相击，上冲于心则心痛，下攻于腹则腹痛，下上相攻，故心腹绞痛，气不得息。"

无姑之荑性滑，滑可去着，滑可通利，又经酝酿生热，添宣散之性，故《药性论》言能主积冷气，心腹癥痛。《本草问答》："凡有芒角与毛，皆感风气，故主散风。"无姑之荑多毛，故散风气，除肌肤节中风，淫淫如虫行。时代变迁，《药性论》对《神农本草经》的诠释，使芜荑的主治窄化、点化，失去了《神农本草经》宽泛的应用和神仙色彩。

199

44. 荭草：山有乔松，隰有游龙

海之阳，岠嵎山谷的溪流，充盈成湖，青山倒影，湖水越发碧绿。水泽洿溢，隰草丰美。飘拂草、习见蓼和陌上菜铺地而生，高大的青蒿在夏月开花结果，野大豆缠绕在它的棵子上。万绿丛中摇曳的粉红色，是狗尾巴花。其茎秆可作拐杖，俗称老婆儿拐杖。

"山有乔松，隰有游龙。不见子充，乃见狡童。"（《诗经·山有扶苏》）陶弘景："此类甚多，今生下湿地，极似马蓼，甚长大。《诗》称'隰有游龙'，注云'荭草'。"李时珍："此蓼甚大而花亦繁红，故曰荭。"《本草图经》："荭草，即水红也。"

淅沥沥的雨水中，荭草越发青翠茁壮。大叶沾水若撑伞，长穗吐艳似笑靥，怡红快绿招人怜。

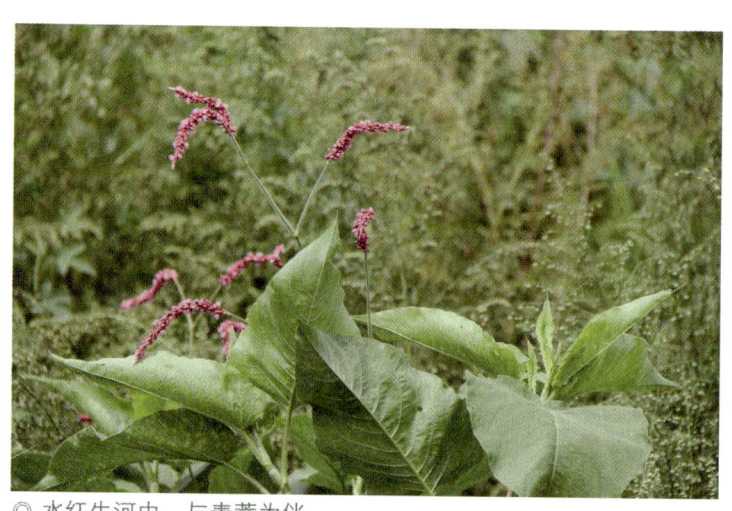

◎ 水红生河中，与青蒿为伴

水嫩水嫩的荭草，茎秆上挂满大露珠。摸一把，滑溜溜黏糊糊。粉色的小花，从下往上在花穗上次第开放。

鲜艳的花瓣包裹着种子，静悄悄地孕育长成，花穗沉重地低垂下来时，宛若条条尾巴。水红开白花者，种子与红花者同。熠熠生辉的种子，由褐红变成黑红。

扁平的心形种子浮在水面，慢慢加热，红色渐渐从心中溢出，弥散开来。

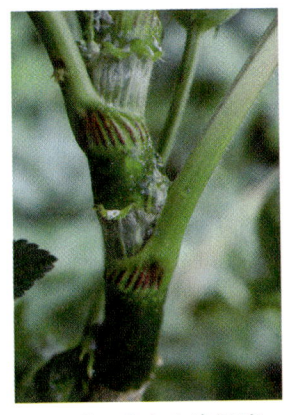 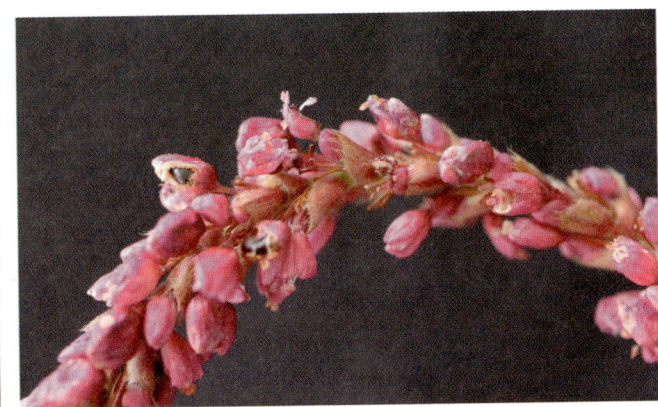

◎ 雨后，茎上生出黏液　　◎ 花穗垂曳如狗尾

《名医别录》："荭草，味咸，微寒，无毒。主消渴，去热，明目，益气。如马蓼而大，生水旁，五月采实。"李时珍："花，散血，消积，止痛。"用于胃脘血气，心气疞（jiǎo）痛，腹中痞积。

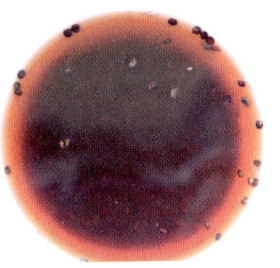

◎ 水红花子入水，红色洋溢而出

水红寒滑，去热，主消渴。其子光辉明亮，可明目。生水边，可利水而轻身，故曰益气。滑则通利，滑则去着，去黏着积滞而止痛。色红入血，滑利散血。

红蓼 *Polygonum orientale* L. 为蓼科一年生草本植物。茎直立粗壮。叶宽卵形、宽椭圆形，两面密生短柔毛，叶脉上密生长柔毛；托叶鞘筒状，膜质，被长柔毛，具长缘毛，通常沿顶端具草质、绿色的翅。总状花序呈穗状，花紧密，微下垂，花被片淡红色或白色。瘦果近圆形，双凹，黑褐色，有光泽，包于宿存花被内。

中药水红花子为红蓼的干燥成熟果实，秋季果实成熟时割取果穗，晒干，打下果实，除去杂质。中药荭草为红蓼的全草，秋季采收，阴干。

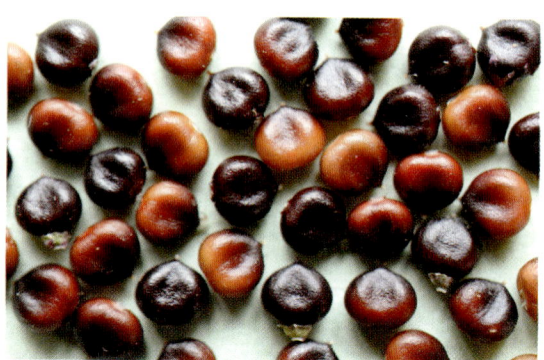

水红生水边，饱含涎滑汁液，种子蕴含红色。清热通利，散血，消积，止痛。

45. 金樱子：涩象涩味山鸡头

海风吹过百草园，三月枝头春意闹。红白玫瑰丛中俏，蔷薇斜倚篱笆稍。单叶蔓荆发新芽，其中卧着别样蔷薇枝条。"这个蔷薇叶子真瘦长呢。"

队长："新栽的金樱子。"它头几个月迟迟不长，天气凉爽时才延茎展开新叶。寒冷的冬季，玫瑰蔷薇都卸下装束，茎秆光秃秃，寒风却吹不掉金樱子暗绿色的叶子。

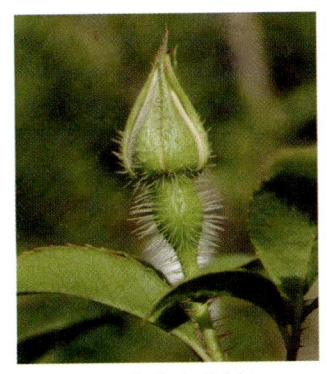

◎ 金樱子花苞生满刺

翌年春来，斜风细雨里，新芽在旧枝上萌出，嫩绿在老叶间敷布开来，新旧并存渐次更替的样貌，一派南国秀木气象。旭日和暖，叶腋长出蔷薇样的骨朵，可它生满硬毛，可谓英姿雄风。

一夜初夏风，白雪覆绿丛。金色的花蕊映着银白，大大的花朵尽情绽放。想掐朵花儿插云鬓，又怕刺儿把手扎。

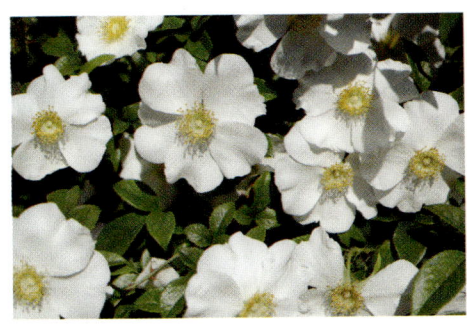

◎ 金樱子花开，如四月飞雪

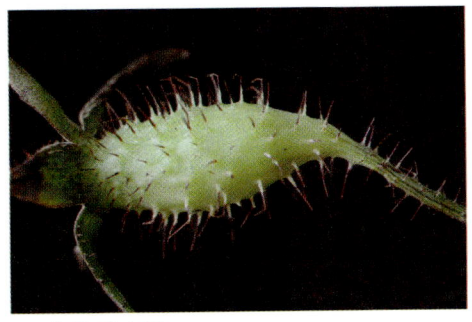

◎ 金樱子青果

《本草图经》："金樱子大类蔷薇，有刺，四月开白花，夏秋结实，亦有刺，黄赤色，形似小石榴……服食家用和鸡头实作水陆丹，益气补真甚佳。"

落英缤纷里，果子渐渐膨大，毛刺慢慢变硬。被果皮和绒毛紧裹的种子，也从嫩绿变成硬黄。刮掉硬刺，试着咬一口绿色的果子，酸酸涩涩的味道。西风萧瑟，金樱子熟成了黄赤色，再尝尝，是甜甜的，仍有涩味。

李时珍："山林间甚多。花最白腻。其实大如指头，状如石榴而长。其核细碎而有白毛，如营实（蔷薇）之核而味甚涩。"

金樱子，又名金罂子、刺梨子、山鸡头子。金罂子果里有带羽毛的种子，果实呈梨形或椭圆形，像腹大口小的罂，果皮橙黄色，名金罂子。表面布满小刺，故名刺梨子。山鸡头子（鸡头，即芡）亦是对其形象的比喻。

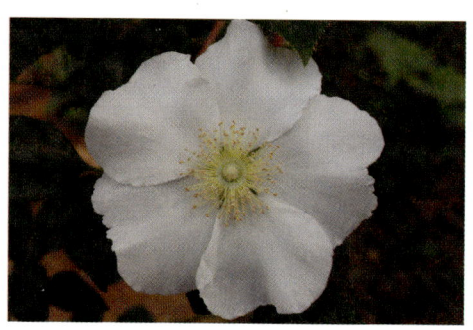
◎ 花白得纯粹，看得眼晕

金樱子，外生芒刺，味酸涩收敛，治脾泄下痢，止小便利，涩精气。

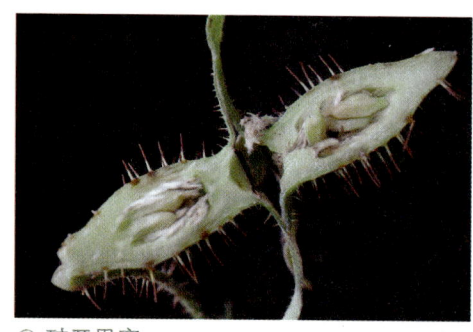
◎ 破开果实

《蜀本草》："味酸涩，平，温，无毒。疗脾泄下痢，止小便利，涩精气。久服，令人耐寒，轻身。方术多用。云是今之刺梨子。形似榅桲（wēn pó）而小，色黄有刺，花白。"

金樱子多刺碍手，是为涩象，且其味酸涩，酸涩可以收敛，故疗脾泄下痢，止小便利，涩精气。金樱子生熟异味，但涩味不变。《本草求真》："生者酸涩，熟者甘涩，用当于其将熟之际，得微酸甘涩之妙，取其涩可止脱，甘可补中，酸可收阴，故能善理梦遗、崩带、遗尿，且能安魂定魄。"

方术用此，与同是浑身生刺的芡实，成水陆二仙丹，久服，令人耐寒，轻身。盖取二者皆有涩象、涩味，以敛精气。

　　金樱子 *Rosa laevigata* Michx. 为蔷薇科蔷薇属常绿攀援灌木，小枝粗壮，散生扁弯皮刺。小叶革质，通常 3，稀 5，上面亮绿色，无毛，下面黄绿色。托叶披针形，早落。花单生于叶腋，直径 5~7 厘米；花梗和萼筒密被腺毛，随果实成长变为针刺；花瓣白色，宽倒卵形，先端微凹；假果梨形、倒卵形，外面密被刺毛，萼片宿存。花期 4~6 月，果期 7~11 月。

　　中药金樱子为蔷薇科植物金樱子的干燥成熟果实。10~11 月果实成熟变红时采收，干燥，除去毛刺。其根和花亦可入药。

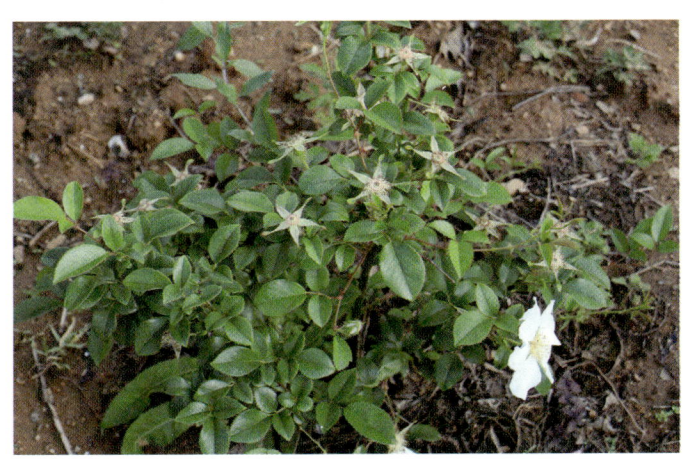

◎ 金樱子全株

耐寒，轻身。盖取二者皆有涩象、涩味，以敛精气。

　　金樱子 *Rosa laevigata* Michx. 为蔷薇科蔷薇属常绿攀援灌木，小枝粗壮，散生扁弯皮刺。小叶革质，通常 3，稀 5，上面亮绿色，无毛，下面黄绿色。托叶披针形，早落。花单生于叶腋，直径 5~7 厘米；花梗和萼筒密被腺毛，随果实成长变为针刺；花瓣白色，宽倒卵形，先端微凹；假果梨形、倒卵形，外面密被刺毛，萼片宿存。花期 4~6 月，果期 7~11 月。

　　中药金樱子为蔷薇科植物金樱子的干燥成熟果实。10~11 月果实成熟变红时采收，干燥，除去毛刺。其根和花亦可入药。

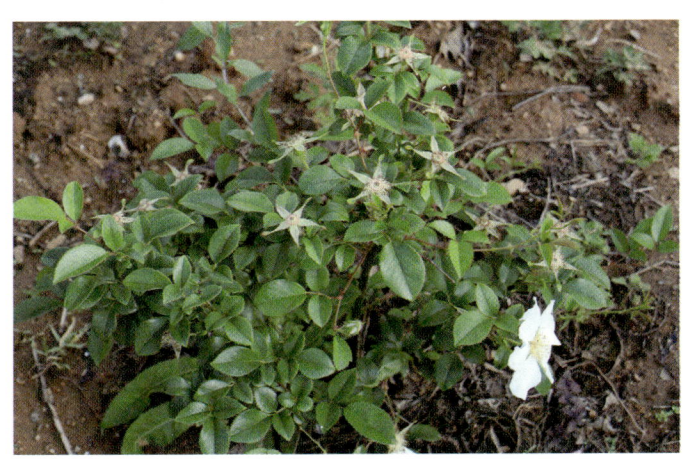

◎ 金樱子全株

46. 秦皮：碧水青气入通肝

东风解冻，蛰虫始振，鱼上冰，獭祭鱼，鸿雁来。《礼记·月令》："孟春之月，日在营室，昏参中，旦尾中。其日甲乙。其帝太皞，其神句芒。其虫鳞。其音角，律中太蔟。其数八。其味酸，其臭膻。"

春应青色，孟春之月，天子居青阳左个，乘鸾路，驾苍龙，载青旂，衣青衣，服苍玉，食麦与羊，其器疏以达。此月立春。先立春三日，太史谒之天子，曰："某日立春，盛德在木。"天子乃斋。立春之日，天子亲率三公九卿、诸侯、大夫以迎春于东郊。

春神莅临，草木始萌。海上仙山，杞柳柔枝吐新絮，林梢着雪杜梨花。林下新绿是白鲜和藜芦，多被银莲花已绽放，鹿药延胡索正吐蕊，辽侧金盏微露金黄。

有树芽黄（tí）微吐，颜色紫红茸茸然。队长："花曲柳。"不像柳树。"又名苦枥白蜡树。"原来是白蜡树啊！很坚硬的树，以前麦收时用的蜡

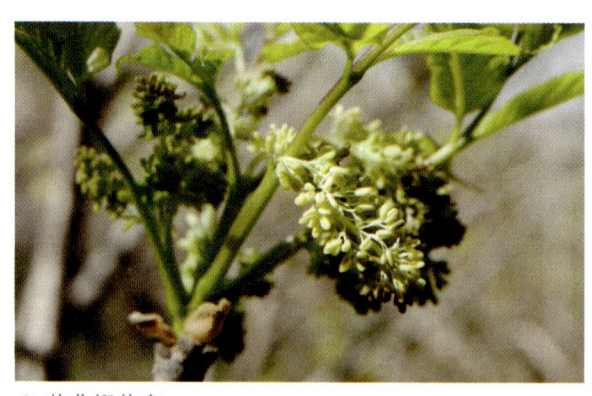
◎ 花曲柳花序

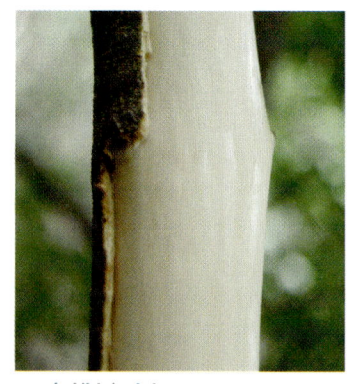
◎ 白蜡树剥皮

又就是用它做的，蜡条杆子还可以做其他农具的把柄。

白蜡树放养蜡虫，秋后收蜡作烛。白蜡入药，称虫白蜡。果然，树枝上还黏着蜡呢！

它又名梣（chén）皮、桪（xún）木、石檀、盆桂、苦树、苦枥。李时珍：“秦皮，本作梣皮。其木小而岑高，故以为名。”剥块树皮，尝尝，味苦，涩，无怪以苦名树呢。

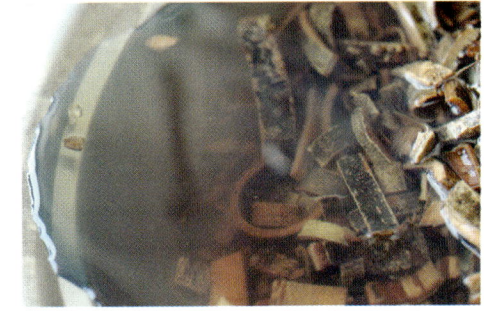
◎ 温水冲入，青色立现

《本草图经》：“其木大都似檀，枝干皆青绿色，叶如匙头许大而不光。并无花实，根似槐根。二月八月采皮阴干。其皮有白点而不粗错，俗呼为白桪木。取皮渍水便碧色，书纸看之青色，此为真也。”陶弘景：“水渍以和墨书，色不脱，微青。”可知秦皮味涩性收敛。

把秦皮放入盆中，冲入温水，碧色立即溢出，苍气氤氲于水表。倾碗间，水中如溶了蓝靛，青流缓缓而下。来不及书写，青色已经染上了粗糙的手指，还染青了光滑的碗沿。

《神农本草经》：“味苦，微寒。主风寒湿痹，洗洗寒气，除热，目中青翳白膜。久服，头不白。”《名医别录》：“大寒，无毒。疗男子少精，妇人带下，小儿痫，身热，可作洗目汤。皮肤光泽，肥大有子。”

秦皮之用，取其苦涩之味，收敛之性，青苍之色。《灵枢·顺气一日分为四时》：“肝为牡脏，其色青，其时春，其音角，其味酸，其日甲乙。”

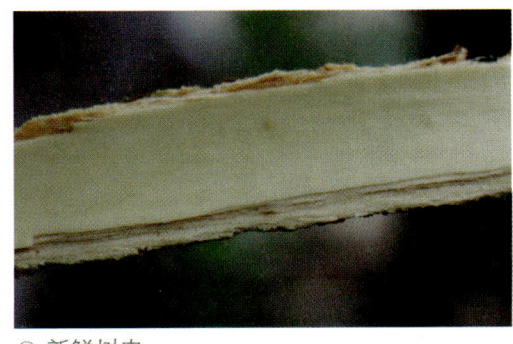
◎ 新鲜树皮

秦皮，梣皮。色青气寒，味苦性涩，入肝胆经，治目病、惊痫。性收涩，治下痢、崩带。

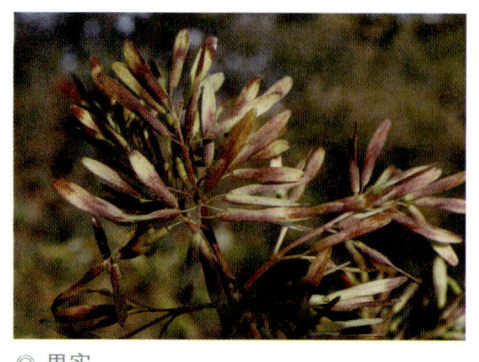
◎ 果实

肝主筋，开窍于目。惊痫瘛疭抽搐之疾，为肝风动摇。目赤肿痛，为肝火。目中青翳白膜，肝所主。秦皮入肝，故治目中青翳白膜，目赤肿痛，可作洗目汤。王好古：秦皮浸水青蓝色，与紫草同用，治目病以增光晕，尤佳。其味苦性寒，除热治身热。味涩性收敛，治崩中带下，热痢下重。

李时珍："梣皮，色青气寒，味苦性涩，乃是厥阴肝、少阳胆经药也。故治目病，惊痫，取其平木也。治下痢，崩带，取其收涩也。又能治男子少精，益精有子，皆取其涩而补也。故老子云：天道贵涩。此药乃服食及惊痫崩痢所宜，而人止知其治目一节，几于废弃，良为可惋。"

《本经逢原》："秦皮浸水色青，气寒性涩，肝胆药也。《本经》治风寒湿痹，取其苦燥也……老子云：天道贵涩，此服食之品，故《本经》有久服头不白，轻身之说。而仲景白头翁汤，治热痢下重，以黄檗、黄连、秦皮同用，皆苦以坚之也。"

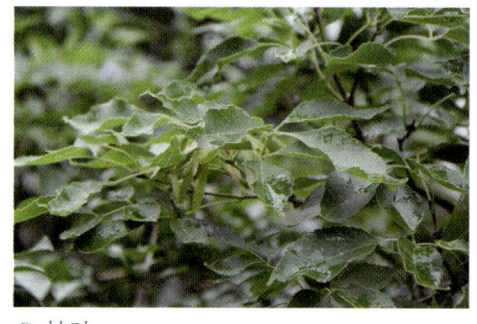
◎ 枝叶

花曲柳 *Fraxinus chinensis* subsp. *rhynchophylla*（Hance）E. Murray 又名苦枥白蜡树，为木犀科落叶乔木，树皮灰褐色，光滑，老时浅裂。羽状复叶长 15~35 厘米；小叶着生处具关节，节上有时簇生棕色曲柔毛；小叶 5~7 枚，阔卵形、倒卵形或卵状披针形，叶缘呈不规则粗锯齿。圆锥花序顶生或腋生当年生枝梢。翅果线形，翅下延至坚果中部，坚果长约 1 厘米。花期 4~5 月，果期 9~10 月。

中药秦皮为木犀科植物花曲柳（苦枥白蜡树），白蜡树 *Fraxinus chinensis* Roxb. 宿柱白蜡树（宿柱梣）*Fraxinus stylosa* Lingelsh. 和尖叶白蜡树（尖叶梣）*Fraxinus szaboana* Lingelsh. 的干燥枝皮和干皮。春秋两季剥取，晒干。

47. 五味子：五味杂陈，最是辛酸

海上第一仙山，最美崂山大顶。今日东方未白即踏上行程，要林中穿行几十里，跨越诸峰，去极顶揽胜。

真是望山跑死马，两个时辰过去了，只在此山中，云深不知处。山高林又密，不辨南北东西，爬上树顶，登上高岗，都不见极顶。

正是采蘑菇（牛肝菌）时节，沿着山人踩出的小径绕来绕去，却也看遍奇花异草。乔木之下，有藤缠绊，红果子一嘟噜一嘟噜地垂着。

赶快尝尝。初嚼仙果，多膏多汁，无法形容这种五味杂陈，酸苦甘辛咸皆备，而回味多酸辛。"莫非是五味子？"队长："正是。"

《本草图经》："春初生苗，引赤蔓于高木，其长六七尺。叶尖圆似杏叶。三四月开黄白花，类小莲花。七月成实，如豌豆许大，生青熟红紫。"五味子皮肉辛甘酸，核中辛苦，都有咸味，五味具而得名。

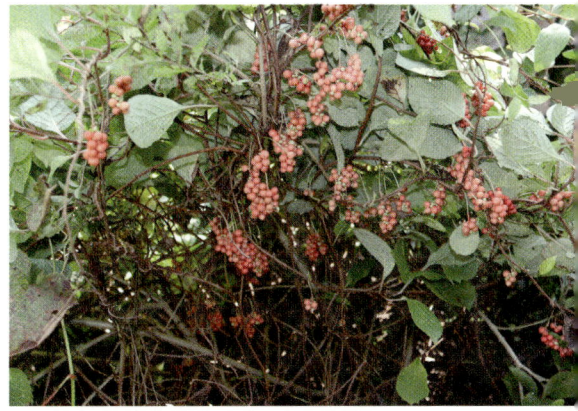

◎ 藤上挂满五味子

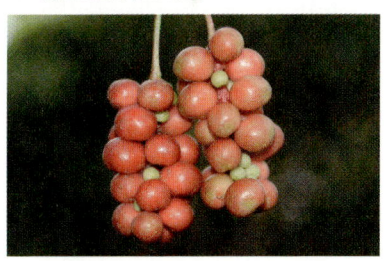

◎ 鲜红诱人的果实

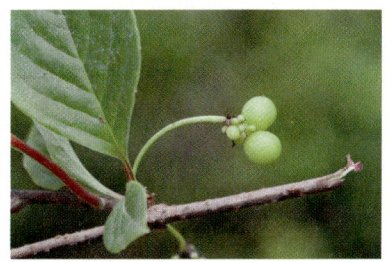

◎ 五味子青果

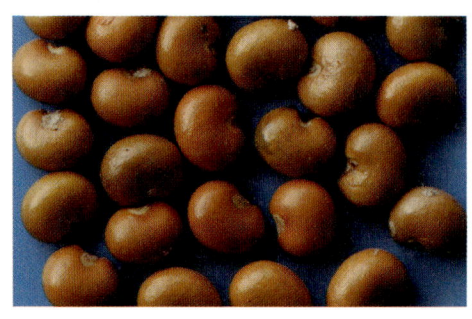

◎ 种仁肾形

《神农本草经》："味酸，温。主益气，咳逆上气，劳伤赢瘦，补不足，强阴，益男子精。"

事实上，果子红熟时皮肉酸甘为主，亦有辛味，如花椒味。干燥的成熟果实，表面红色、紫红色或暗红色，有的黑红色或出现白霜。蒸后色黑。

古人认为，五味子兼备五味，为五行之精，故主劳伤赢瘦，补不足。黑色入下焦，其核肾形而入肾，故补肾，又多子，故益男子精。酸入肝，肝主筋，而前阴为宗筋所聚，故五味子能强阴。酸性收敛，敛肺气而止咳逆。

五味子 Schisandra chinensis（Turcz.）Baill. 为木兰科五味子属落叶木质藤本。幼枝红褐色，老枝灰褐色，叶宽椭圆形、倒卵形、宽倒卵形。单性花，雌雄同株；花被片粉白色或粉红色，长圆形或椭圆状长圆形。聚合果；小浆果红色，近球形或倒卵圆形，径 6~8 毫米；种子 1~2 粒，肾形，淡褐色，种脐明显凹入成 U 形。花期 5~7 月，果期 7~10 月。

中药五味子为木兰科多年生木质藤本植物五味子的成熟果实，习称北五味子。南五味子为木兰科植物华南五味子 Schisandra sphenanthera 的成熟果实。两者功效相似，临床均做五味子用。

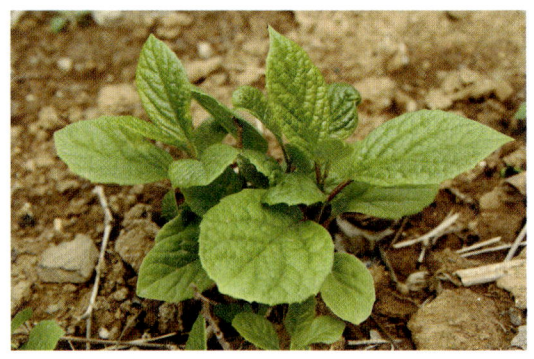

◎ 五味子苗

采药
东海上——
海洋本草文化

48. 漆：草木之脂，最不朽者

幽幽槎山，郁郁含烟。密林下，迎红杜鹃早已凋落，照山白的花朵簇集在绿叶间。楤（cōng）木枝干生刺，鸟鹊无法落足。鹅耳枥宣脆的枝丫，垂着成嘟噜的果子。

山腰一片椿树，耸立或歪斜于巨石间。细看成穗的青果，有小小芒果之形。好生疑惑，漆树科的黄连木？叶子没有雄烈之气；漆树科的盐肤木？叶梗没生羽翼。

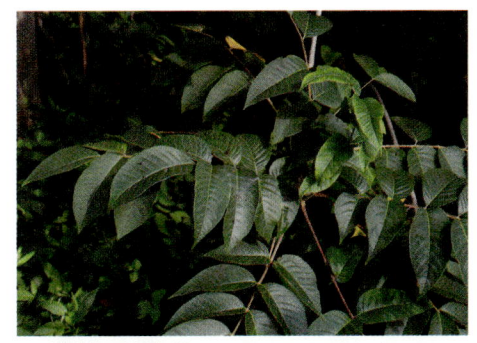

◎ 漆树，似臭椿

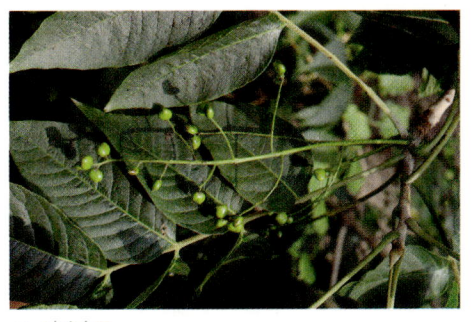

◎ 漆树果

"哈哈！"队长笑得神秘。"就是漆树。"《本草图经》："木高二三丈，皮白，叶似椿，花似槐，子若牛李（鼠李），木心黄。六月七月以竹筒钉入木中取之。"崔豹："以刚斧斫其皮开，以竹管承之，汁滴则成漆是也。"

"北风其凉，雨雪其雱（pāng）。"（《诗经》）北风如剑冰冰凉，漫天飞雪白茫茫。数九寒天，山中寂寥，老藤缠树上，干果缀枝间。队长手起斧落，树干上留下两道口子。

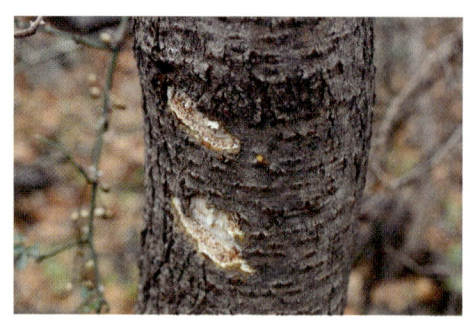

◎ 砍开漆树皮

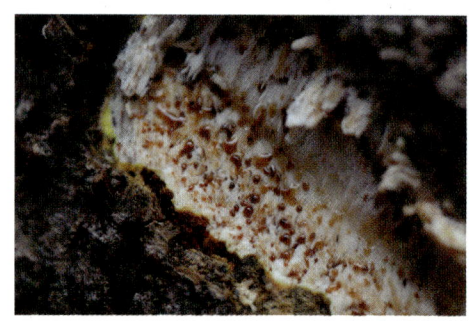

◎ 漆树汁流出，由白变褐

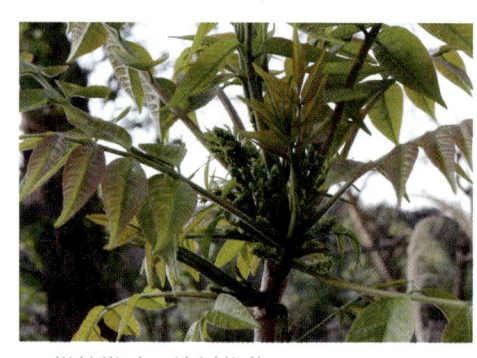

◎ 嫩枝嫩叶，漆树将花

"有乳汁渗出来！"刚渗出的汁液乳白色，眼看着变成褐红色。秋收冬藏，气敛于内藏于根，树皮还有这么多汁液？队长："是漆树。"

漆园小吏庄周"行于山中，见大木，枝叶盛茂，伐木者止其旁而不取也。问其故，曰'无所可用。'庄子曰：'此木以不材得终其天年。'"今漆树因其妙用，被我等斫伤，流泪不止。

《神农本草经》："干漆，味辛，温。主绝伤，补中，续筋骨，填髓脑，安五脏，五缓六急，风寒湿痹。生漆，去长虫。久服，轻身耐老。"

漆性黏似胶。寇宗奭："以物蘸起，细而不断，断而急收起。"以漆漆物则不朽，做成漆器则如瓷坚硬。其湿则胶黏，其干则坚固。因其黏着坚固，主绝伤，补中，续筋骨，填髓脑，安五脏，五缓六急。

徐大椿："此以质为治。漆，树脂也。凡草木之脂最韧而不朽者，莫如漆。人身中非气非血而能充养筋骨者，皆脂膏也。气血皆有补法，而脂膏独无补法，则以树之脂膏力最厚者补之。而脂膏之中，凡风寒湿热之邪留而不去者，得其气以相助，亦并能驱而涤之也。"

生漆大毒，杀虫。漆敏感者，生漆疮。而神仙家炼服之。

陶隐居："生漆毒烈，人以鸡子和服之去虫，犹自啮肠胃者。畏漆人乃致死。外气亦能使身肉疮肿，自别有疗法。仙方用蟹消之为水，炼服，长生。"漆疮，可用杉木汤、紫苏汤、漆姑草汤、蟹汤洗浴。

漆 *Toxicodendron vernicifluum*（Stokes）F. A. Barkl. 为落叶乔木，高达 20 米。树皮灰白色，粗糙，呈不规则纵裂。奇数羽状复叶互生，小叶 4~6 对，膜质至薄纸质，卵形或卵状椭圆形或长圆形。圆锥花序，花黄绿色。核果肾形或椭圆形，略压扁。花期 5~6 月，果期 7~10 月。

中药干漆为漆树的树脂经加工后的干燥品。一般收集盛漆器具底留下的漆渣。

漆为树脂，能补人脂膏而充养筋骨，填髓脑。其性黏固，主绝伤，补中，续筋骨，五缓六急，风寒湿痹。

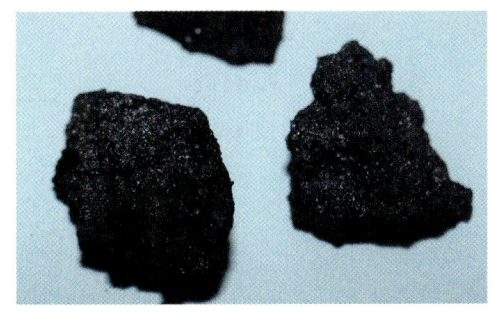

◎ 干漆

49. 椿皮：吾有大树，人谓之樗

时值盛夏，海浪拍打岩壁，送来清凉。水边的南玉带亭亭玉立，烟台补血草开得热烈，烟台翠雀花的果实枝头站立，正是姹紫嫣红春归去，又在东海与她相遇。

崖上一片片照山白，尽情绽放，绿叶间簇生的花朵，洁白如雪。一棵棵挺拔的臭椿，或咬住石缝，或从大石间隙中窜出。走近了，才知道它满满的血气。红彤彤的果实，红彤彤的叶柄，从未见过。

◎ 岸边盛开烟台补血草

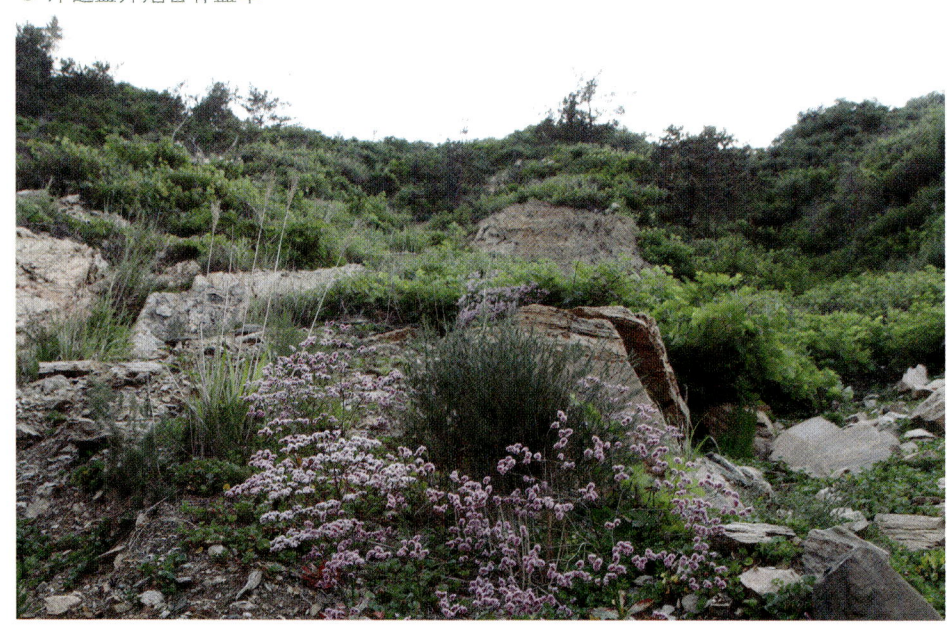

采药
东海上——
海洋本草文化

庄子曰："吾有大树，人谓之樗。其大本拥肿，而不中绳墨；其小枝卷曲，而不中规矩。立之涂，匠者不顾。"香椿木赤而硬，臭椿木白而虚软，如高粱杆的瓤子。臭椿做的桌面，小指甲轻易就掐成痕抠成洞，樗非良材。

椿樗易长而多寿考，故《庄子·逍遥游》："上古有大椿者，以八千岁为春，八千岁为秋。"香者名椿，亦作櫄，臭者名樗，或作檽。李时珍："椿香而樗臭，故椿字又作櫄，其气熏也。檽字从虖（hū），人呵嘑（hū，呵斥之义）之也。"事实上，香椿之气熏，亦为臭气，如同臭大姐（虫子）放的屁。臭椿更臭，臭不可闻。

《新修本草》："椿木叶，味苦，有毒。主洗疮疥、风疽，水煮叶汁用之。皮，主疳蜃。樗木根、叶，尤良。"

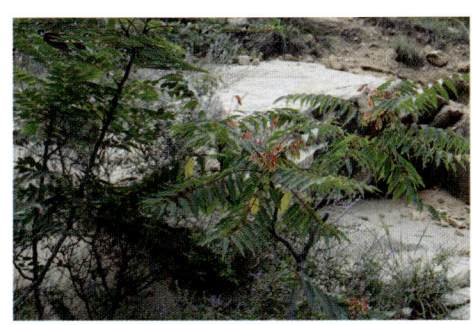

◎ 臭椿

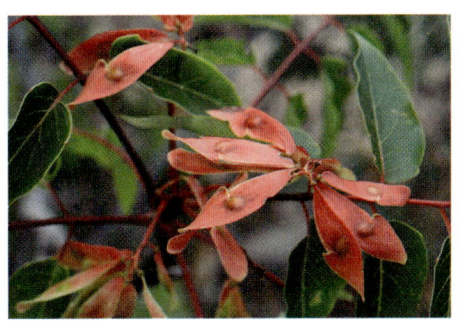

◎ 山上的臭椿，果红叶柄红

寇宗奭："椿樗皆臭。但一种有花结子，一种无花不实。世以无花不实，木身大，其干端直者为椿。椿用木叶。其有花而荚，木身小，干多迁矮者为樗。樗用根、叶、荚。"其实椿亦有花有实。

树干而言，椿皮赤木赤，樗皮白木白。黑裂的香椿干还会哭呢，看它那晶莹的眼泪，琥珀一样。

陈藏器："樗木，味苦，有小毒。皮，主赤白久痢，口鼻中疳虫，去疥蜃，主鬼疰传尸，蛊毒下血。"

椿皮味如香椿芽，樗皮味苦。椿樗之用，全赖一个"臭"字。秽臭之气，与人体浊阴下部相应，主赤白久痢。秽臭之气，可驱鬼恶之气，故主鬼疰传尸，蛊毒下血。臭秽浊湿之处生虫，同气相求，故主口鼻中疳虫，去疥蜃。

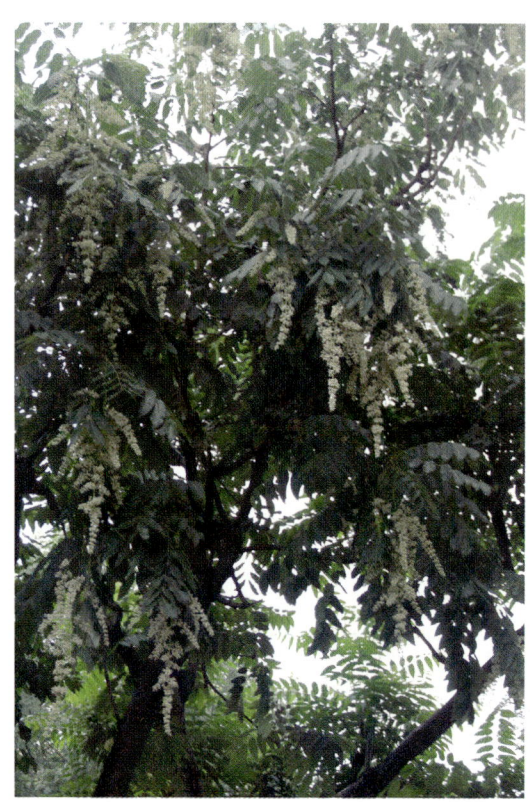

◎ 香椿开花

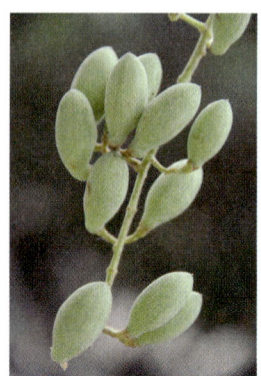

◎ 香椿果

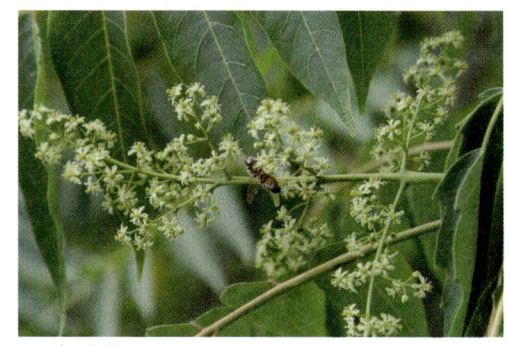

◎ 臭椿花

臭椿的根皮或树皮，味苦气臭，治赤白久痢，口鼻中疳虫，去疥蟨，主鬼疰传尸，蛊毒下血。

臭椿 *Ailanthus altissima*（Mill.）Swingle 为苦木科臭椿属落叶乔木。树皮平滑而有直纹；叶为奇数羽状复叶，小叶对生或近对生，纸质，卵状披针形，先端长渐尖，基部偏斜，截形或稍圆，两侧各具 1 或 2 个粗锯齿，揉碎后具臭味。圆锥花序长 10~30 厘米；花淡绿色，花瓣 5，翅果长椭圆形，种子位于翅的中间，扁圆形。花期 4~5 月，果期 8~10 月。

香椿 *Toona sinensis* （A. Juss.） Roem. 为楝科香椿属落叶乔木；叶具长柄，偶数羽状复叶。蒴果狭椭圆形，深褐色，果瓣薄；种子上端有膜质的长翅，下端无翅。花期 6~8 月，果期 10~12 月。

中药椿皮为苦木科植物臭椿（樗）的根皮或树皮。全年均可剥取，晒干，或刮去粗皮晒干。

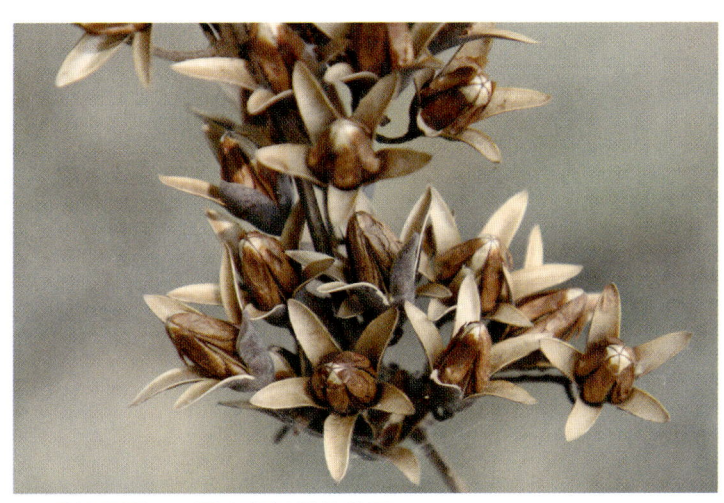

◎ 香椿果裂开，露出薄纸样的种子

50. 厚朴：皮厚气辛香，花灿如明霞

　　"我昔东海上，劳山澡（cān）紫霞。亲见安期公，食枣大如瓜。"缥缈云雾中，沿着九曲山径，拾阶而上。松涛阵阵，仙木仙草，郁郁葱葱。进入满布苔藓、长满蕨草的明霞古道，离明霞仙洞就不远了吧？

　　且不说洞前的千年银杏、黄杨，一株结果的山茶花就长满了整个院落。几株玉兰覆盖于殿宇之上。"好高大的玉兰树啊！"

　　队长望了一眼："是厚朴（pò），日本厚朴。"果然不同玉兰，叶子大如扇，攒集的叶子中间，结了棒槌样的果子。

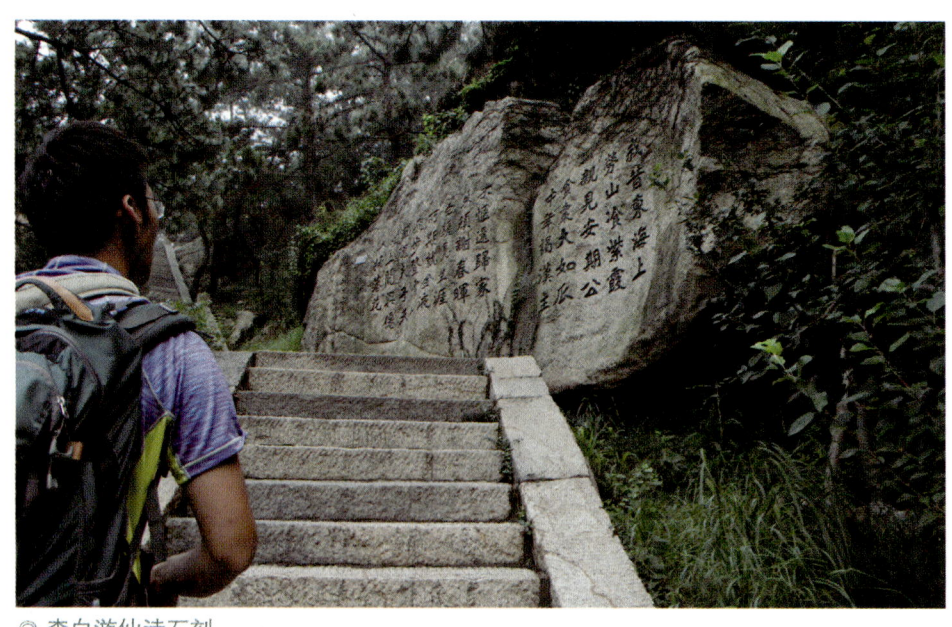

◎ 李白游仙诗石刻

厚朴，又名烈朴、赤朴、厚皮、重皮。李时珍："其木质朴而皮厚，味辛烈而色紫赤，故有厚朴、烈、赤诸名。"《急救篇·卷四》："芎䓖厚朴桂栝楼。"颜师古注："厚朴，一名厚皮，一名赤朴。凡木皮皆谓之朴，此树皮厚，故以厚朴为名。"

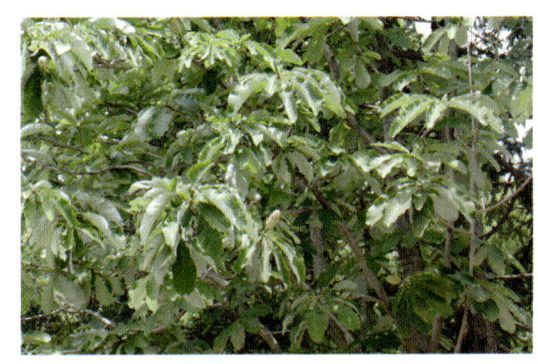

◎ 日本厚朴，形似玉兰

《本草图经》："木高三四丈，径一二尺。春生叶如槲叶，四季不凋。红花而青实。皮极鳞皱而厚，紫色多润者佳，薄而白者不堪。三月、九月、十月采皮，阴干。"望着挺拔的厚朴，希冀厚皮下的烈气喷薄而出。

喜出望外！日本厚朴在校园安家了。春风里，它绽开了硕大的芽黄。随着大叶展开，又胖又大的花苞也憋不住了，馥郁的香气流溢而出。是荷香？似桂香。厚朴花开，大似银盘。厚瓣大蕊，似树上菡萏。远望厚朴林，如云卧碧空，明霞散绮。

厚朴，树皮厚，味辛气烈而色紫赤。辛香温通，治中风伤寒，头痛寒热。又治风寒湿痹，气血不通。

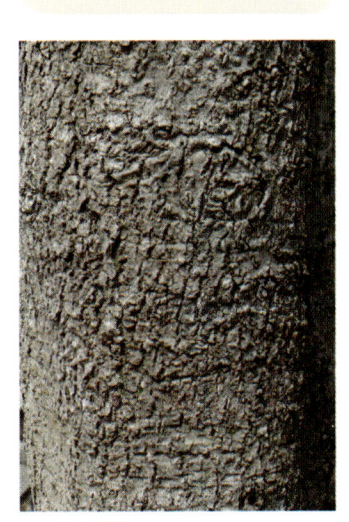

◎ 树皮厚

《神农本草经》："味苦，温。主中风伤寒，头痛，寒热，惊悸，气血痹，死肌，去三虫。"

厚朴芳香辛烈，驱风寒之邪客于表，治中风伤寒，头痛，寒热。辛香温通，治风寒湿痹，气血不通，及日久大肉陷下，所谓死肌。辛热芳香，燥湿杀虫，故言去三虫。

《药性论》："味苦，辛，大热。能主疗积年冷气，腹内雷鸣，虚吼，宿食不消，除痰饮，去结水，破宿血，消化水谷，止痛，大温胃气，呕吐酸水。主心腹满，病人虚而尿白。"

芳香辛烈，又可除内部积冷，治腹内雷鸣虚吼，宿食不消，心腹满，病人虚而尿白。温胃消化水谷。荡涤积滞，除痰饮，去结水，破宿血，止痛。《本草衍义》："至今此药盛行，既能温脾胃气，又能走冷气，为世所须也。"

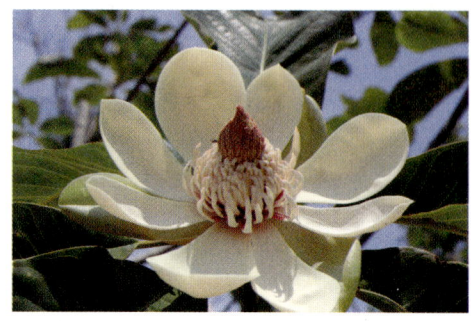

◎ 花开灿烂

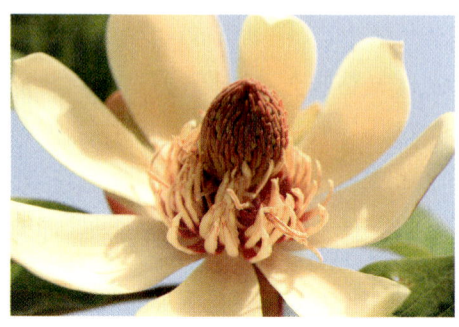

◎ 若空中莲花

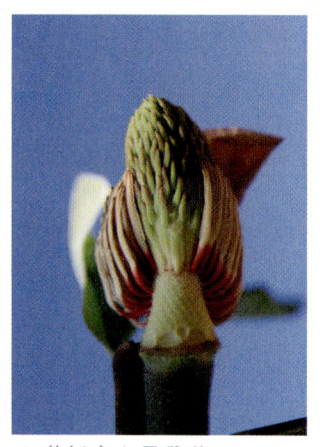

◎ 花托中心是雌蕊

日本厚朴 *Houpoea obovata*（Thunberg）N. H. Xia & C. Y. Wu 为木兰科厚朴属落叶乔木，叶假轮生集聚于枝端，倒卵形，上面绿色，下面苍白色，被白色弯曲长柔毛。花乳白色，杯状，香气浓，花被片 9~12，黄绿色，背面染红色；聚合果熟时鲜红色。花期 6~7 月，果期 9~10 月。

木材轻软，纹理细致。花大，色香兼备，为著名庭园观赏树种。树皮药用，为厚朴代用品。

51. 卷柏：万岁长生草

郁郁罗山渤海风，正是行春野望中。稠李枝条垂曳，新绿萌发。芍药
从枯叶下钻出红芽，延胡索绽开紫色花朵。涧水边的石头上，黄叶细湿藓
红丝栉比，绿毯变成了针毡。崖壁高处，云朵般的植物，紧贴石壁干燥卷曲。
队长："是卷柏。"

采卷柏啦！卷柏，又名万岁、长生不死草、豹足。李时珍："卷柏、豹足，
象形也。万岁、长生，言其耐久也。"陶弘景："丛生石土上，细叶似柏，
屈藏如鸡足，青黄色。"

草木枯黄时，石上卷柏拳挛如鸡足，枯黄色，状若死草，其宿根显露，
紫色多须。一旦春雨滴落，枯黄卷曲的卷柏很快变绿，慢慢打开，还魂样复生，
得名长生不死草。

雨季，见卷柏苍翠舒展，如绿云飘落石上。它似柏叶而细碎，叶尖而
生长芒。《本草图经》："生常山山谷间，今关、陕、沂、兖诸州亦有之。

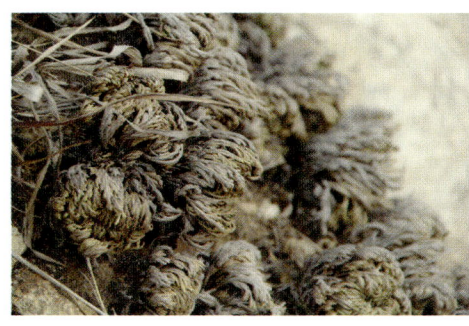
◎ 崖壁上干枯的卷柏

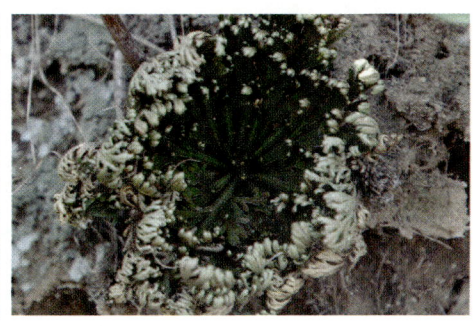
◎ 春雨微滴，开始返青

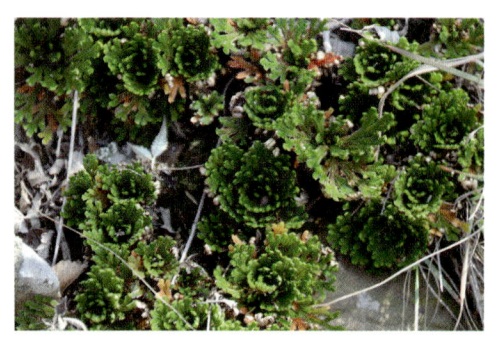

◎ 枯草变绿云

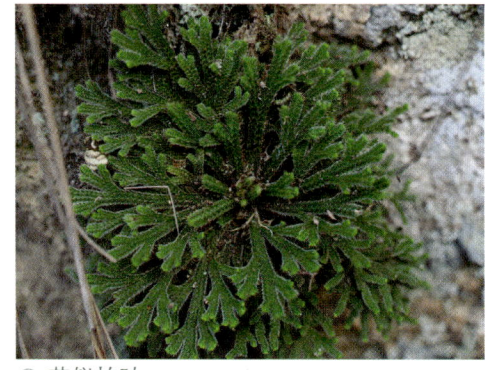

◎ 苗似柏叶

宿根紫色多须。春生苗，似柏叶而细碎，拳挛如鸡足，青黄色，高三五寸。无花、子，多生石上。"

《神农本草经》："味辛，温。主五脏邪气，女子阴中寒热痛，癥瘕血闭绝子。久服，轻身和颜色。"

卷柏遇水则由枯变绿，由卷曲而伸展，状如翠柏，水枯则干燥而卷曲，年复一年，而名万岁、长生不死草，故主五脏邪气。而久服可轻身，使容颜不老，亦取生生不息之义。

其根栖岩石，耐寒不死，春复发生，其性温而有生发之性，故治脏阴为阴邪所薄，及阳气不通之女子阴中寒热，癥瘕，血闭，绝子。其根色紫，正如瘀血，与血闭、癥瘕相应。

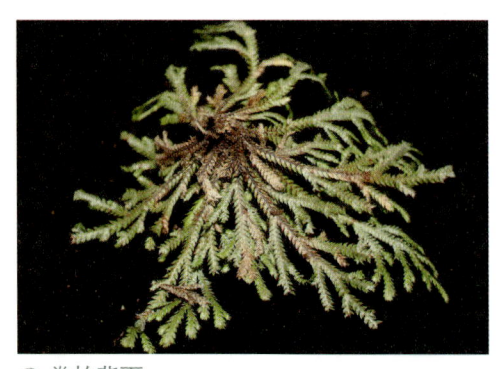

◎ 卷柏背面

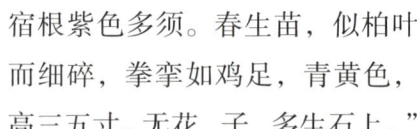

卷柏，状如翠柏，水枯干燥卷曲，得水复苏，名长生不死草，故主五脏邪气。久服可轻身，使容颜不老。

卷柏 *Selaginella tamariscina*（P. Beauv.）Spring 为卷柏科土生或石生复苏蕨类植物，呈垫状。主茎及分枝在植株基部密集形成树状主干，10~20（~35）厘米，上部二叉状分枝多数。叶小型，中叶和侧叶二形，质厚，表面光滑，边缘多有细锯齿。孢子叶穗紧密，四棱柱形，单生于小枝末端；孢子叶卵状三角形内含孢子囊；大孢子浅黄色，小孢子橘黄色。卷柏属于蕨类植物，看似无子，实则依靠包于孢子囊中的微小孢子进行繁殖。

中药卷柏为卷柏或垫状卷柏 *Selaginella pulvinata*（Hook. et Grev.）Maxim 的全草，全年均可采收，除去泥沙，晒干。

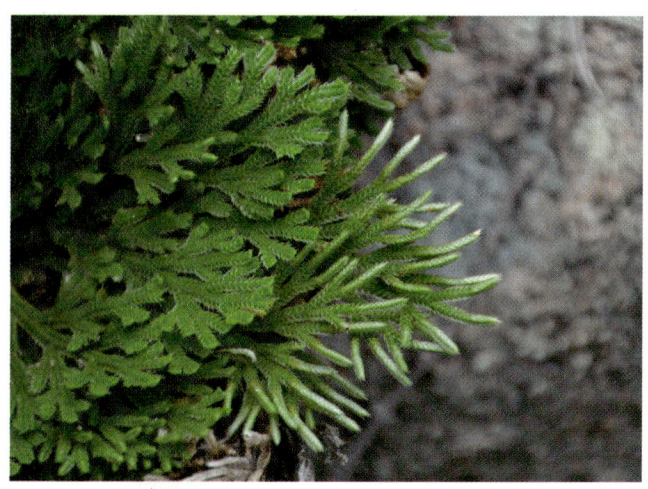

◎ 尖锐的细穗为孢子穗

52. 防己：通可去滞，防己是也

春天最浪漫的行野故事，是迎红杜鹃开满南海崖边，茵陈铺地，桔梗窜葶，有斑百合撑开绿伞。

"南有樛（jiū）木，葛藟累之。乐只君子，福履绥之……南有樛木，葛藟萦之。乐只君子，福履成之。"（《诗经·樛木》）南海边弯弯的大树，葛藟缠绕在它身上。快乐的人啊，幸福会向他打招呼。南海边弯弯的大树，葛藟萦绕在它身上。快乐的人啊，幸福会成全他。藤树缠绵，风光无限。

看那老藤缠树，翠绿新吐。队长："是木防己。"《本草图经》："防己，生汉

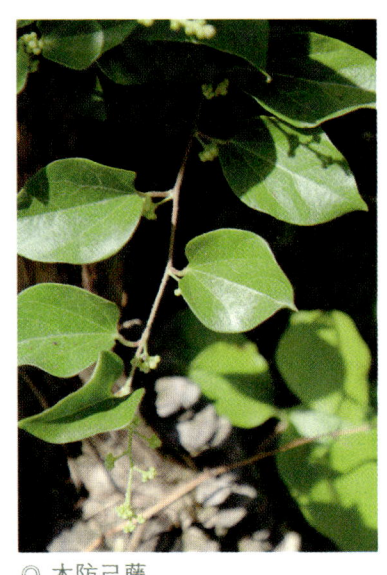

◎ 木防己藤

中川谷，今黔中亦有之。但汉中出者，破之纹作车辐解，黄实而香，茎梗甚嫩，苗叶小类牵牛。折其茎，一头吹之，气从中贯，如木通类。他处者青白虚软，又有腥气，皮皱，上有丁足子，名木防己。"

"快挖棵根看看。"它褐色的根在地下穿行，拽出时，辛香气扑鼻而来。咬一口，尝到苦味和淡淡的辛味。横断木防己的根，满布小孔，车辐样的间隔

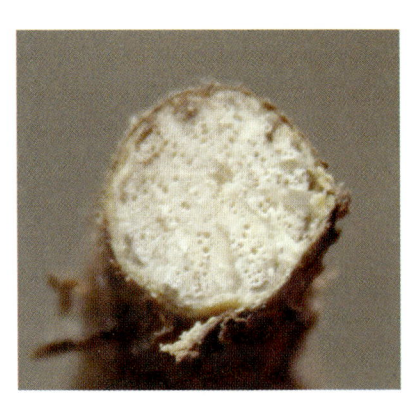

◎ 木防己根断面，多孔洞

从中间的大孔伸展到外皮。果然是"破之纹作车辐解"。

《神农本草经》："味辛，平。主风寒，温疟，热气，诸痫，除邪，利大小便。一名解离。"《名医别录》："味苦，温，无毒。疗水肿风肿，去膀胱热，伤寒，寒热邪气，中风手脚挛急，止泄，散痈肿恶结，诸病疥癣，虫疮，通腠理，利九窍。纹如车辐理解者良。"

防己茎空，折其茎，一头吹之，气从中贯。其根理解，大孔小孔满布，故其性通利。徐之才《十剂》曰："通可去滞，通草防己之属是也。"

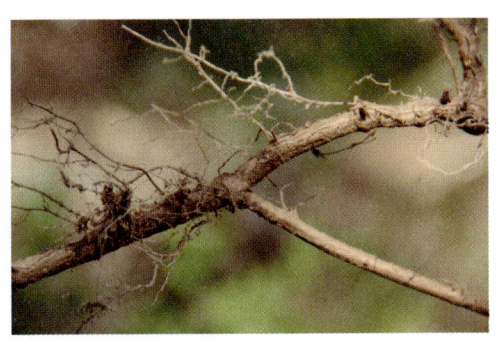

◎ 木防己根

防己茎空，根布满孔洞，性通利，疗水肿风肿，去膀胱热，通腠理，利九窍。

其性通利，其味辛散。通可去滞，去寒气滞着，治风寒伤寒，去热邪滞着，治温疟，热气。除邪气，治惊痫。除风气，治中风手脚挛急，止泄。空可去实，散痈肿恶结。空可通利，通腠理，利九窍，疗水肿风肿，去膀胱热，利大小便。通腠理，去邪滞肌肤，治诸病疥癣，虫疮。其根如车辐解离，其效使诸邪解离，故名解离。

汉防己木防己，皆通利去着，治水气风气，又各有偏重。《本草拾遗》："汉主水气，木主风气，宣通。作藤著木生，吹气通一头如通草。"

其藤如筋脉，其根似经脉。《本经逢原》："《金匮》防己黄芪汤、防己地黄汤、木防己汤、五物防己汤，皆治痰饮湿热之要药。而《千金》治遗尿，小便涩，有三物木防己汤，水肿亦有三物木防己汤，总取其通行经脉之力也。"

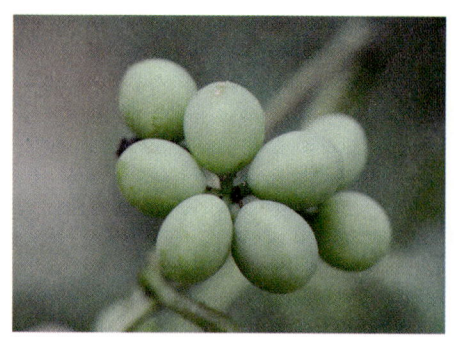

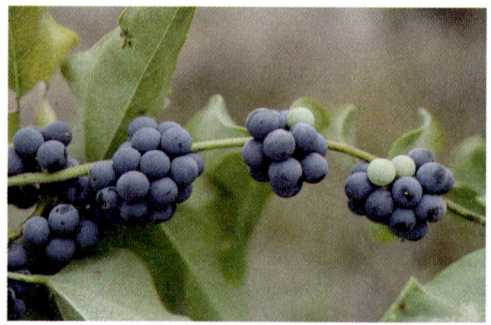

◎ 木防己青果　　　　　　　　　　　◎ 果实成熟，变紫色

　　木防己 *Cocculus orbiculatus* （L.）DC.为防己科木防己属木质藤本。单叶互生，叶片纸质至近革质，形状变异极大，自线状披针形至阔卵状近圆形，有时微缺或2裂，边全缘或3裂，两面被密柔毛至疏柔毛。聚伞花序少花，腋生，或排成多花，狭窄聚伞圆锥花序，顶生或腋生；花单性，雄花：萼片6，花瓣6，雄蕊6，比花瓣短；雌花：萼片和花瓣与雄花相同；退化雄蕊6，微小；心皮6，无毛。核果近球形，成熟时紫色；果核骨质，背部有小横肋状雕纹。

　　木防己的根可作中药木防己入药，秋季采挖。除木防己外，马兜铃科广防

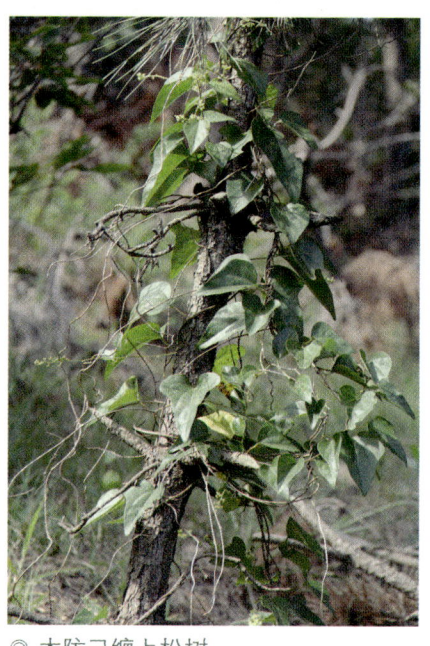

◎ 木防己缠上松树

己 *Aristolochia fangchi*、异叶马兜铃 *Aristolochia heterophylla* 等植物的根在不同地区也作木防己用，性味相近，功效相似。

53. 藜芦：诸参辛芍叛藜芦

端午节，海风习习，小雨蒙蒙，跟着队长登上小昆嵛山，云雾缭绕中见到了已超过半米，胖胖嫩嫩的藜芦。它憨态可掬，甚是可爱，抚摸再三，真想拥入怀中。

《本草图经》："三月生苗。叶青，似初出棕心，又似车前。茎似葱白，青紫色，高五六寸，上有黑皮裹茎，似棕皮。其花肉红色。根似马肠根，长四五寸许，黄白色。"

药草近根处为"芦"，李时珍："黑色曰黎，其芦有黑皮裹之，故名。"藜芦生山上，样貌憨厚，根似葱白，故又名山葱、憨葱、葱白藜芦。

如此可爱，古人却将你置于毒草之列。想亲吻你，又胆小害怕，欲罢不能！

去掉棕网，露出雪白的葱白。把它切成一片片，原来葱茎裹成了三角形。"都来吃山葱了！"舔一下，"好辣！大毒草藜芦。"队长咀嚼了藜芦的须根，"队长，啥滋味？""微苦微辛。呸！呸！呸！""快漱口！"

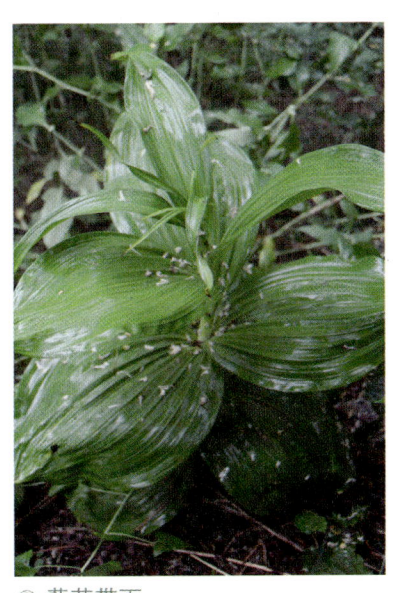

◎ 藜芦带雨

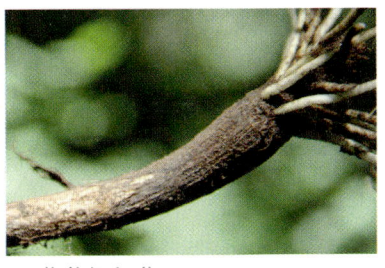

◎ 藜芦根如葱

227

没想到，之后队长口唇发热肿胀，上唇起水疱，水液渐黄浊，而后水疱破裂，干燥欲舔，破损却难愈合。十多天以后，被腐蚀的疮面才渐渐缩小全愈。真是歹毒心肠憨模样！

《神农本草经》："味辛，寒。主蛊毒，咳逆，泄痢，肠澼，头疡，疥瘙，恶疮，杀诸虫毒，去死肌。"《名医别录》："疗哕逆，喉痹不通，鼻中息肉，马刀烂疮。不入汤……一名葱葵，一名山葱。生泰山山谷。"《本草图经》："此药大吐上膈风涎，暗风痫病，小儿䖮䖵。用钱匕一字，则恶吐人。又用通顶，令人嚏。"

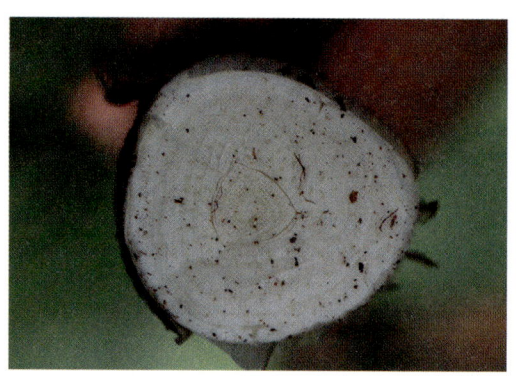

蔾芦样貌憨厚，根似葱白，又名山葱、憨葱、葱白藜芦。实则毒性大，腐蚀性强。

◎ 藜芦根断面

其上行而宣通开窍，病在上者，因而越之，用吐法，而疗咳逆。藜芦性腐蚀，故杀诸虫毒，疗头疡，疥瘙，恶疮。蛊亦为虫，故主蛊毒。外用治喉痹不通，鼻中息肉，马刀烂疮，去死肌；内服去积年脓血泄痢。因其腐蚀，即使成灰，淋灰汁，治黑痣生于身面上，亦神验。

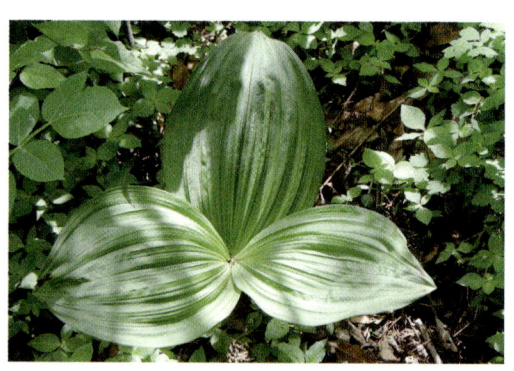

◎ 藜芦苗

"本草名言十八反，半蒌贝蔹及攻乌，藻戟遂芫俱战草，诸参辛芍叛藜芦。"即使不与诸参辛芍合用，藜芦的毒性也让人生畏，《名医别录》已明确指出藜芦不入汤剂。如此，叛藜芦的前提就不存在了。

藜芦 *Veratrum nigrum* L. 为百合科藜芦属多年生草本植物。植株高可达1米，粗壮，基部的鞘枯死后残留为有网眼的黑色纤维网。叶通常长22~25厘米，宽约10厘米。圆锥花序密生黑紫色花；侧生总状花序长4~12（~22）厘米，通常具雄花；顶生总状花序常较侧生花序长2倍以上，着生两性花。蒴果长1.5~2厘米，种子具翅。花果期7~9月。

中药藜芦为百合科植物藜芦的根及根茎。除藜芦外，文献记载山东尚分布有藜芦属植物一种毛穗藜芦 *Veratrum maackii*，其根及根茎可作藜芦的代用品。

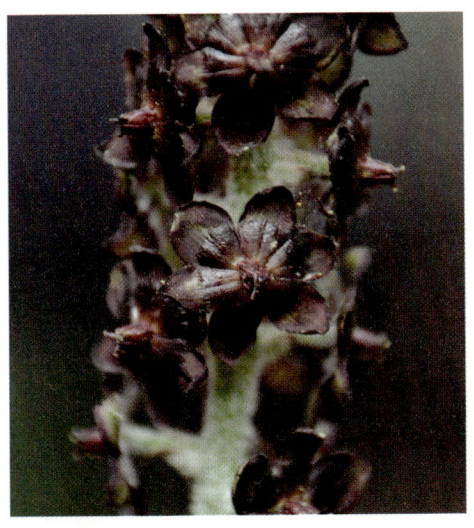

◎ 藜芦花

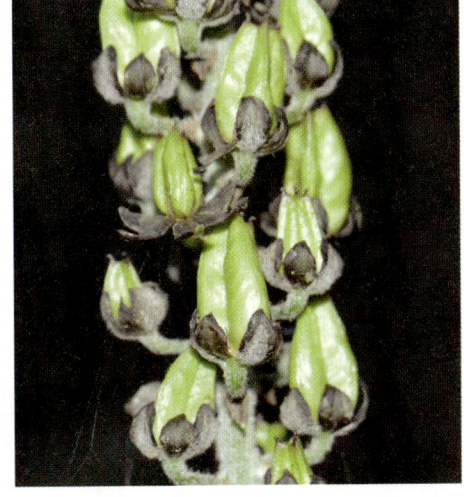

◎ 藜芦果

54. 贯众：一本贯众枝

今夏分外炎热，故来海边避暑。不曾想此处亦是热风热浪，索性进山一寻清凉。临海龙头山，凛凛多清泉。龙须沟里，古木参天，长藤缠树，碧空难见。葛子藤开着紫花，木通藤结着黄瓜；绿果毛藤是防己，长须刺藤是菝葜。

碧溪淙淙百花生，金线草抽穗似长鞭飞扬，剪秋罗吐英如短刀巧裁。最爱溪边蕨类，形形色色识不得。最大者一本众枝，枝高及人。队长："紫萁贯众。"

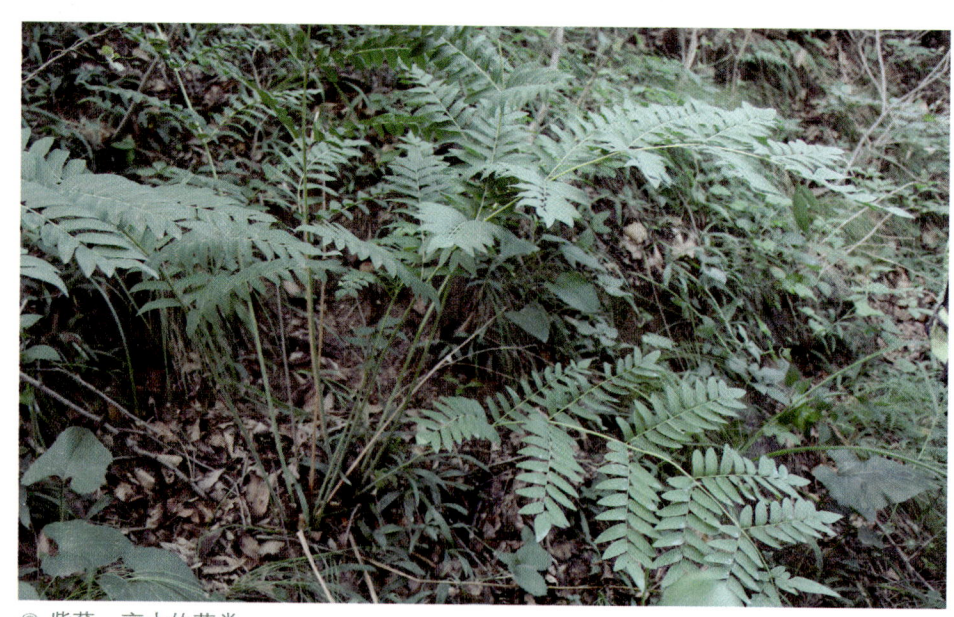

◎ 紫萁，高大的蕨类

李时珍："此草叶茎如凤尾，其根一本而众枝贯之，故草名凤尾，根名贯众、贯节、贯渠。"《本草图经》："春生苗赤，叶大如蕨，茎秆三棱，叶绿色似小鸡翎，又名凤尾草。根紫黑色，形如大爪，下有黑须毛，又似老鸱（chī）。"

黑润的腐土中，有秃秃的紫萁根，诸蕨正蓬勃，独此无生机。其根里缠层叠而虚，茎须错出四射。外黑内赤，嚼之有汁小甘，其气清香。队长："置燥处不枯，浸水中不烂。"

《神农本草经》："味苦，微寒。主腹中邪热气，诸毒，杀三虫。一名贯节，一名贯渠，一名百头，一名虎卷，一名扁苻（fú）。"

贯众喜生于山，又必近于水，禀阴凉之气而寒。其为块垒而中虚，故主腹中邪实之热。诸毒多热，故主诸毒。贯众近水而生，故能却湿。所谓湿热生虫，清热祛湿故杀诸虫。

正如《神农本草经百种录》所言："味苦，微寒。主腹中邪热气，寒能除热。诸毒，邪热之毒。杀三虫，湿热所生之虫。贯众生于山涧之中，得天地清阴之气，故能除蕴热湿秽之疾。其体中虚而清芳，故能解中焦之毒。人身之虫，皆湿热所生，

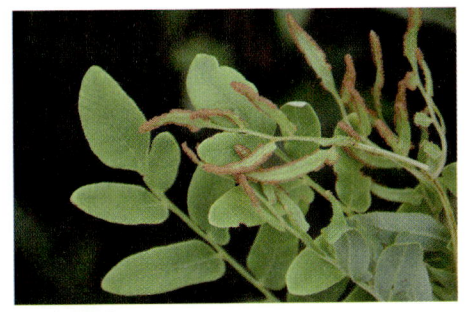
◎ 孢子叶

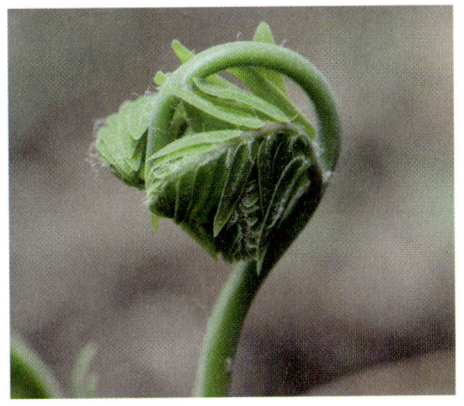
◎ 紫萁生芽卷曲

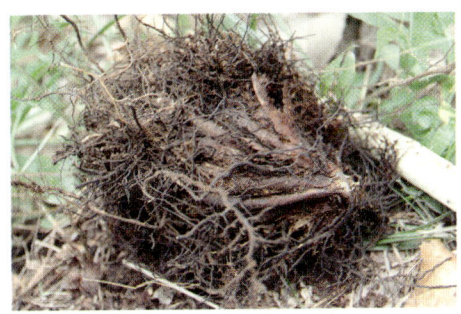
◎ 紫萁根

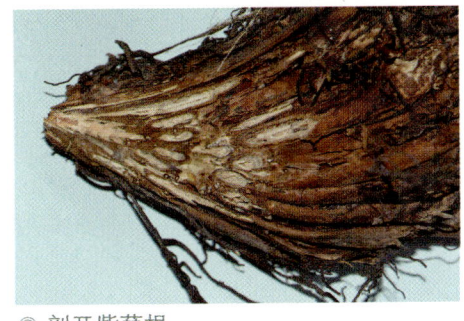
◎ 剖开紫萁根

湿热除，则诸虫自消也。"

紫萁 *Osmunda japonica Thunb.* 为紫萁科紫萁属多年生草本植物。植株高 50~80 厘米或更高。根状茎短粗，或成短树干状而稍弯。叶簇生，直立；叶片为三角广卵形，顶部一回羽状，其下为二回羽状。叶为纸质，干后为棕绿色。叶两型，孢子叶（能育叶）同营养叶等高，或经常稍高，沿中肋两侧背面密生孢子囊。偶见营养叶上部变成孢子叶。

中药紫萁贯众为紫萁的根茎和叶柄残基。春秋两季采挖，削去叶柄，除去须根、泥沙。中药绵马贯众为鳞毛蕨科植物粗茎鳞毛蕨的根茎及叶柄残基，秋季采挖。

贯众生山涧之中，得天地清阴之气，能除蕴热湿秽之疾。其体中虚而清芳，能解中焦之毒。

55. 三棱：清流剑客露锐气

威海北海，弯弯海岸，郁郁松林。林下一片片合掌消，绿叶如双手合掌，紫花缀于叶间，细杆柔韧，风中摇曳。河沟清水，碧草连连。

"水中菖蒲好别致，生个果子像蒺藜呢？"队长："是黑三棱。"初见三棱，一行人好兴奋。

唐慎微："根黄白色，形如钗股，叶绿色，如蒲，苗高及尺，叶上亦有三棱，四月开花，白色，如红蓼花。五月采根。"

你看它叶如菖蒲，背生剑脊，一个果子一包刺，锋芒毕露，盛气凌人。于泥水中将它拔出，粗壮的茎，黑黑的根。削去外皮，内里坚硬色白。"都来尝尝。""没啥味呢。"

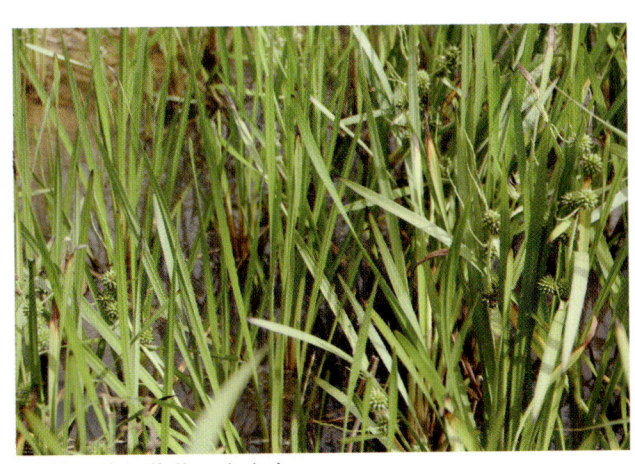

◎ 黑三棱如菖蒲，生水中

233

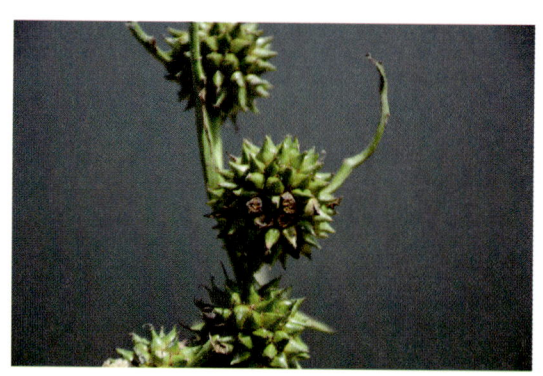

◎ 果穗

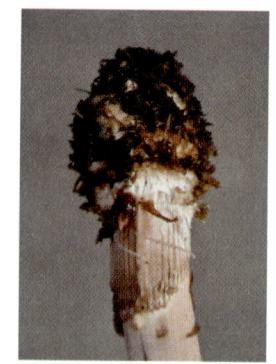

◎ 块茎

《日华子》："味甘，涩，凉。治妇人血脉不调，心腹痛，落胎，消恶血，补劳，通月经，治气胀，消扑损瘀血，产后腹痛，血运并宿血不下。"

三棱之用，取其形。叶背有脊如剑，果形尖锐且有棱，黑三棱具尖锐之形，禀尖锐之气，有尖锐之性。因其尖锐，可破坚积，故落胎，消扑损瘀血，产后腹痛，血晕并宿血不下。因其尖锐，可通利，行气活血，故治气胀，治妇人血脉不调，心腹痛，通月经。其锐气凛冽，有轻劲之功，故曰补劳。

黑三棱 *Sparganium stoloniferum*（Graebn.）Buch. –Ham. ex Juz. 为黑三棱科黑三棱属多年生水生或沼生草本。块茎膨大，根状茎粗壮。茎直立，粗壮，挺水。叶片长剑形，

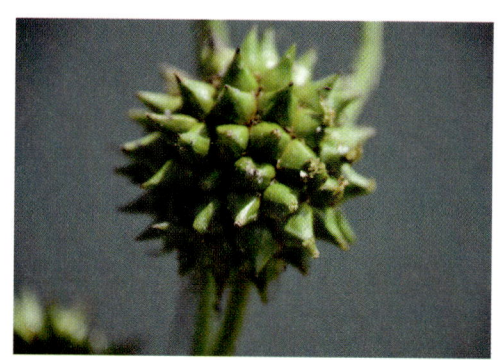

◎ 果

三棱生水中，性通利，治妇人血脉不调，心腹痛，落胎，消恶血，通月经，消扑损瘀血，产后腹痛。

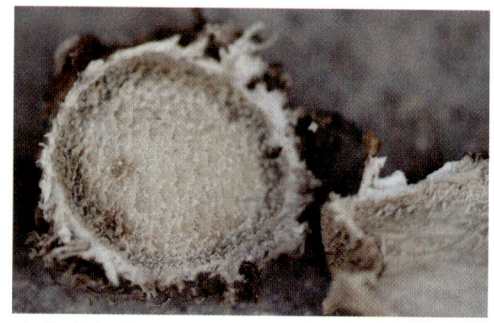

◎ 块茎切片

具中脉，上部扁平，下部背面呈龙骨状凸起，或呈三棱形，基部鞘状。圆锥花序开展，具 3~7 个侧枝，每个侧枝上着生 7~11 个雄性头状花序和 1~2 个雌性头状花序；果实长 6~9 毫米，倒圆锥形，具棱，褐色。花果期 5~10 月。

中药三棱为黑三棱科多年生水生或沼生草本植物黑三棱的块茎。冬季至次年春采挖，洗净，削去外皮，晒干。

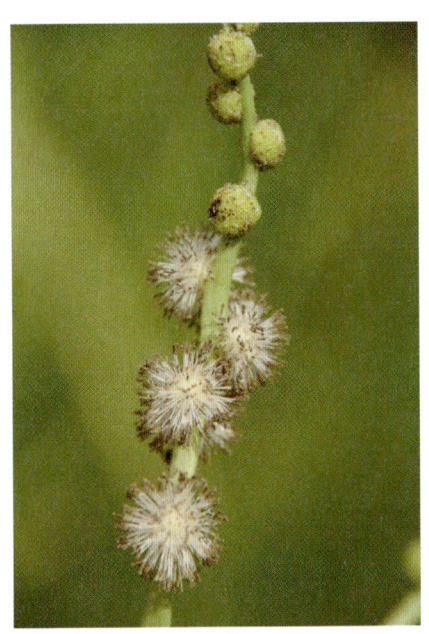

◎ 花，上雄下雌

56. 玫瑰：红艳艳的玫瑰，开在海湄山崖

纷纷红紫已成尘，布谷声中夏令新。（陆游《初夏》）

斗指东南，春去夏来。碧浪拍海岸，南风吹山崖，海水半环的青龙甲，正姹紫嫣红开遍。

海边水湄，海滨山黧豆蝶形紫花艳丽，蔓上卷须随风翘摇。石壁上，被海浪溅湿的大叶胡颓子，枸杞样的红果实刚刚凋落，华北鸦葱、猫儿菊金黄色的花朵开得正艳。

柴胡大而翠绿的叶子，像扇面样打开，矮鸢尾嫩嫩的果实藏在叶柄间。随风摇曳的是草地早熟禾、黄花菜，匍匐在地的茅莓，开着蔷薇样粉色的花朵。远望深碧浅绿的林子，堆堆朝鲜鼠李悄悄绽开黄色小花，怎么有浓浓的玫瑰香呢？

◎ 高山立海边

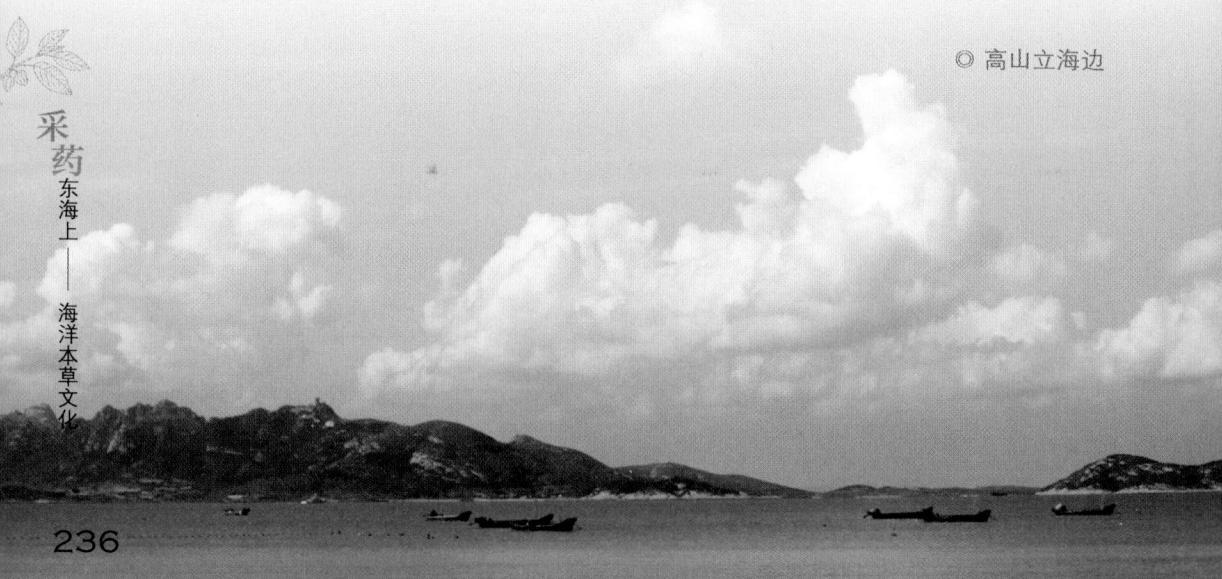

采药东海上——海洋本草文化

绕过鼠李丛，豁然开朗处，硕大的花朵缀在墨绿色的枝桠间，风光无限。

"玫瑰！"正是乔松映海绿，玫瑰拂地红。

定睛细看，与园中玫瑰大有不同，轻盈飘逸的花朵都是单瓣，多数五瓣，极个别的六或七瓣。"野生玫瑰。"

你见或不见，羞答答的玫瑰，都在人迹罕至的海边，静悄悄地开放，静悄悄地零落。慢慢长出大而带刺的果实，变得红彤彤的。

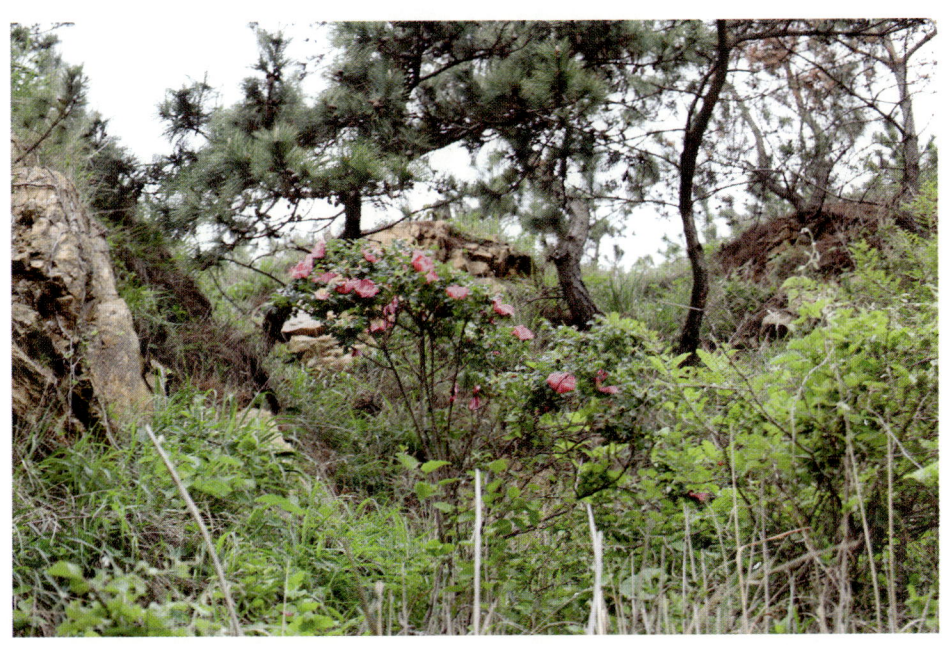

◎ 山崖上，玫瑰静悄悄地开

园中玫瑰，亦似蔷薇，枝密有刺，花紫红色或白色，花瓣层层堆叠，香气浓郁。

玫瑰香气，凝结为露，可润芳腮，或酿成露酒，滋润心田。

《本草纲目拾遗》："玫瑰花有紫、白二种，紫者入血分，白者入气分。茎有刺，叶如月季而多锯齿，高者三四尺……气香性温，味甘微苦，入脾、肝经，和血行血，理气治风痹。"《药性考》："玫瑰性温，行血破积，损伤瘀痛，浸酒饮益。"

玫瑰花香馥郁，沁人心脾，散郁解结，疗肝气郁结，木生克土之疾。气香性温，茎果生刺，花果色紫红入血分，行血破积，治损伤瘀痛，痹证血脉不通。

玫瑰之用，取其气、其色、其形，故肝胃气痛，新久风痹，肿毒初起，郁证宜此。

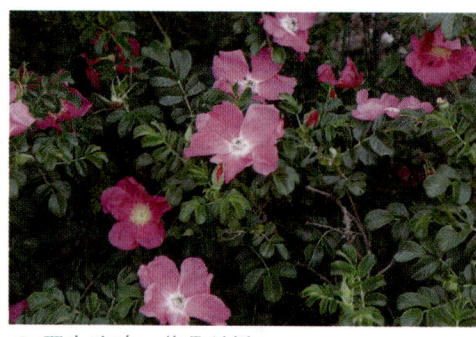
◎ 野生玫瑰，花朵单瓣

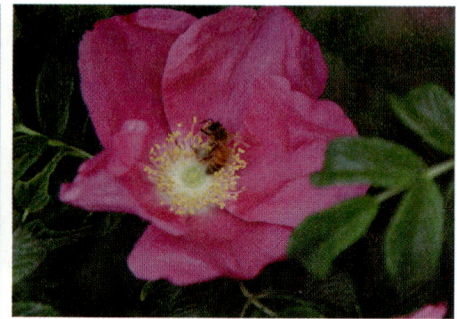
◎ 花香袭人

玫瑰 *Rosa rugosa* Thunb. 为蔷薇科直立灌木，小枝密被绒毛，并有皮刺和腺毛，皮刺外被绒毛。小叶叶脉下陷，有褶皱，下面灰绿色，密被绒毛和腺毛；托叶大部贴生于叶柄。花单生于叶腋，或数朵簇生；花直径 4~5.5 厘米；萼片卵状披针形；花瓣倒卵形，野生者单瓣，栽培品种多为重瓣，芳香，粉红色或紫红色至白色。假果扁球形，直径 2~2.5 厘米，肉质，瘦果多数。花期 5~6 月，果期 8~9 月。

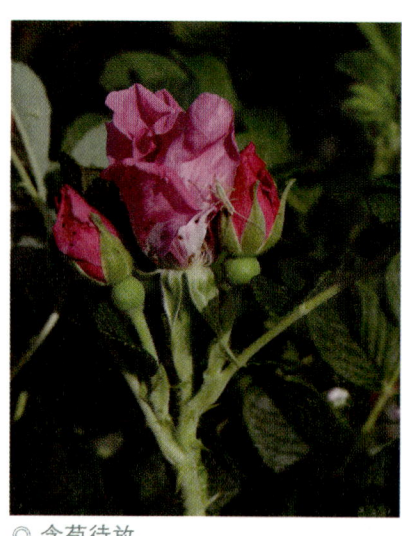
◎ 含苞待放

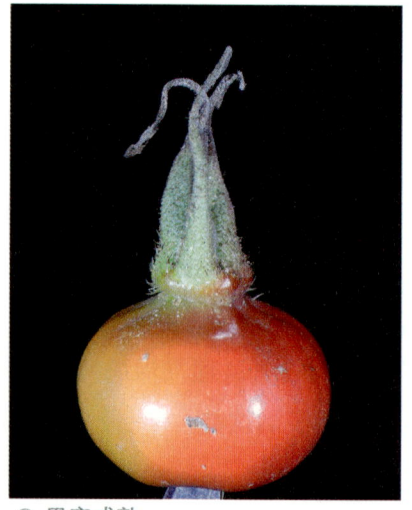
◎ 果实成熟

　　玫瑰野生种主要分布于山东（烟台、威海）、辽宁、吉林沿海山地、沙地和滩涂地带，日本和朝鲜半岛也有分布。

　　玫瑰花蕾作中药玫瑰花入药。

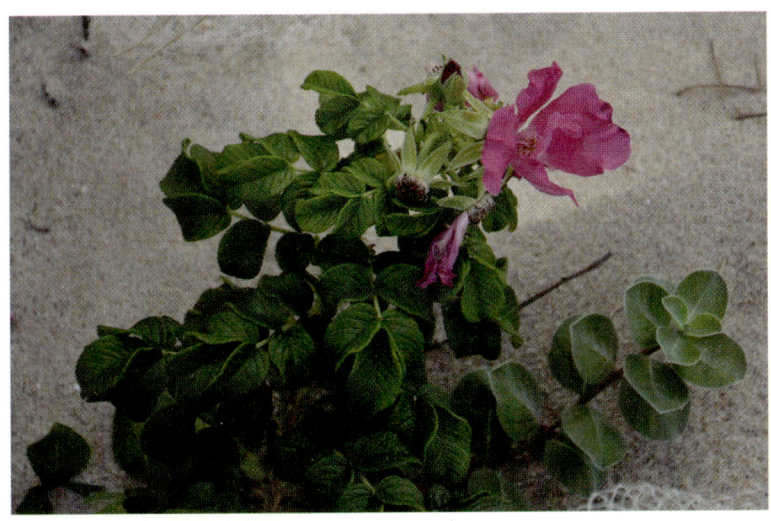

◎ 海滩上，与单叶蔓荆迎风共舞

57. 假苏：菜中荆芥也

暑热的日子，来到丁字湾北岸。一溪清流激飞去，三面青山排闼（tà）来。潺潺流水声，从郁郁草丛下传出。近看丰美的水草，溪边有吐蕊的糙叶水苎麻、灯心草，水中有开花的薄荷、石荠苎。溪边一丛丛高大的唇形科植物，是香茶菜吗？

将一把成熟的果穗，香气立刻喷散而出。好似葱花炝锅，从没有闻过这种辛香而浊腻的气味。队长："是荆芥，古名假苏。"快快采撷，种到百草园。

春风吹，荆芥的苗子破土而出。看它那绿中带紫，苗壮肥美的样子，忍不住尝尝。初味爽口，继则辛辣满舌。

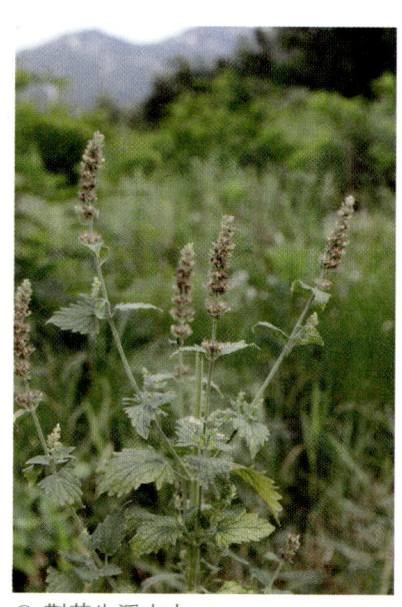

◎ 荆芥生溪水中

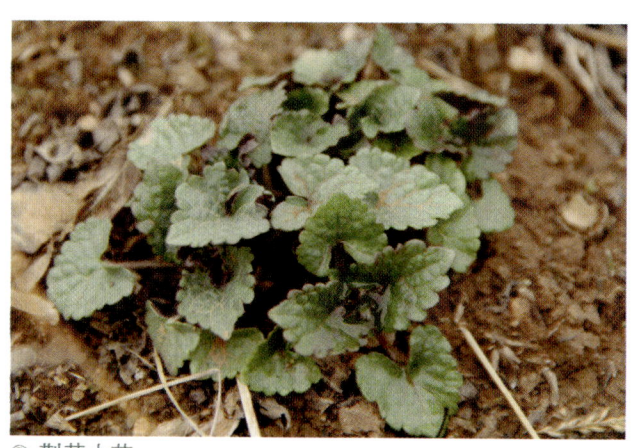

◎ 荆芥小苗

采药
东海上——
海洋本草文化

240

《神农本草经》名假苏，《证类本草》列入菜部，苏敬："此药即菜中荆芥也。"荆芥叶似苏，气味似苏，得名假苏。

《名医别录》名姜芥，吴普名荆芥。李时珍："曰苏、曰姜、曰芥，皆因气味辛香，如苏、如姜、如芥也。"荆芥窜秆，四棱紫茎，叶相对生。

李时珍："荆芥原是野生，今为世用，遂多栽莳。二月布子生苗，炒食辛香。方茎细叶，似独帚叶而狭小，淡黄绿色。八月开小花，作穗成房，房如紫苏，房内有细子如葶苈子状，黄赤色，连穗收采用之。"

秋日发的苗子，冬天不凋零，即使冰雪覆盖，也难掩其绯红翠绿。由此亦知，荆芥性大热。荆芥气味大辛大香，又名大茴香、樟脑草。唇形的花瓣，白中带紫。立冬后的荆芥，还在开花。

《神农本草经》："假苏，味辛，温。主寒热鼠瘘，瘰疬生疮，破结聚气，下瘀血，除湿痹。一名鼠蓂。"《日华子》："利五脏，消食下气，醒酒。作菜生、熟食。并煎茶，治头风，并出汗。豉汁煎，治暴伤寒。"

辛温热药，治头风（寒邪），暴伤寒，鼠瘘、瘰疬生疮之类寒性疮疡。茎紫叶紫，入血，故下瘀血。辛热芳香，

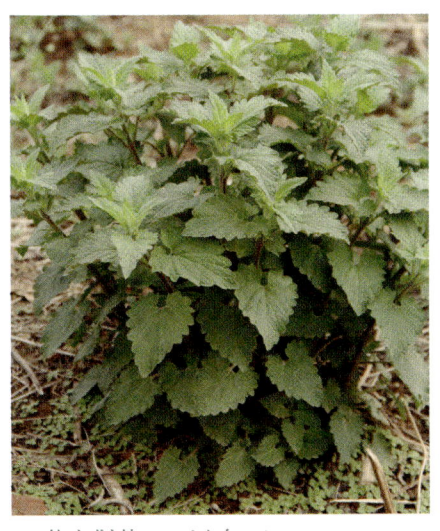

◎ 菜中荆芥，可以吃

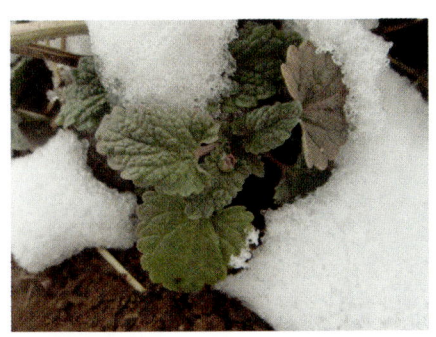

◎ 不畏霜雪

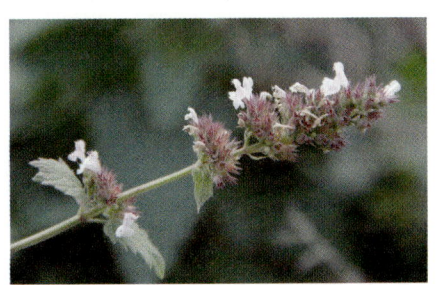

◎ 立冬后的荆芥

燥湿通利，生水湿之地而祛湿，故除湿痹。芳香醒脾，故消食下气，醒酒。因其辛散，故破结聚气。

《本草崇原》："荆芥味辛，性温臭香，禀阳明金土之气，而肃清经脉之药也。寒热鼠瘘，乃水脏之毒，上出于脉，为寒为热也。本于水脏，故曰鼠，经脉空虚，故曰瘘，此内因之瘘也。瘰疬生疮，乃寒邪客于脉中，血气留滞，结核生疮，无有寒热，此外因之瘘也。荆芥味辛性温，肃清经脉，故内因之寒热鼠瘘，外因之瘰疬生疮，皆可治也。"

荆芥 *Nepeta cataria* L. 为唇形科荆芥属多年生植物。茎四棱形。叶对生三角状心形，边缘具粗圆齿，花序为聚伞状，下部的腋生，上部的组成顶生分枝圆锥花序；苞片、小苞片钻形，细小。花萼花时管状。花冠白色，二唇形，下唇有紫点，外被白色柔毛。雄蕊内藏，子房无毛。小坚果卵形。花期 7~9 月，果期 9~10 月。

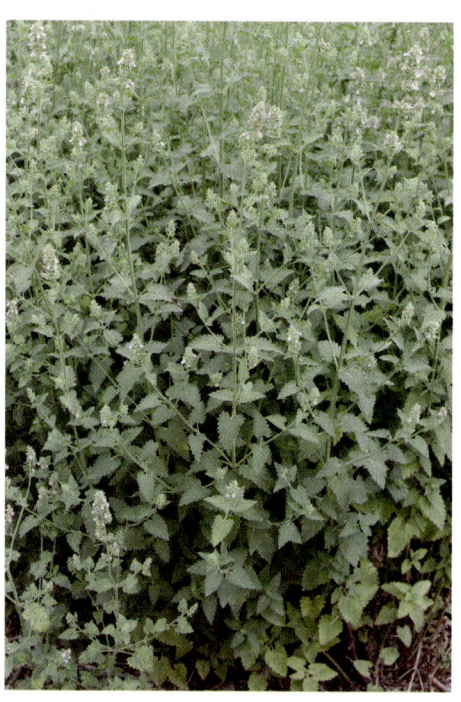

◎ 荆芥全草

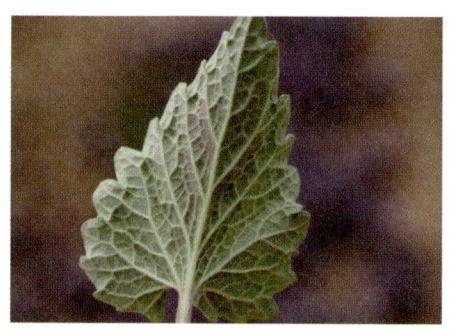

荆芥生水泽，气香烈，味辛性热。利五脏，消食下气，醒酒。作菜生、熟食。煎茶，治头风，发汗。

◎ 荆芥叶背面

采药 东海上——海洋本草文化

　　中药荆芥为唇形科荆芥属的裂叶荆芥 *Nepeta tenuifolia Benth.* 的地上部分（《中华人民共和国药典》）。本文中所述荆芥的地上部分为中药荆芥的代用品。取荆芥之形色气味及所生之时，得其功用，更与《神农本草经》所主相应。

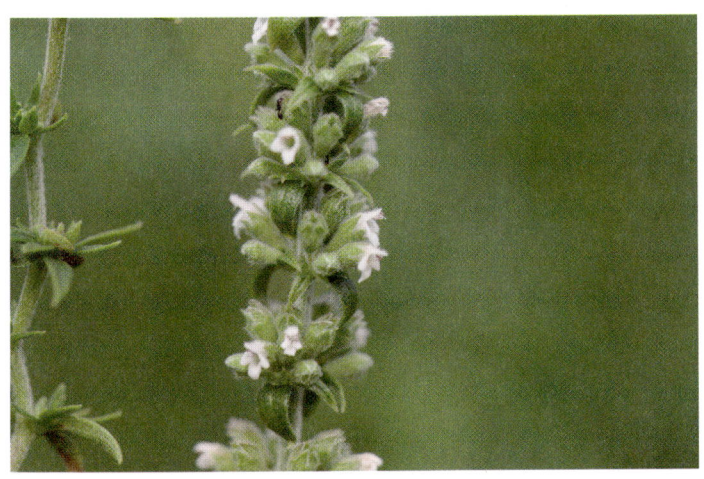

◎ 一年生裂叶荆芥

参考文献

［1］许慎.说文解字［M］.北京：中华书局，1999.

［2］山海经［M］.贵阳：贵州人民出版社，1995.

［3］司马迁.史记［M］.兰州：甘肃民族出版社，1997.

［4］周一谋，萧佐桃.马王堆医书考注［M］.天津：天津科学技术出版社，1988.

［5］孙思邈.备急千金要方［M］.北京：中医古籍出版社，1999.

［6］诗经［M］.北京：长城出版社，1999.

［7］神农本草经［M］.北京：科学技术文献出版社，1999.

［8］礼记［M］.长沙：岳麓书社，2001.

［9］尚书［M］.贵阳：贵州人民出版社，1995.

［10］赵学敏.本草纲目拾遗［M］.北京：人民卫生出版社，1983.

［11］李时珍.本草纲目［M］.北京：人民卫生出版社，2002.

［12］唐慎微.证类本草［M］.北京：华夏出版社，1993.

［13］王充.论衡［M］.贵阳：贵州人民出版社，1993.

［14］贾思勰.齐民要术［M］.北京：中国农业出版社，2009.

［15］葛洪.抱朴子［M］.北京：中华书局，1996.

［16］周礼［M］.长沙：岳麓书社，2001.

［17］尔雅［M］.上海：上海古籍出版社，2016.

［18］蒲松龄.聊斋志异［M］.北京：金盾出版社，2004.

［19］张志聪.本草崇原［M］.北京：中国中医药出版社，2008.

采药
东海上——
海洋本草文化

[20] 素问［M］.北京：人民卫生出版社，2006.

[21] 吴仪洛.本草从新［M］.北京：人民卫生出版社，1990.

[22] 王逊.药性纂要［M］.北京：中国中医药出版社，2015.

[23] 张璐.本经逢原［M］.北京：中国中医药出版社，2007.

[24] 陈士铎.本草新编［M］.北京：中国医药科技出版社，2011.

[25] 黄宫绣.本草求真［M］.北京：中国中医药出版社，1999.

[26] 张仲景.伤寒论［M］.北京：人民卫生出版社，2005.

[27] 庄子［M］.上海：上海古籍出版社，2007.

[28] 张锡纯.中药亲试记［M］.北京：学苑出版社，2008.

[29] 唐容川.本草问答［M］.北京：学苑出版社，2012.

[30] 徐大椿.神农本草经百种录［M］.北京：学苑出版社，2011.

[31] 李中立.本草原始［M］.北京：人民卫生出版社，2007.

[32] 巢元方.诸病源候论［M］.北京：人民卫生出版社，2000.

[33] 寇宗奭.本草衍义［M］.北京：中国医药科技出版社，2012.

[34] 汪昂.本草备要［M］.天津：天津科学技术出版社，1999.

[35] 陈嘉谟.本草蒙筌［M］.北京：中医古籍出版社，2009.

[36] 张素萍，张均龙，陈志云，等.黄渤海软体动物图志［M］.北京：科学出版社，2016.

[37] 肖宁.黄渤海的棘皮动物［M］.北京：科学出版社，2015.

[38] 中国科学院中国植物志编辑委员会.中国植物志［M］.北京：科学出版社，1959–2004.

[39] 国家药典委员会.中华人民共和国药典［M］.北京：中国医药科技出版社，2020.

[40] 江苏新医学院.中药大辞典［M］.上海：上海科学技术出版社，1986.

[41] 李零.中国方术考［M］.北京：东方出版社，2000.

[42] 廖育群.岐黄医道［M］.海口：海南出版社，2008.

后 记

　　从 2014 年始，团队主持或参与全国中药资源普查项目，有山东沂南、莒县，还有沿海地区的黄岛、环翠、海阳、乳山、招远、龙口，尤其是沿海地区的普查项目，为渤海、黄海的滩涂岛屿植物和海洋动物调查研究，打下了良好基础。团队在海岛和海岸线上发现了数种山东植物新记录，在海边礁石上发现了常用药物草麻黄。团队参与国家海洋局第二海洋研究所黄海无人岛植被调查项目，真正实现了野舟横渡，乘槎三壶，访无人干扰的原始生态。团队为昆明中国西南野生生物种质资源库采集种质，已有十年，这是项天马行空的任务，没有区域限制，心和梦想一起飞扬，可以奔跑在海岸线，可以冲上海中仙山。

　　这两年团队承担的山东省黄海滩涂与岛屿植被调查项目，更是锦上添花，仿佛为海洋本草文化发展路径研究插上羽翼，补充完善了前期资源调查的空白区域，完整调查了黄海的海湾海岸线，有人岛与无人岛。除行走拍摄外，团队还用无人机拍摄了人迹罕至或人不能至的区域，保留了调查区域的完整影像资料。在有人居住的岛屿，我们了解了海岛渔村变迁与现状，渔村风俗的保留传承，人文古迹保存保护情况，渔业资源的保护与利用，人工养殖及海岸

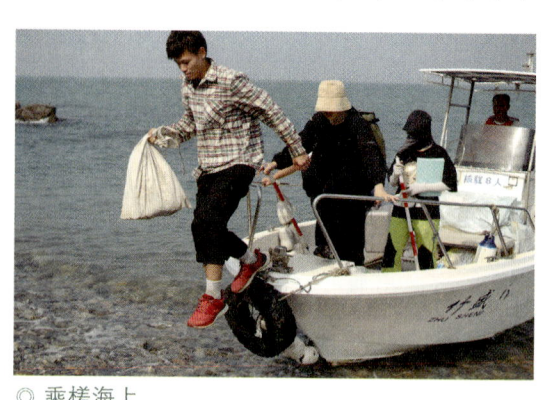
◎ 乘槎海上

采药
东海上——
海洋本草文化

246

线保护情况。

　　调研中发现，岛屿由于浅水养殖，改变了原有生态，影响了海洋生物的生长繁殖，岛上原住民外迁，外来人员入岛，或将岛上居民整体搬迁，从事旅游和养殖工作，破坏了海洋本草文化的载体。海岛人是渔风渔俗的载体、活着的文献，居民更换，使旧有的风俗不能传承，海洋本草文化遗失。也有的海岛做出积极尝试，岛上的旅游资源，不仅是岛上的风景美食，还将渔村变成民俗村，还原曾经的渔岛风光，织补古老的海洋本草文化。渔业资源的衰减是海洋本草文化的损失。在岛上老人的回忆中，仿佛能看到海上粼粼波光中，鱼虾群游；好像能听到晨曦晚霞中，渔歌互答；甚至能闻到船上网中，海鲜的气味。

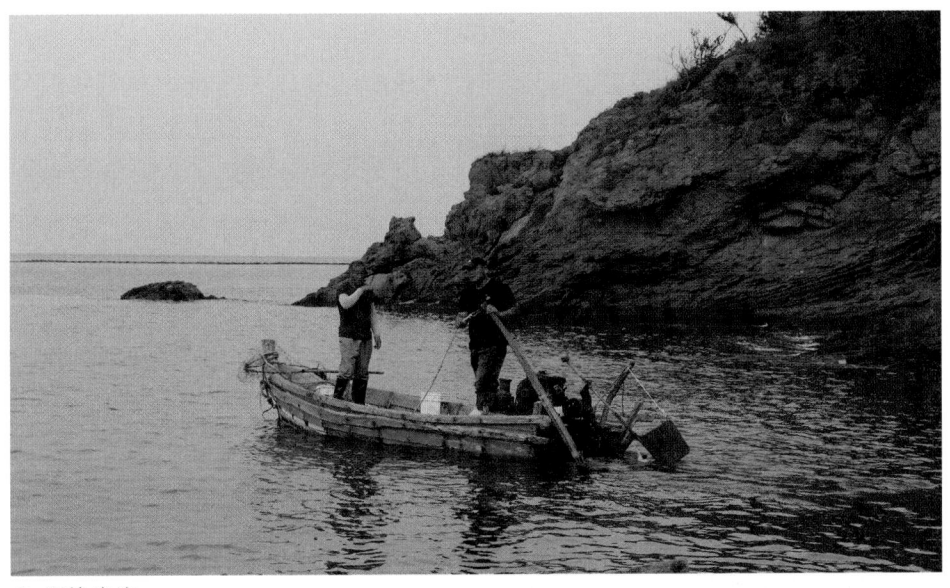

◎ 摇橹出海

　　我们对于本草文化的挖掘，已经历了近十年，发表了多篇本草文化与本草理论的论文，出版了本草文化的著作。五年前，我们借助自媒体弘扬了本草文献、本草文化以及本草理论，并创立了"守望本草"公众号。公众号以神农尝百草的方式，去野外认药，游历山海，看本草的生长境界，再认识本草的小生境，本草的整体，本草的部位。运用望闻尝摸的方法，

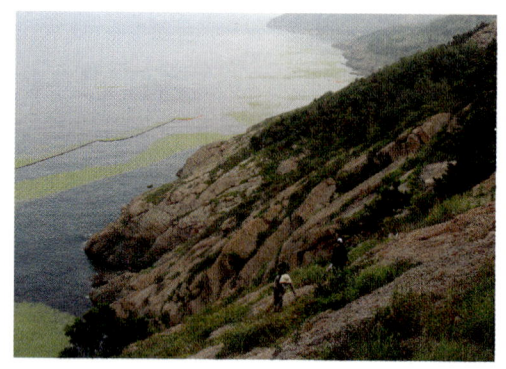
◎ 登仙山

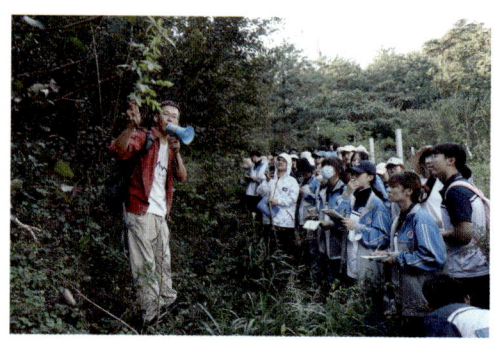
◎ 采药实训

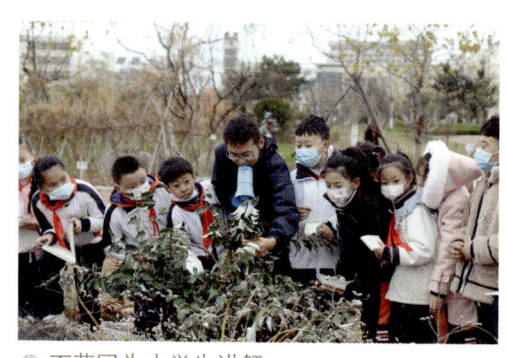
◎ 百草园为小学生讲解

望药物的形态、黑白青黄赤五色，嗅药物的香臭之气，尝药物的酸苦甘辛咸淡滑涩之味，触摸药物的质地、表面、断面，意合中医四诊，我们将其称为识药之望、闻、"吻"、切。再依据传统文化与中国人固有的思维方式，对《神农本草经》等本草文献中对本草的记述，做出合理的诠释。目前，公众号已经推出一百六十多期，内容涵盖植物药、动物药和矿物药，其中也有对滩涂海岛植物、海洋动物植物和矿物的研究。公众号得到了业内专家的肯定和中医药爱好者的褒奖，拥有大量读者，同时也为我们的学生提供了非常好的课后学习资源。公众号内容被多家自媒体、报纸、期刊转发，对传承本草文化起到了推动作用。

把本草文化的传承贯穿于《中医思维训练》《中医学概论》《中药学》《药用植物学》教学及采药实训中。中医思维，即中国传统的思维方式，本草文化和本草的思维方法，在其中占有重要地位，且本草的可观性更易于讲解和被接受。掌握了本草的思维方法，可以在百草园和校园外，

采药
东海上——海洋本草文化

使学生更容易实践认药尝药,对本草文化深信不疑。《中医学概论》是入门课,神农尝百草或许是美丽的神话,但源于传统来自生活的本草文化,能让学生深切体会到,本草是如何进入人们的生活成为药的,领略到天人合一的境界,顺利进入中医之门。《药用植物学》虽然是现代分类学知识,但其分类的基础是古代本草学,那些用取象比类方法描述的形态,推演的功用,自带本草文化和诗情画意。野外实训进山采药,重走神农的足迹,把理论与实践结合,在山巅海湄与本草美丽邂逅。

依托山东中医药大学师资力量和山东药品食品职业学院百草园丰富的本草资源,团队积极响应各中小学校需求,面向中小学生开展本草文化主题的公益研学活动,设计开发了适合不同年龄段中小学生的科普研学课程,包括海洋特色本草、中药传统思维、药用植物识别、中药基本知识、中药传统技能等。引导学生通过对本草的望、闻、尝、摸,亲身感受本草的四气五味、升降浮沉,体验本草文化的魅力,培养中医药文化自信。自2018年以来,我们针对中小学生已累计开展中医药文化公益研学活动二十余次,累计服务中小学生两千余人次。我们也积极开展中医药国际交流活动,2021年面向印度尼西亚和谐基金会成员开展本草文化科普讲座,面向韩国留学

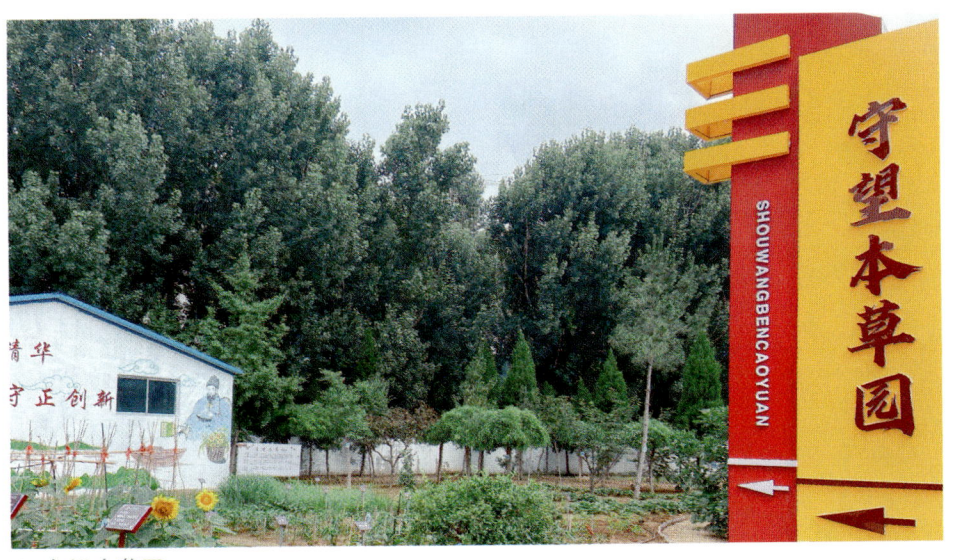

◎ 守望本草园

生组织研学旅行讲述本草文化。这些工作对中医药文化的传播起到了积极的作用，也让我们备受鼓舞。

　　同时，我们也充分利用百草园的资源优势和建设百草园的经验，积极参与威海市各中小学药用植物园的建设指导工作，把包括大量海洋本草在内的药用植物资源种在中小学。我们已先后为威海市北竹岛小学、高区实验小学、高区第一小学、高区一中世昌校区、荣成市实验中学、荣成市埏江小学、威海一中等中小学免费提供中草药种苗和技术指导，让学生不出学校就能感受到中医药的文化氛围，把本草文化的种子种进校园，也种进学生的心里。

采药
东海上——
海洋本草文化